Suzuki Tetsuya

좋은 의치 나쁜 의치 2

교합채득과 **교합조정**에서 실패하지 않기 위한
총의치 4 Steps 12 Rules

Suzuki Tetsuya (鈴木哲也) · Furuya Junichi (古屋純一) 저
노 관 태 역

dh 대한나래출판사

DaehanNarae Publishing, Inc.

SK V1 Tower 1507
Younmujang 5 gagil 25, Sungdong-gu,
Seoul 04782, Korea
TEL: +82-2-922-7080
FAX: +82-2-922-0841
E-mail: nrpub@naver.com
Website: www.nrbooks.kr

Original Japanese Title: 鈴木哲也のよい義歯だめな義歯２
咬合採得と咬合調整で失敗しないためのコンプリートデンチャー４ステップ１２ルール
[著] 鈴木哲也, 古屋純一

좋은 의치 나쁜 의치 2

—교합채득과 교합조정에서 실패하지 않기 위한 총의치 4 Steps 12 Rules

발행일 2023년 7월 5일
저자 Suzuki Tetsuya·Furuya Junichi
역자 노관태
발행인 최용원
편집디자인 김다현
표지디자인 김다현
교정 · 교열 염정혜
발행처 **대한나래출판사** (등록 제2012-000051호/1994.6.10)
주소 서울시 성동구 연무장 5가길 25, 성수역 SK V1 Tower 1507호
전화 (02) 922-7080
팩스 (02) 922-0841
이메일 nrpub@naver.com
홈페이지 www.nrbooks.kr

ISBN 978-89-5741-944-1

정가 80,000원

Printed in Korea

저 자 약 력

Suzuki Tetsuya (鈴木哲也)

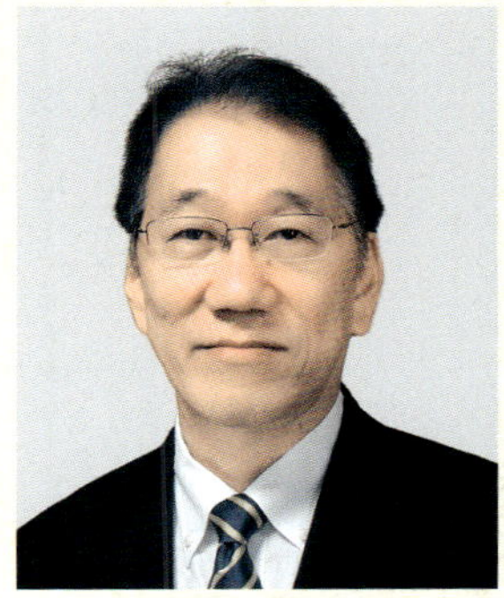

1954년 시즈오카시 출생
1980년 동경의과치과대학 치학부 졸업
1985년 동경의과치과대학 대학원 치학연구과 치과보철학 전공 수료
1985년 동경의과치과대학 치학부 치과보철학 제3강좌 조교수
1997~1998년 미국 오하이오주립대학 객원 준교수
2001년 동경의과치과대학 대학원 의치학종합연구과 섭식기능평가학 분야 조교수
2005년 이와테의과대학 치학부 치과보철학 제1강좌 교수
2011년 동경의과치과대학 치학부 구강보건공학 전공 구강기능재건기공학 분야 교수
2015년 동경의과치과대학 대학원 의치학종합연구과 구강기능재건공학 분야 교수
2020년 동경의과치과대학 명예교수

Furuya Junichi (古屋純一)

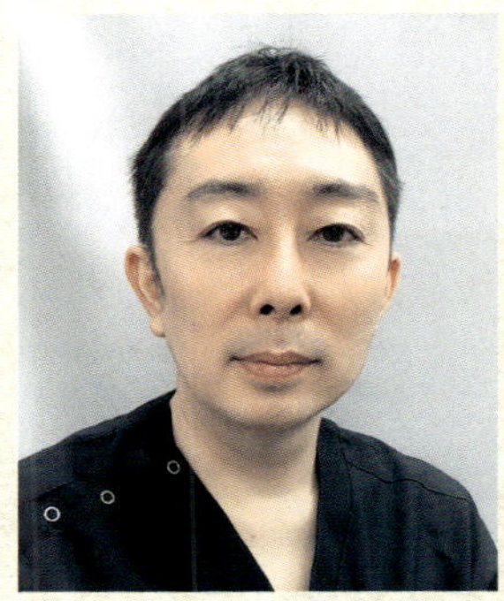

1972년 다이토구 출생
1996년 동경의과치과대학 치학부 졸업
2000년 동경의과치과대학 대학원 치학연구과 고령자치과학 전공 수료
2005년 이와테의과대학 치학부 치과보철학 제1강좌 조수
2010년 이와테의과대학 치학부 치과보철학 강좌 유상의치보철학 분야 강사
2013~2014년 Harvard School of Dental Medicine 객원 준교수
Harvard Dental Center Part-time Faculty
2014년 이와테의과대학 치학부 보철 · 임플란트학 강좌 준교수
2015년 동경의과치과대학 대학원 의치학종합연구과 지역·복지 구강기능관리학 분야 교수
2020년 쇼와대학치학부 고령자치과학 강좌 준교수

저자서문

총의치(complete denture)의 바람직한 모습과 형태에 대해 정리한 "좋은 의치 나쁜 의치"의 초판 발간은 동일본대지진이 일어났던 2011년이었습니다. 이와테의과대학 재직 중에 원고를 정리하고, 대지진 직후인 4월에 모리오카에서 도쿄로 돌아왔습니다. 그로부터 10년이 지나 속편인 이 책은 신종 코로나바이러스감염증(COVID-19) 확대로 인한 팬데믹(pandemic)이 한창일 때 집필했습니다.

최근 10년간 유상의치(plate denture)를 둘러싼 환경은 크게 변화해 왔습니다. 무치악 환자는 더욱 난증례화, 고연령화되었습니다. 게다가 진료 장소가 진료실에서 방문, 요양 장소로 이동하고 있어 대응이 점점 어려워지고 있습니다. 그 점을 고려하여 쇼와대학 치학부 고령자치과학강좌의 Furuya Junichi(古屋純一) 선생님께 이 책에 함께해주시기를 부탁드렸습니다.

치과의사 입장에서 보면, 치학부 교육에서 유상의치의 실습 시간이 크게 줄어들어 임상 실습커녕 총의치 모형 실습에서조차 중합까지 실시하는 대학이 줄어들었습니다. 신종 코로나바이러스감염증 확대 우려로 온라인 수업으로 대체되어, 실습 시간 축소에 더욱 박차를 가했습니다. 또한, 의치 제작을 담당하는 치과기공사의 경우 치과기공사 양성학교 폐교가 잇따라, 예전에는 연간 3,000명이었던 졸업생이 올해는 800명 정도로 급격히 감소했습니다. 무치악 증례는 어려워졌는데, 그것을 진료하는 치과의사와 치과기공사 모두 기술이나 지식의 전승이 끊어질까 두렵습니다.

그러나 희망적인 것은 CAD/CAM 기술 등에서 보이는 digital dentistry의 흐름이 치과계를 크게 변혁하려 하고 있습니다. 따라서 이 책에서는 필자의 은사인 Hayashi Toshio(林都志夫) 선생님, Nagao Masanori(長尾正憲) 선생님, Hayakawa Iwao(早川巖) 선생님 등 역대 3인의 대교수님들로부터 가르침을 받은 정통(orthodox) 총의치 보철학을 기초로, 새로운 시대에 남겨야 할 지식과 기술이 무엇인지 의식하여 내용을 생각했습니다. 물론, 일부 치과의사가 오해하고 있는 것처럼, 디지털 기술이 모든 것을 해결해 주는 것은 아닙니다. 시대나 제작 방법이 바뀌어도 최종적으로 구강 내에서 잘 기능하는 총의치의 모습은 같다는 내용을 담은 전편 "좋은 의치 나쁜 의치"의 근간이 되는 발상을 이 책에서도 관철하고 있습니다. 왜 이것은 좋고 왜 저것은 나쁜 것인지, 임상을 논리적으로 정리하여 '생각하는 의치력'을 배가시키기 위한 책으로 만드는 것을 목표로 하였습니다.

이 책은 전편에서 남겨 두었던 '교합'을 테마로 하고 있습니다. "치학이란 occlusion(교합)이다."라고 말하는 선생님도 계시는 것처럼, 교합은 매우 심오하여 요구되는 정밀도는 사람에 따라 다양합니다. 따라서 독자의 대상을 좁히지 않고 폭넓게 설정하였습니다. 현재로는 총의치 제작 단계가 치과의사와 치과기공사로 구분되어 있으며, 당연히 양자의 관심은 다릅니다. 게다가 교육 현장을 생각하는 데 있어, 앞으로는 더욱 치과 기공을 경험하지 않은 치과의사와,

임상 현장을 본 적이 없는 치과기공사의 협동 작업이 될 것이라고 생각합니다. 양자가 서로의 업무 내용을 이해하고 좀 더 깊이 파고들어 공통 인식을 가질 수 있으면, 총의치 보철은 머지않아 성공에 가까워질 것입니다.

또한, 내용도 기본적인 대응에서부터 maniac한 부분까지 기재했습니다. 따라서 독자들이 각자의 필요에 따라 선택하도록 '복습 편', '필수 편', '기초·학술 편', '전문가 편'의 4편으로 나누어 총 9개의 장으로 구성했습니다. 필수 편 제1장 '총의치의 교합채득은 왜 잘못되었나?'는 반드시 읽어 보는 것이 좋으며, 우선 관심 있는 것부터 읽기 시작하여 임상상의 의문이 생길 때나 조금 여유가 생겼을 때 다른 장까지 읽는 방법도 좋습니다.

잘된 의치에는 반드시 이유가 있습니다. 우연이 아니라 필연으로서의 임상을 목표로 합시다. 이 책이 앞으로의 치과 의료를 담당하는 치과의사, 치과기공사의 기량 향상에 조금이나마 도움이 되기를 바랍니다.

2021년 3월 6일

Suzuki Tetsuya (鈴木哲也)

역 자 약 력

노 관 태

경희대학교 치과대학 졸업

경희대학교 치과병원 보철과 수련

경희대학교 치의학 박사 및 치과보철과 전문의

경희대학교 치과대학 치과보철학교실 교수

일본 Tokyo Dental College 방문교수

미국 UCLA School of Dentistry 방문교수

역 자 서 문

총의치 임상을 오래하면서 정말 중요한 것은 교합이라는 것을 느낀다. 교합관계가 맞지 않으면 저작 시 의치는 움직이게 되고 의치 점막면의 통증이 발생하기 쉽다. 의치의 움직임을 줄이기 위해 가장 중요한 것은 정확한 악간관계를 채득하여 인공치의 교합을 형성하는 것이고, 이 외에도 의치상의 외형, 인공치의 위치, 교합양식을 적절히 부여해야 한다.

현대 사회에서 고령의 무치악 환자의 교합을 채득하는 것은 유치악 환자와 달리 어려운 점이 많다. 최근 조사를 보면 많은 임상가들이 총의치 제작의 단계 중에 악간관계를 채득하는 것을 가장 어렵게 느낀다는 보고가 있다.

고령의 무치악 환자는 치조제 흡수가 심하여 교합상을 안정시키기가 어렵고, 유치악에서 무치악에 이르는 과정에서 여러 가지 원인으로 인해 악관절 상태가 건강하지 못한 경우가 많다. 기존 의치가 잘못된 경우에는 악습관으로 인해 교합을 채득하기 어려운 경우가 있다.

이 책은 교합상으로 교합을 채득할 때 실수를 줄이기 위한 실제적인 방법을 설명한다. 임상가들은 교합채득 시 오차가 생기는 원인을 이해하고 저자의 노하우를 통해 교합채득 방법을 개선할 수 있을 것이라 생각한다.

교합채득뿐만 아니라 교합고경 설정, 인공치 배열, 교합조정 과정을 많은 임상 사진들을 통해 설명하여 독자들은 책을 보면서 실제 환자를 대하며 공부하는 느낌을 받을 수 있을 것이다.

기본적인 내용부터 어드밴스한 내용까지 총의치 교합을 이해하기 위한 많은 도해와 사진들을 통해 저자의 오랜 경험과 열정을 느낄 수 있다. 총의치 임상을 업그레이드하기 위한 치과의사와 치과기공사들에게 이 책이 많은 도움이 될 것이라 생각한다.

마지막으로 이 책이 출판될 수 있도록 도움을 주신 대한나래출판사 관계자 분들께 감사를 전한다.

2023년 6월

노 관 태

CONTENTS

Chapter 2 우선순위를 매겨서 실시하는 교합채득 ·············· 27

Check!! 생각해보자

CONTENTS

'왜 이렇게 된 걸까?'라고
헷갈릴 때 되짚어 보는 기초·학술 편

Check!! 생각해보자

CONTENTS

'한 단계 상승을 목표로 하기' 위한 전문가 편

Check!! 생각해보자

CONTENTS

Chapter 3 방문진료에서 활용하는 의치의 지혜 ··············· 153

Check!! 생각해보자

INTRODUCTION

'어디까지 알고 있는가?' 복습 편

이 책은 2011년 출간된 "좋은 의치 나쁜 의치"[1]의 속편이다. 전편에서는 의치의 바람직한 모습을 주제로 하여, 주로 상악과 하악 각각의 형태에 대해 해부학적 및 생리학적 지식을 근거로 해설하였다. 그러한 지식을 근거로 하여, 이 책에서는 상악과 하악을 조합한 악간관계, 교합관계를 주제로 하고 있다. 따라서 전편의 내용 중에서 이 책을 이해하는 데 특히 필요한 항목을 골라 다음에 '복습 편'으로 정리했다. 특히 전편을 읽지 않은 경우라면 이 복습 편을 먼저 보고 나서 필수 편으로 진행하길 바란다.

1 잔존 치조제 흡수 진행으로 치조정간선 법칙이 불필요

무치악 환자의 고령화와 발치 판단 기준의 변화에 따라, **현재 무치악자의 잔존 치조제는 뚜렷하게 흡수된 증례만 남게 되었다.** 그에 따라 이전에는 인공치 배열의 절대표준이라고 했던 치조정간선 법칙은 설 자리를 잃었다.

잔존 치조제 흡수가 진행되면 상악에서는 골벽이 얇은 협측부터 골흡수가 시작되므로, 상악의 치조정은 안으로 이동하고 상악 잔존 치조제의 아치는 안으로 축소된다(그림 1).[2] 한편 하악에서는 반대로 설측의 흡수가 크므로, 하악 잔존 치조제의 아치는 조금 넓어지는 경향을 보인다. 따라서 잔존 치조제 흡수가 진행됨에 따라 서서히 상·하악 아치에서 차이가 커진다.

따라서 치조정에만 신경 써서 치조정간선 법칙을 무리하게 적용하면, 안쪽으로 이동한 상악 인공치로 씹기 위해 하악 인공치도 설측으로 이동할 수밖에 없다. 결과적으로 혀공간(설방, 舌房)이 침해받는다(그림 2). 설방이 침해되면 이물감이 심해져 씹기 어려워져 의치 안정에 방해가 된다.

그리고 잔존 치조제 흡수가 진행하여 치조정간선이 80° 이하가 되면 전복력이 유지력보다 크므로, 안정을 얻기 위해 교차교합 배열이 되는 것이 치조정간선 법칙의 규칙이다(그림 3).[3] 이렇게 하면 하악의 설방 침해도 개선된다.

그러나 이 교차교합은 매우 씹기 어려운 교합이다. 저작 시 하악 운동 경로는 정상적인 피개 관계에서는 상악이 바깥쪽에 있으므로 저작측에서는 밖에서 안으로 향하는 눈물방울 모양의 저작 사이클을 나타낸다. 그러나 교차교합 배열에서는 피개가 역전하므로 안에서 밖으로 크로스하는 저작 사이클로 바꾸지 않으면 음식물을 씹을 수 없게 된다(그림 4). 원래 교차교합이었던 사람이라면 문제없지만 오랜 기간 정상 피개였던 사람이 잔존 치조제가 흡수됐다고 해서 어느 날 갑자기 저작 시 턱의 움직임을 바꾸기는 어렵다.

애초에 흡수가 진행하여 평탄하기는커녕 미끄럼틀처럼 된 잔존 치조제에서는, 지렛대의 받침점이 되는 치조정의 특정이 곤란하다(그림 5). 모형에 나타나는 연조직상의 정점과 실제로 지렛대 작용의 받침점이 될 수 있는 치조골상의 정점이 반드시 일치하는 것은 아니라는 지적도 있다.[4]

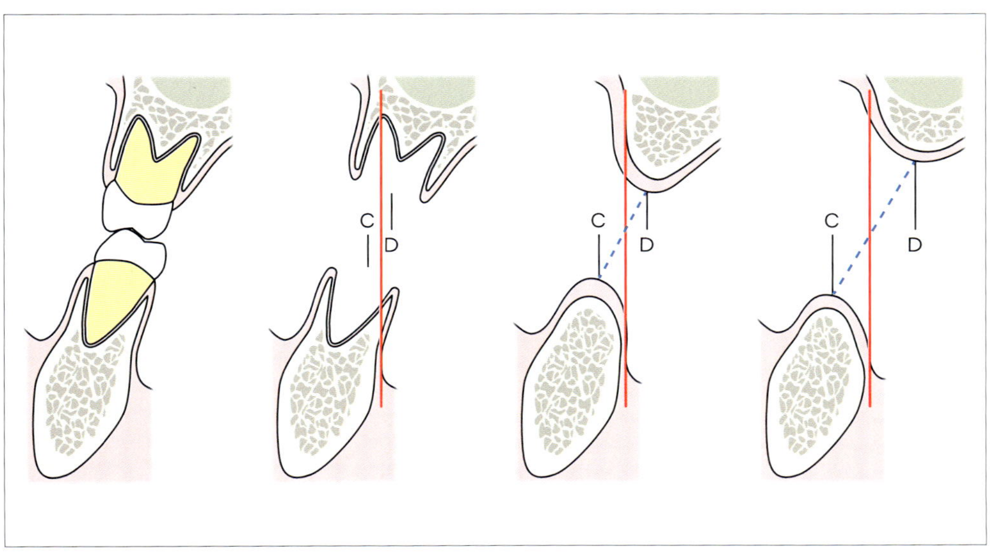

그림 1. 발치 후의 잔존 치조제 흡수. 잔존 치조제 흡수가 진행하면 상악의 치조정은 안쪽으로 이동하여 외관상 잔존 치조제의 아치는 작아진다. 치조정간선은 서서히 경사진다. (출처: Boucher의 그림[2]에서 인용·변경)

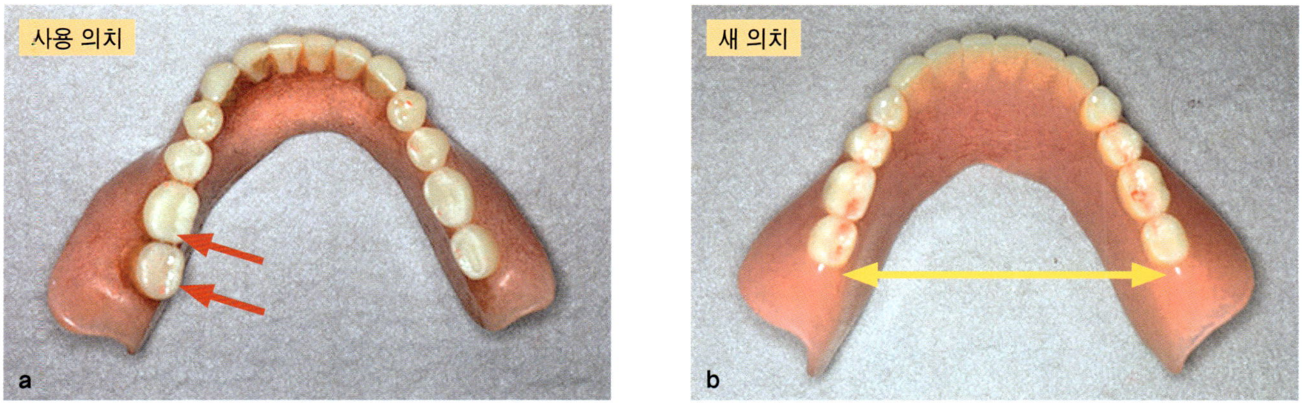

그림 2. 사용 의치와 새 의치에서 설방의 비교. 치조정간선 법칙을 무리하게 적용한 사용 의치(a)에서는 설방이 좁아 혀에 눌려서 의치가 안정되지 않는다.

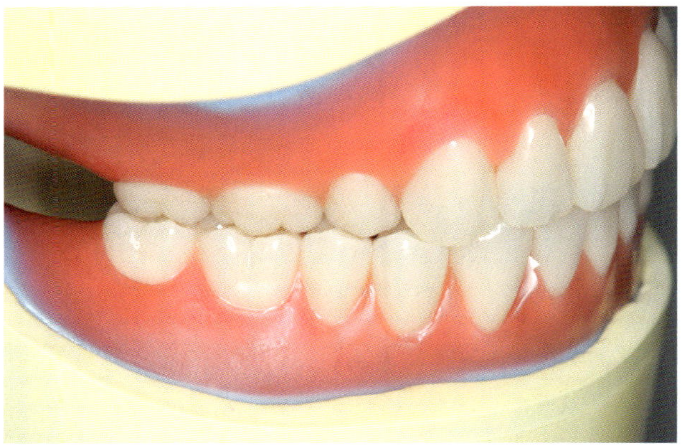

그림 3. 교차교합 배열. 치조정간선이 80° 이하로 적용된다. 상·하악의 피개가 역전된다.

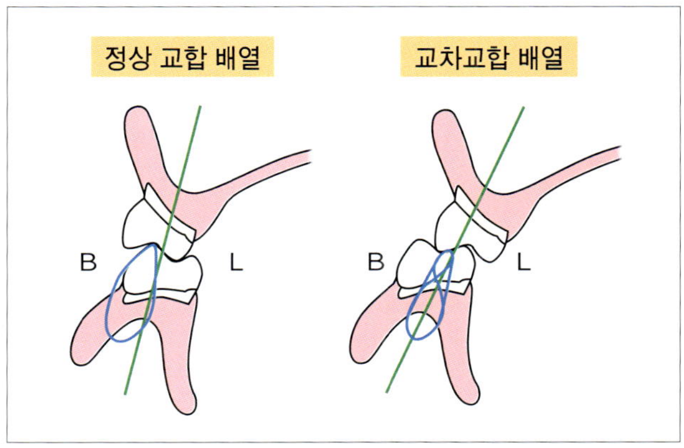

그림 4. 교차교합 배열은 씹기 어렵다. 정상 교합 배열에서 교차교합 배열로 바뀌면, 저작 사이클을 물방울 모양으로 교차하는 것처럼 바꾸지 않으면 저작이 불가능하다.

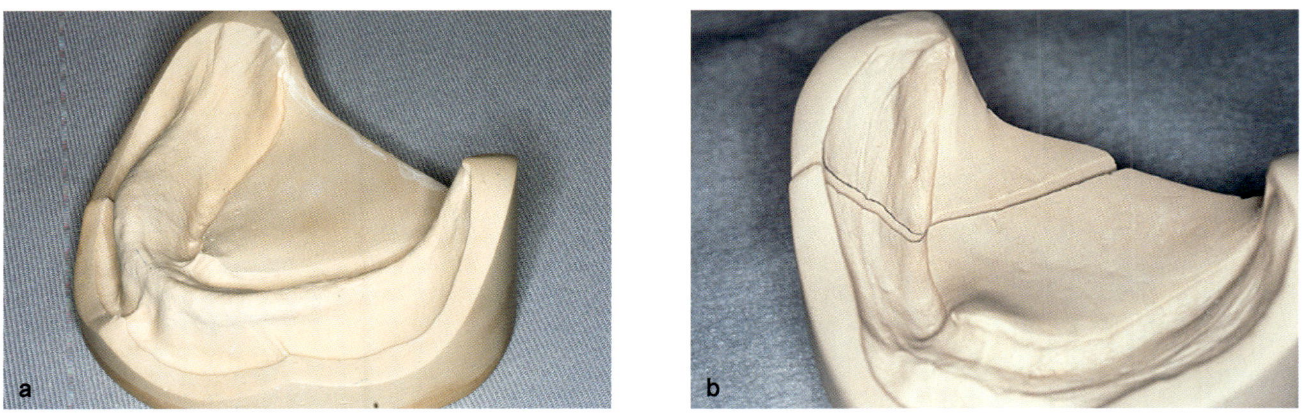

그림 5. 잔존 치조제가 양호한 증례에서는 치조정도 명확하지만(a), 잔존 치조제 흡수가 뚜렷한 증례에서는 지렛대의 받침점이 되는 치조정을 어딘지 판단하는 것이 어렵다(b).

2 현대의 인공치 배열 위치 (치조정간선 법칙을 대신하는 것)

현재는 해부학적, 생리학적인 사고방식에 근거하는 배열법으로서 **자연치가 원래 있었던 위치에 인공치를 넣는다**는 사고방식이 주류가 되었다(그림 6). 자연치가 원래 있던 위치라면 설방도 예전과 같으므로, 예전과 같은 저작 사이클로 똑같이 씹을 수 있다.

그것을 실현하기 위해서는 denture space를 이해[5]하는 것이 반드시 필요하다(그림 7). 치아 결손으로 인해 치아와 그것을 지지하는 치조골이나 주위 연조직도 동시에 잃는다. Denture space란 그러한 결손으로 인해 상·하 잔존 치조제 사이에 생긴 공간을 말한다. 이 denture space를 의치(인공치와 의치상)로 적절히 채움으로써 유치악 시의 기능을 회복할 수 있다. 따라서 잔존 치조제의 흡수가 크면 클수록 그 흡수된 뼈의 양만큼 의치의 체적을 증가시킬 필요가 있다. 따라서 인상채득 시에는 **'잔존 치조제의 흡수를 이해하는'** 것이 중요하며 흡수가 많은 부분은 의치의 변연을 길고 두껍게, 흡수가 적은 부분은 짧고 얇게 할 필요가 있다(그림 8, 9).[6]

위와 같이 자연치가 원래 있었던 위치에 인공치를 넣기 위해서는 인상채득 시에 잔존 치조제의 흡수를 보상할 만큼의 충분한 순·협측 전정의 두께를 확보하는 것이 반드시 필요하다(그림 10).[1,7] 그 두께의 확보로 치조정간선 법칙에 근거하지 않아도 의치는 절대 전복하지 않는다는 것을 알게 되었다.[5]

단, 현재에도 점막 가동부를 최대한 피하려고 하면 채득한 얇은 인상변연에서는 역시 치조정간선 법칙을 따를 수밖에 없다(그림 11).

인공치 배열의 사고방식

1. 역학적인 사고방식으로 의치가 안정되는 위치를 찾는다.
   - 치조정간선 법칙
   - 치조정 위 배열(Key zone 방법, 공통 영역법)
2. 해부학적, 생리학적인 사고방식으로 자연치가 원래 있던 위치를 찾는다.
   - 기능적으로 근육 중립대를 찾는다.
     Neutral zone 테크닉
     Flange 테크닉
   - 형태학적으로 자연치가 원래 있던 위치를 찾는다.
     절치 유두, 잔존 설측 치은연, 파운드 라인(Pound's line)

그림 6. 인공치열의 협·설적 배열 위치에 대한 사고방식.

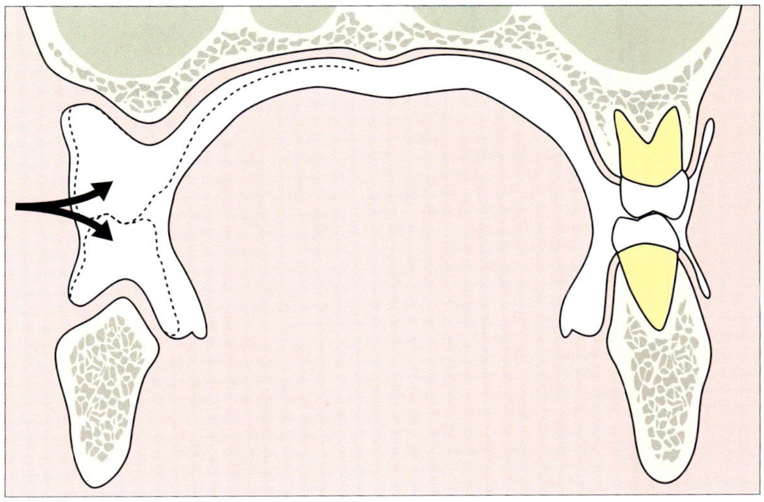

그림 7. Denture space의 개념도. 자연치 상실로 생긴 공간을 그대로 인공치와 의치상으로 채우면 이전과 똑같이 씹을 수 있다. (출처: Watt의 그림[5]에서 인용·변경)

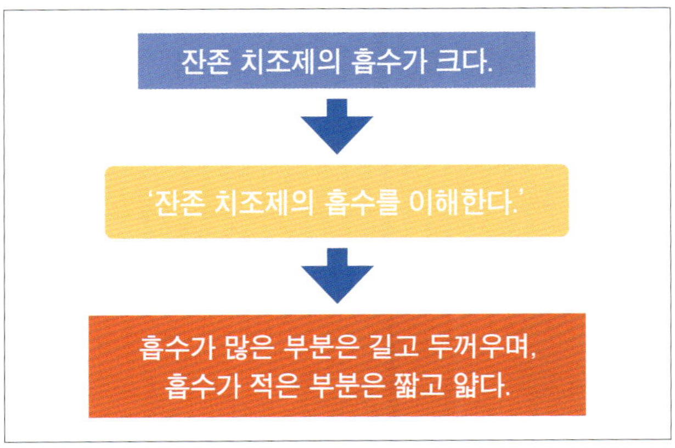

그림 8. 잔존 치조제 흡수가 뚜렷한 증례에 대한 기본적 대응. 잔존 치조제 흡수를 이해하는 것이 중요하다.

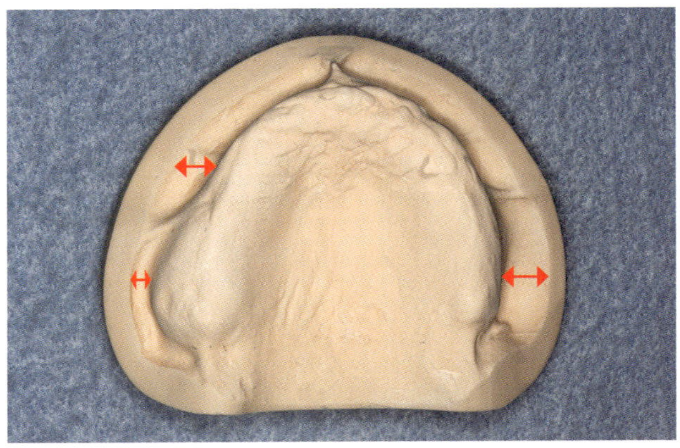

그림 9. 잔존 치조제 흡수를 이해하고, 흡수가 많은 부위는 변연을 두껍게 채득한다(화살표).

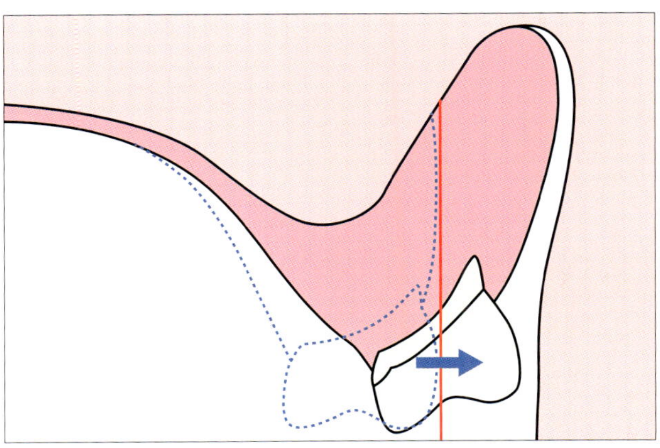

그림 10. 의치의 유지를 생각하면 인공치는 상 변연부터의 수직선 바깥쪽으로는 배열할 수 없다. 잔존 치조제 흡수를 보완하는 충분한 전정의 두께가 인상채득되어 있으면, 인공치를 자연치가 원래 있던 위치까지 되돌릴 수 있다. (출처: Suzuki의 그림[7]에서 인용·변경)

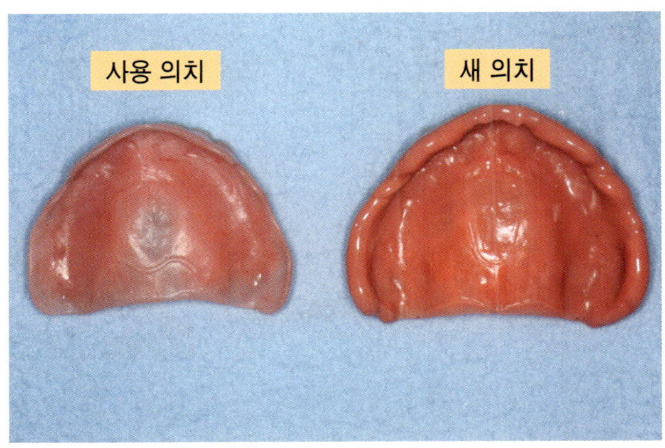

그림 11. 새 의치와 사용하던 의치의 비교. 점막 가동부를 최대한 피해서 채득한 두께 없는 인상변연에서는 치조정간선 법칙을 이용할 수밖에 없다.

3 의치의 형태가 술자에 따라 다른 이유는

Denture space의 개념에 따라 의치를 제작한다면 누가 제작해도 모두 똑같은 크기 및 형태가 되어야 한다. 그러나 치과 잡지 등을 보면 저명한 임상가라도 각각 다른 크기와 형태의 의치를 제작하고 있는 것 같다.

그 의문을 해결하기 위해 **'잔존 치조제가 흡수하는 부위는 어디인지'**를 생각한다. 예를 들어, 상악에서는 구개부에 원래 치아가 없었으므로 잔존 치조제의 흡수는 생각하기 어렵다. 따라서 denture space를 채우는 의치라면 무구개 의치(palateless complete denture)가 맞다(그림 12). 그러나 무구개에서는 유지력이 부족한 증례가 많으므로, 어쩔 수 없이 구개부에서 상(denture base)을 연장하고 있는 실정이다. 이것으로부터 의치는 'denture space'와 'denture space가 아닌 부분'의 두 가지로 구성되어 있다는 것을 알 수 있다(그림 13). Denture space**는 누가 채득해도 똑같지만,** denture space**가 아닌 부분의 대응이 술자에 따라 다르므로** 의치의 형태는 달라진다.

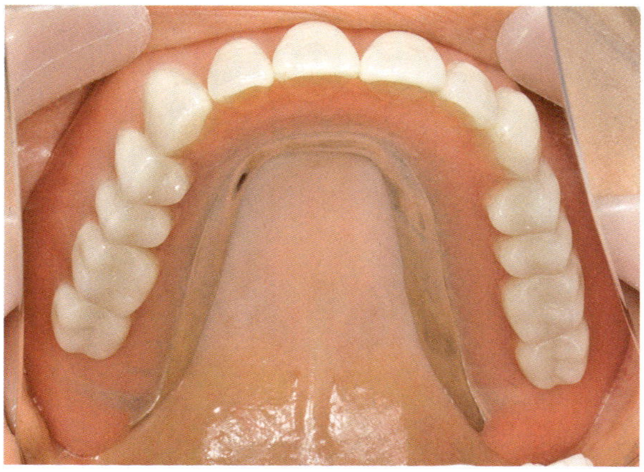

그림 12. 치아가 없었던 구개를 덮지 않는 무구개 의치야말로 denture space를 채우는 의치다.

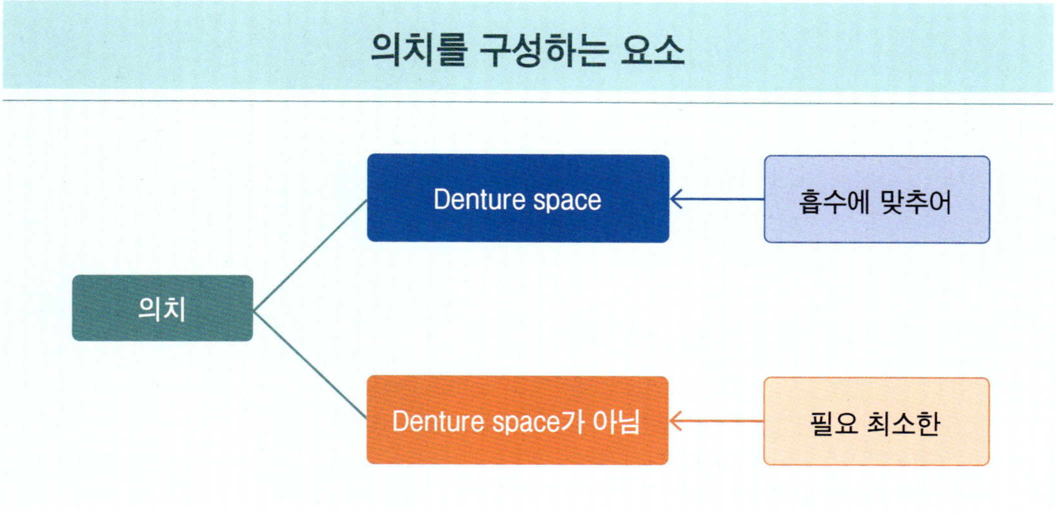

그림 13. 의치는 2개의 요소로 구성되어 있다. Denture space가 아닌 부분의 판단이 중요하다.

4 교합력의 지지 영역은 어디일까?

교합력을 지지하기 위해서는 지지 영역이 넓은 것이 좋다. 그러나 지지 영역에 관해, 작업하는 석고 모형과 구강 내의 차이를 제대로 이해하고 있지 않은 치과의사가 많으며, 이것이 특히 하악 의치의 크기에 대하여 '크다' 혹은 '작다' 등 정서적인 비판이 이루어지는 이유가 되고 있다. 하악 설측 상연은 뼈 모서리와 부딪히는 것을 피하기 위해 뼈에서 떨어져 연장된 부위이며 denture space가 아니다(그림 14). 따라서 하악 설측 상연을 아무리 연장해도 교합력 지지 영역은 늘어나지 않는다(그림 15). 의치의 '크다', '작다'의 판단은 denture space가 아닌 부분의 길이나 두께에 따라 결정되어야 한다.[8] 그 점에 대해 **필자는 denture space가 아닌 부분은 가능한 한 최소로 해야 한다고 생각하고 있다.** 그 때문에라도 '좋은 의치의 이미지(그림 16)'가 머리에 들어 있으면 잘못 판단하는 일이 적다.

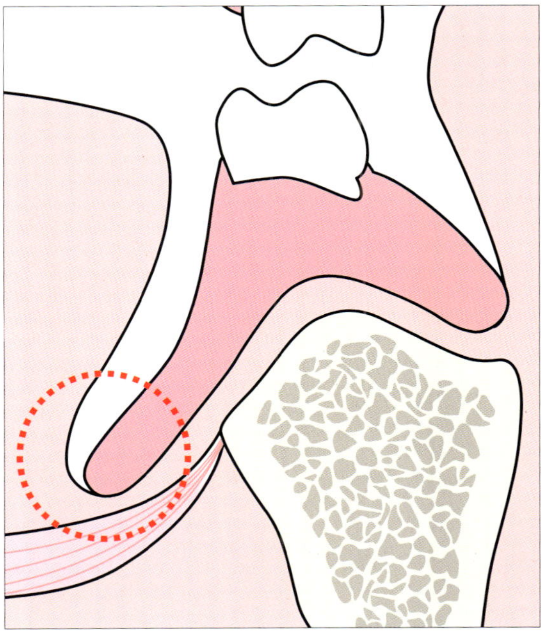

그림 14. 하악 설측 상연(점선)은 뼈 모서리와의 부딪힘을 피하기 위해 뼈에서 떨어져서 연장된 부위이며, 교합력의 지지 영역이 될 수는 없다.

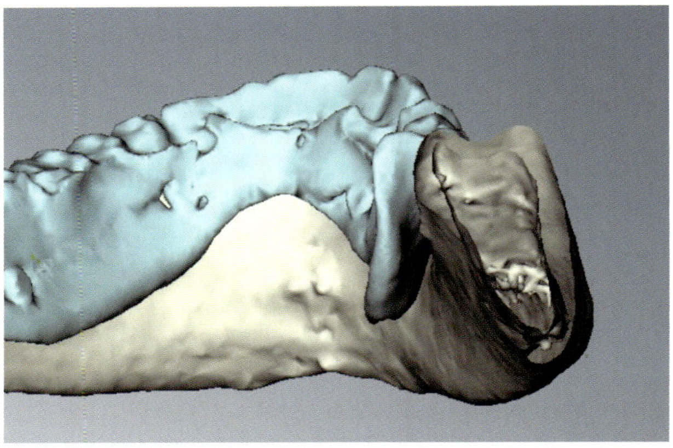

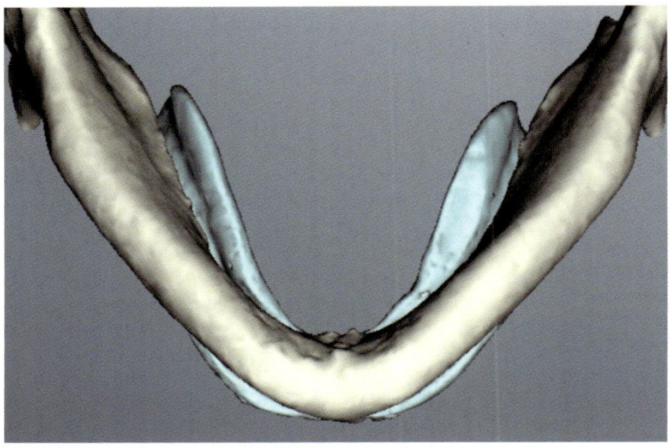

그림 15. CT 영상에서 설측 상연이 뼈에서 많이 떨어져 있는 것을 확인할 수 있다. 설측 상연은 최소한의 길이와 두께로 억제했으면 좋겠다.

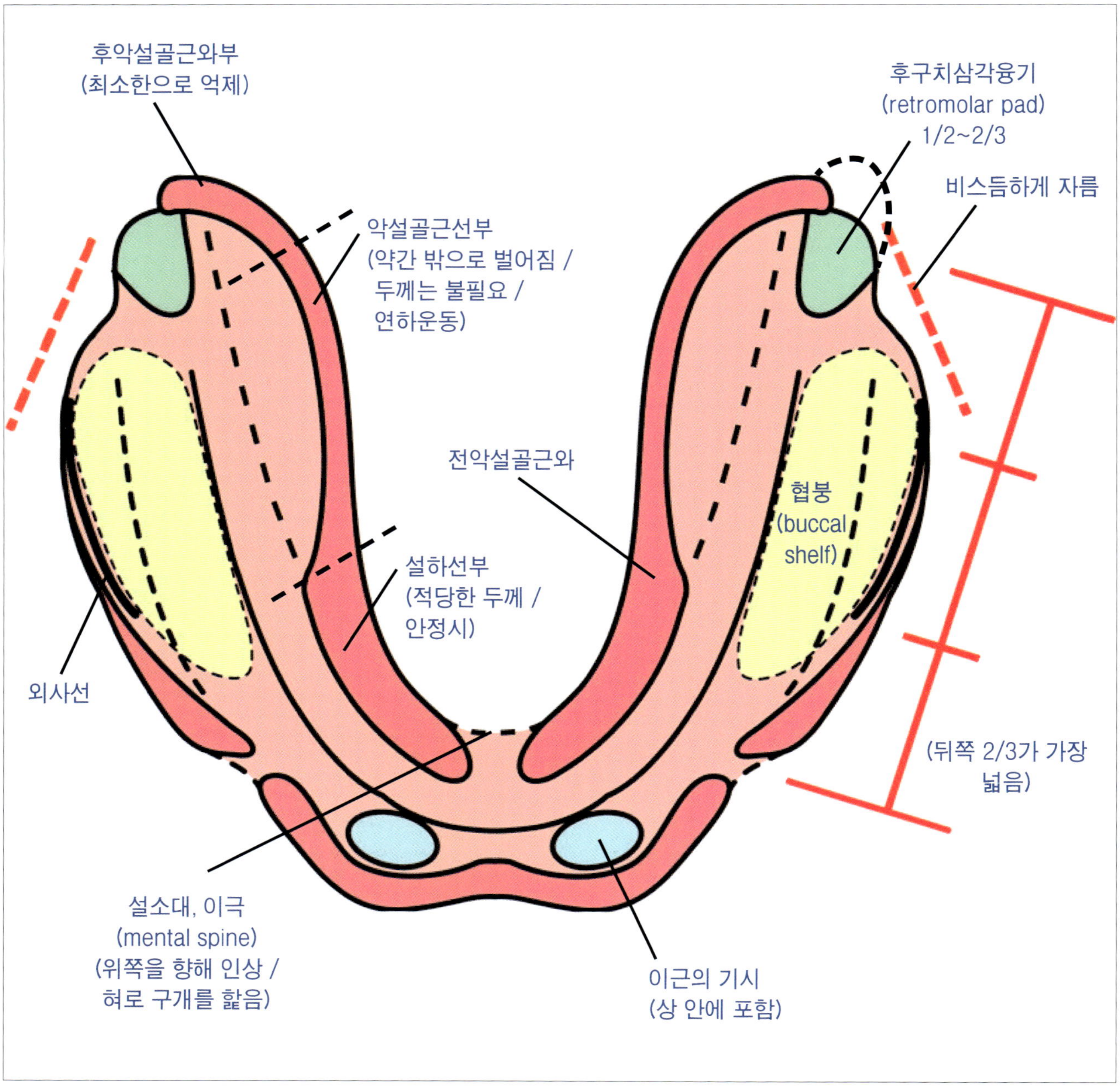

그림 16. '좋은 의치'의 이미지.

'어디까지 알고 있는가?' 복습 편
참고문헌

1. 鈴木哲也．よい義歯　だめな義歯．鈴木哲也のコンプリートデンチャー 17 のルール．東京：クインテッセンス出版，2011.
2. Hickey JC，Zarb GA，Bolender CL. Prosthodontic Treatment for Edentulous Patients（9th ed）. St.Louis：CV Mosby co, 1985：174-203.
3. 林都志夫．全部床義歯補綴学（第 3 版）. 東京：医歯薬出版, 1993; 282-290.
4. 早川巖. コンプリートデンチャーの理論と臨床. 総義歯をイメージする．東京：クインテッセンス出版，1995；65-70.
5. Watt DM，MacGregor AR．Designing complete dentures（2nd ed）．Bristol：Wright，1986；41-47，167.
6. 鈴木哲也．総義歯の印象採得の特異性—顎堤吸収を読むことの重要性．In：別冊 the Quintessence YEAR BOOK 2009 現代の治療指針．東京：クインテッセンス出版，2011；72-73.
7. 鈴木哲也，古屋純一．コンプリートデンチャー 鈴木哲也のマスター1．東京：デンタルダイヤモンド，2017；95-97.
8. 鈴木哲也，大木明子．全部床義歯補綴の床形態に関する統一見解．日補綴歯会誌 2016；8(1)：18-23.

‘우선은 실천’을 위한

필수 편

'우선은 실천'을 위한

필수 편

CHAPTER 1

총의치의 교합채득은 왜 잘못되었나?

교합채득은 총의치 제작에서 가장 어렵고 틀리기 쉬운 단계라고 한다. 왜 교합채득을 잘못하게 되는 것인지 그 이유를 아는 것은 'how to'에 휩쓸리지 않고 논리적으로 임상 기술을 익히는 데 있어 중요하다.

본 장에서는 무치악자의 교합채득에 잠재된 한계를 밝히고, 그것을 조금이라도 회피하려면 어떻게 해야 하는지, 많은 증례에 공통된 기본적인 대처법에 대해 해설한다.

CHAPTER 1

1 의치의 안정을 결정하는 것은 교합이다

1-1 힘의 크기로부터 교합채득의 중요성을 이해한다

인상채득과 교합채득 중 어느 쪽이 의치의 좋고 나쁨에 더 크게 관여할까? 의치를 잘하지 못하는 치과의사일수록 인상의 형태에 사로잡히는 경우가 많지만, 임상경험이 쌓이면서 정말 중요한 것은 교합이라는 것을 깨닫는다. 이것은 의치에 가해지는 힘의 크기를 생각하면[1] 납득이 간다.

인상면에서 얻는 힘을 '유지력'이라고 하고, 교합면에 가해지는 힘을 '교합력'이라고 한다. 일반 총의치의 유지력은 하악에서는 0.5~1.0kgf 정도다. 예를 들어, 특별한 인상 방법을 개발하여 유지력이 2배가 되었다고 자만해도 그것은 고작 2kgf에 지나지 않는다. 총의치보다 훨씬 유지력이 강한 Konus Krone 의치에서도, 그것을 권장한 Korber[2]는 적절한 내·외관의 유지력은 지대치 1개당 평균 700gf 정도이며, 의치의 지대치 전체의 합계에서는 2~3kgf가 바람직하다고 이야기하고 있다.[3] 한편 총의치의 교합력은 적어도 5~15kgf다. 그렇게 생각하면 유지력에 어느 정도 구애받아도 교합력과 비교하면 그 차이는 역력하다(그림 1-1).

비록 명인의 인상채득으로 상·하악 단독으로는 상당한 유지력이 획득되었다 해도, 교합을 잘못하면 씹을 때마다 의치에 옆으로 흔들리는 힘이 작용하여 이탈이나 통증이 생긴다. 한편, 어지간한 인상채득이라도 적절한 교합이 부여되면 씹을 때마다 의치를 잔존 치조제로 누르는 교합력이 작용하므로, 의치는 예상 이상으로 안정되어 잘 씹을 수 있다(그림 1-2). '끈 형태의 의치'로도 "몇 년 동안 계속 잘 씹었다."라고 이야기하는 환자도 있는 한편, 유지력이 너무 크면 "항상 조이고 있는 것 같아서 의치를 끼는 것이 괴롭다."라고 호소하는 환자도 있다.

인상채득에도 적당한 기술력은 필요하지만 **의치의 좋고 나쁨을 결정하는 주체는 교합**이며, 적절한 교합채득을 근거로 저작 시의 교합력을 정확하게 조절하는 것이 의치 안정에는 가장 중요하다[1]고 생각한다. 그것을 위해서는 자연치의 교합과는 다른 무치악자 특유의 교합을 이해하여 부여할 필요가 있다.

Rule 1 '의치의 좋고 나쁨을 결정하는 주체는 교합이다'

- 의치의 안정에는 적절한 교합채득하에 저작 시의 교합력을 정확하게 조절하는 것이 가장 중요하다.
- 그것을 위해서는 무치악자 특유의 교합을 이해하고 부여하는 것이 필요하다.

Check!! 생각해보자

1 정말 중요한 것은 인상채득 or 교합채득?

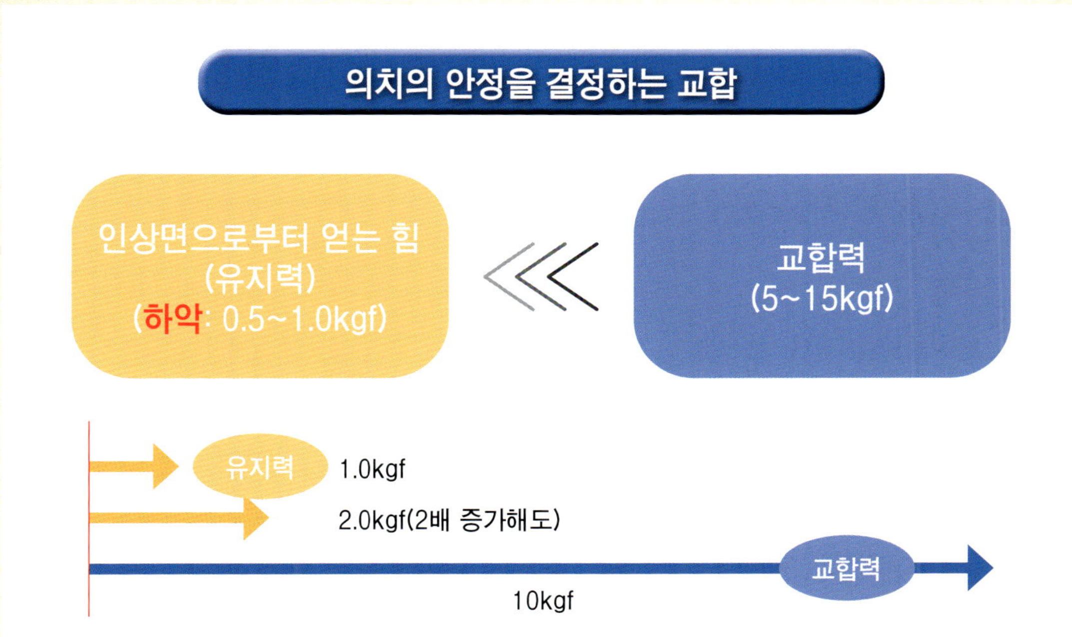

그림 1-1. 교합채득의 중요성. 인상면에서 얻는 유지력은 교합면에 가해지는 교합력에 비해 훨씬 작다.

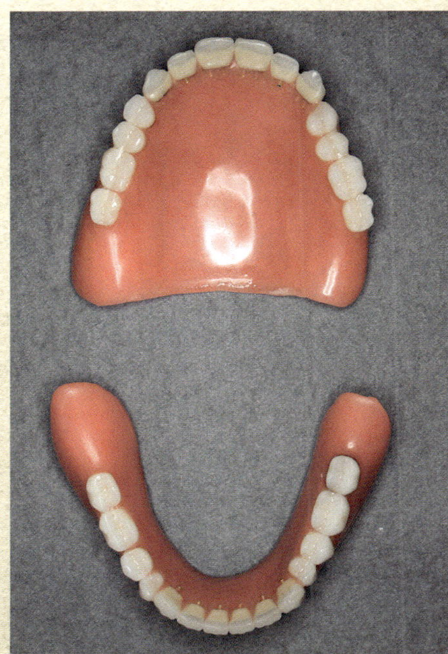

그림 1-2. 의치상 외형으로 추측한 것과 달리 잘 기능하고 있는 의치. 하악의 인상 영역은 좁지만 교합관계가 좋으므로 몇 년간 계속 잘 씹고 있다. 도재치(porcelain teeth)가 사용되어 교합의 변화가 적다.

1-2 통증의 원인이 교합에 있다

'의치가 아프다'라는 말을 들었을 때, 그 원인은 크게 2개로 나눌 수 있다(그림 1-3).[5] ① 의치상 점막면으로 인한 통증과, ② 교합으로 인한 통증이다.

전자의 '의치상 점막면으로 인한 통증'이란 의치상 가장자리의 지나치게 긴 부분이나 의치상 아래 점막 부적합에 따른 통증이다. 구개 융기나 하악 융기 등 뼈의 융기부나 예리한 골연부 등 점막이 얇은 부위에서의 relief 부족도 포함된다. 그것이 원인이라면 PIP나 화이트 실리콘에 의한 적합 시험에서 접촉하는 것으로 확인할 수 있다. 따라서 접촉하는 의치 변연이나 점막면을 삭제하면 통증은 대부분 해소되므로 대응은 쉽다(그림 1-4).

한편 후자의 '교합으로 인한 통증'이란, 교합관계 부조화로 인해 교합 시, 저작 시에 의치가 움직여 생기는 통증이다. 이것은 성가신 일이며 구강 외에서 보는 것 만으로는 좀처럼 알 수 없다.

그림 1-5는 새 의치 장착 후에도 경과가 좋지 못했던 증례다(임상 증례 1-1). 새 의치로 평범하게 씹고 있는 것처럼 보여도, 가볍게 손을 대어 하악을 유도하자 하악이 크게 후퇴했다. 불량한 의치(그림 1-5a)를 장기간 사용한 경우에는 이렇게 교합채득을 잘못하기 쉽다. 환자가 새 의치로 본래의 올바른 위치에서 씹으려고 해도 감합위가 잘못되어 있으면 상·하악 인공치가 맞물리지 않아 맞물리는 부분까지 교두경사로 유도되어 의치도 하악도 이동한다.

이처럼, '의치가 움직여서 꽉 무는' 것으로 점막면에 통증이 생긴다(그림 1-6). 의치는 쉽게 움직여서 빠진다. 이것은 크라운 브릿지에서는 절대로 일어나지 않는 현상이어서 유치악자는 좀처럼 이해하기 힘든 것 같다. **'총의치의 점막면과 교합면은 표리일체'**라고 한다[6]는 것처럼, **교합면의 오류가 의치의 동요를 초래하여 점막면의 통증으로서 나타나며, 한편 점막면에 통증이나 위화감이 있으면 환자는 그것을 피하면서 씹기 위해 교합을 잘못**하게 된다. 그리고 이러한 '교합으로 인한 통증'이 정도의 차이는 있지만 실제로 다수 나타난다.

의치로 인한 통증의 원인

1. **의치상 점막면**으로 인한 통증
   의치상 가장자리의 지나치게 긴 부분이나 의치상 아래 점막 부적합에 의한 통증
2. **교합**으로 인한 통증
   교합관계의 부조화로 인해 교합 시에 의치가 움직여서 생기는 통증

그림 1-3. 의치에 의한 통증의 원인.

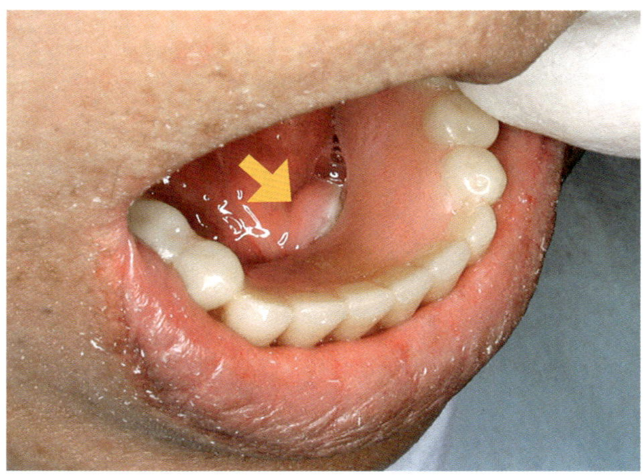

그림 1-4. 의치상 점막면으로 인한 통증. 의치상의 너무 긴 부분에 욕창성 궤양이 나타난다. 변연을 삭제하는 것으로 해결할 수 있다.

임상 증례 1-1 새 의치 장착 후 경과가 좋지 않았던 것은 왜일까?

그림 1-5a~d. 사용 의치의 부적절한 습관성 감합위에 영향을 받아 교합채득을 잘못한 증례.

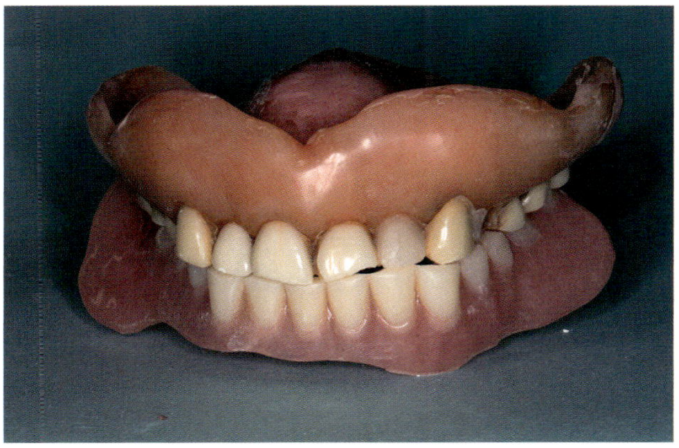

a: 사용 의치

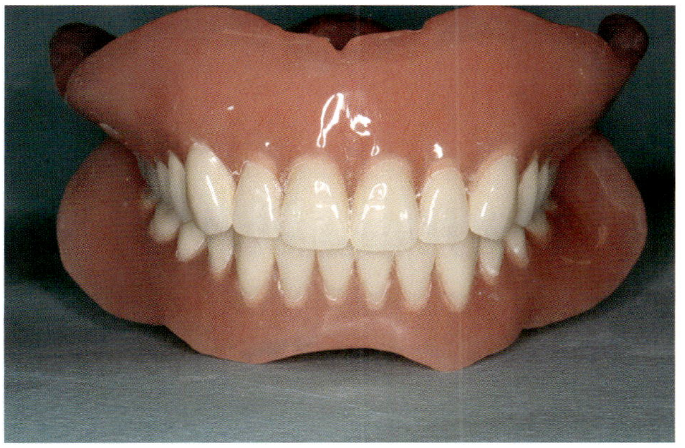

b: 새 의치

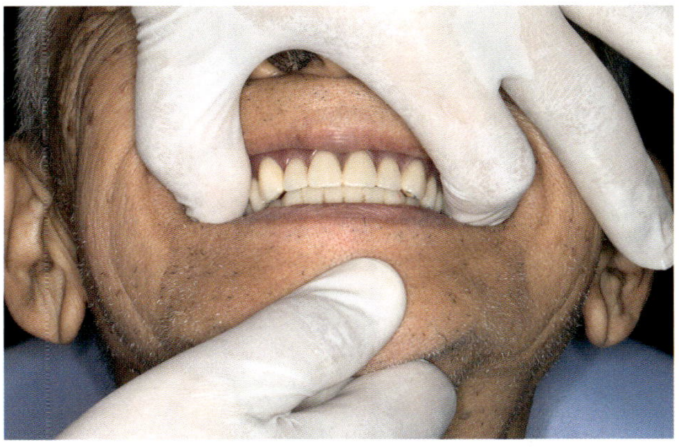

c: 새 의치는 외관상 물고 있는 것 같이 보여도 사실 전방위의 잘못된 감합위로 만들어져 있었다.

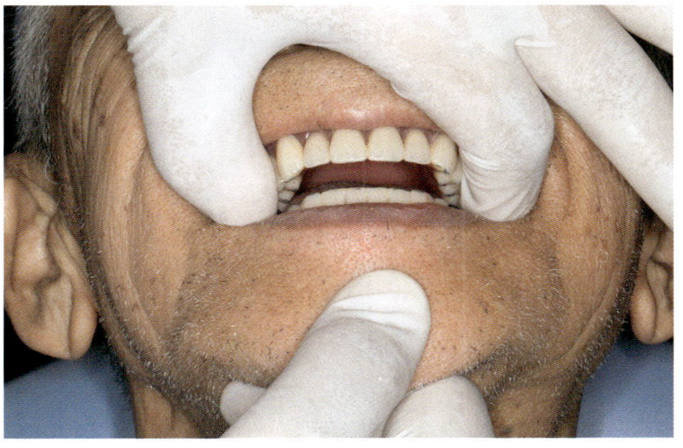

d: 유도하면 하악이 뒤쪽으로 크게 후퇴한다.

불량한 의치를 장기간 사용했던 환자에서는 습관성 편위한 감합위에 근육의 기억이 남으므로 교합채득을 잘못하기 쉽다. 그 결과 의치가 움직여서 꽉 무는 것으로 점막면에 통증이 생긴다.

Check!! 생각해보자

2 왜 교합에 기인하는 통증이 생기는 것인가?

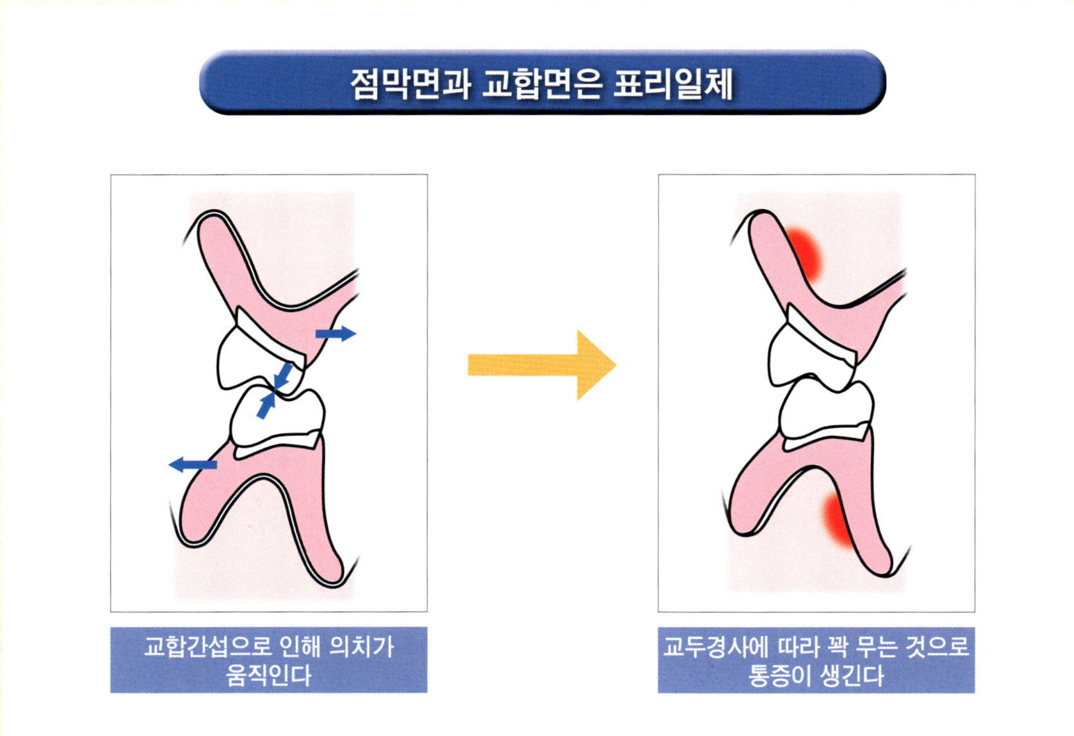

그림 1-6. 교합에 기인하는 통증. 교합간섭(조기 접촉)이 있으면 의치가 움직여 꽉 무는 것으로 점막면에 부딪혀서 통증이 생긴다. 유치악에서는 있을 수 없는 현상이며, 밖에서 보이지 않으므로 판단이 어렵다. (출처: Kobayashi의 그림[5]에서 인용·변경)

2 교합상에 따른 교합채득의 어려움

교합채득은 중요하지만 립 서포트, 가상교합평면, 수직적 악간관계, 그리고 수평적 악간관계 등 결정해야 할 항목이 많으며, 그것들이 밀접하게 관련하고 있으므로 좀처럼 능숙해지기 어렵다. 게다가 그 모든 항목을 교합상을 사용하여 결정하므로 술자의 인식 이상으로 교합채득을 잘못하고 있는 경우가 많다. 그럼 왜 교합상을 사용한 교합채득은 잘못되기 쉬운 것인지, 그 이유를 생각해 보자(그림 1-7).

Check!! 생각해보자

3 왜 교합상을 사용한 교합채득은 잘못되기 쉬운 것인가?

교합상에 의한 교합채득의 어려움

1. 불안정한 의치상 아래 조직에 유지, 지지, 안정이 요구되므로
2. Wax rim이 면과 면의 접촉이 되므로
3. 습관성 저작측으로 하악위가 기울어지기 쉬우므로
4. Wax rim의 형태에 따라서는 혀나 볼을 자극하여 신경근 기구를 어지럽히므로

그림 1-7. 교합상을 사용하여 실시하는 무치악자의 교합채득이 곤란한 이유.[7]

2-1 불안정한 의치상 아래 조직에 유지, 지지, 안정을 요구하기 때문

잔존 치조제 점막의 수직적인 피압 변위량은 대략 0.2mm이며 자연치의 수직 하중 시 치근막의 피압 변위량 0.02~0.06mm에 비하면 10배 크다.[8] 따라서 부분상의치와 같은 지대장치를 갖지 않는 총의치는 작은 힘으로도 쉽게 움직여 버린다. 부분상의치라면, rest를 보아 그것이 지대치의 rest seat에 들어가 있는지 아닌지에 따라 의치상의 편위 유·무를 판단할 수 있지만(그림 1-8), rest가 없는 총의치에서는 편위를 알기 어렵다.

그리고 최근에는 잔존 치조제 흡수가 뚜렷한 난증례가 대부분이며, 그 잔존 치조제 형태로부터 유지, 안정을 기대하기는 어렵다(그림 1-9). 완성된 의치상에서도 동요하기 쉬운데, 언더컷을 묻어서 제작하는 상온중합 레진에 의한 교합상에서는 그 안정을 많이는 바랄 수 없다.

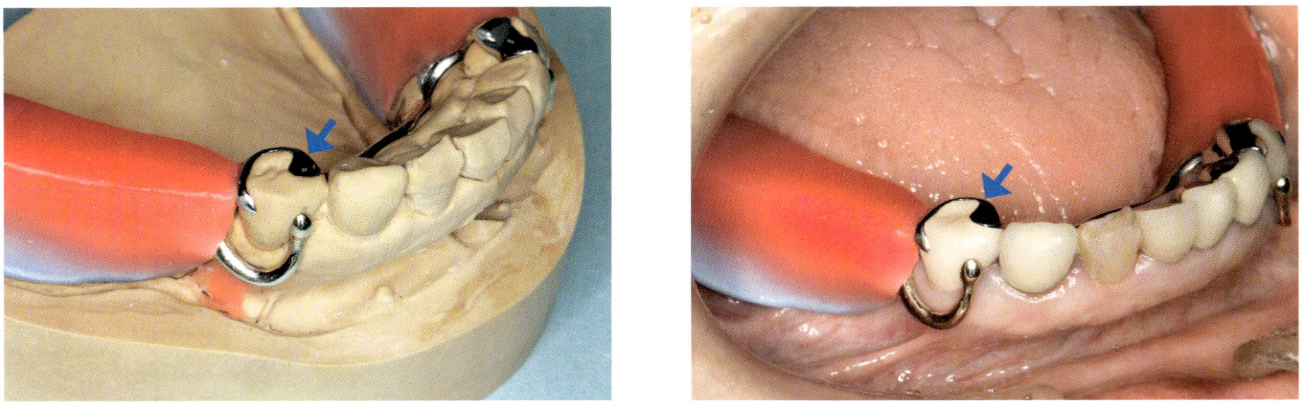

그림 1-8. 부분상의치에서는 작업용 모형과 마찬가지로 rest가 rest seat에 들어가 있는지 아닌지로 의치상의 편위를 판단할 수 있다(화살표).

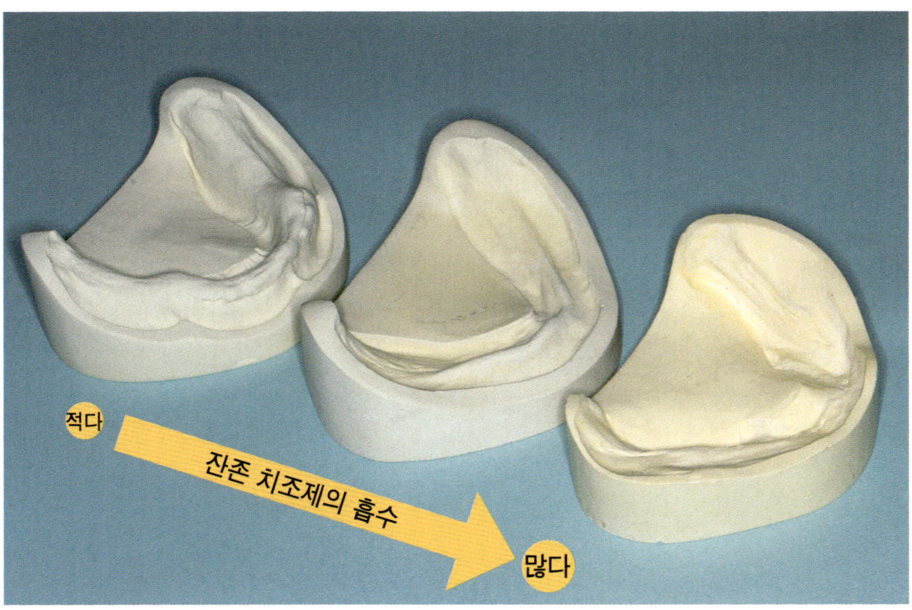

그림 1-9. 최근에는 잔존 치조제 흡수가 뚜렷한 난증례가 많아 교합상의 안정은 바랄 수 없다.

2-2 Wax rim의 균등한 연화가 어려워, 상·하악 wax rim이 면과 면으로 접촉하기 때문

일반적인 교합상에서는 wax rim 전체를 균등하게 연화하는 것은 어려우며, 상·하악 wax rim이 맞물릴 때 면과 면이 접촉되므로 면에 이끌려서 교합상의 이동이나 가라앉음, 악위의 편위가 일어나기 쉽다(그림 1-10).[9] 비록 외관상으로는 상·하악 wax rim이 딱 교합하고 있는 것처럼 보여도, 의치상 아래 점막과의 적합성은 알 수 없다(그림 1-10b).

연화 상태에 좌·우차가 있으면 왁스가 단단한 쪽의 의치상 아래 점막이 눌려서 가라앉을 뿐 아니라, 교합상이 편위하게 된다. 단단한 쪽의 wax rim이 의치상 아래 점막을 밀어넣은 양만큼, 결과적으로는 단단한 쪽의 교합고경은 높아진다. 교합기에 장착하면 위화감을 느끼는 일이 있다(그림 1-10d).

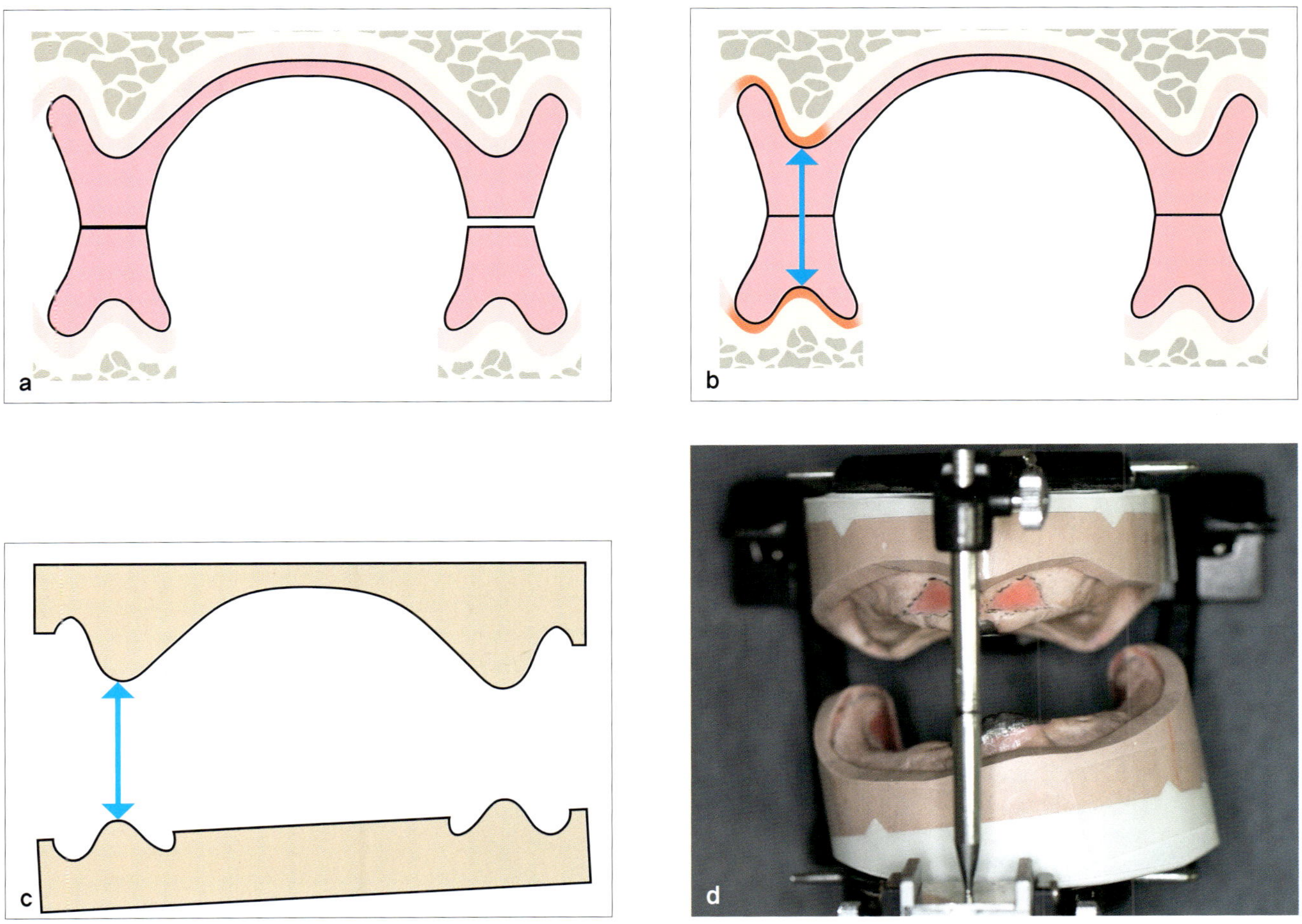

그림 1-10. Wax rim을 균등하게 연화하지 못하면 단단한 쪽이 점막을 눌러 고경이 높아진다. **a:** 좌·우의 wax rim은 높이가 맞지 않다. **b:** 외관상 좌·우 wax rim은 맞지만, 우측의 단단한 쪽 wax rim은 점막을 밀고 있다. **c:** 교합기에 장착하면 우측의 악간 거리가 크며 하악 모형이 경사진다(출처: Watt의 그림[9]에서 인용·변경). **d:** 실제 임상 예. 교합기 장착 후, 단단했던 오른쪽 고경은 높아지며, 잔존 치조제 전체가 경사져 보이는 것으로부터 잘못되었음을 알게 된다.

2-3 습관성 저작측으로 하악위가 기울어지기 쉽기 때문

부적절한 의치를 장기간 사용한 경우에는 현재의 감합위가 어느 정도 한 점에 수렴했다 해도, 그곳이 기능적으로 적절한 교두감합위(중심교합위)인지는 의심스럽다. 치아가 서서히 결손되어 무치악에 이르기까지의 긴 과정에서, 환자는 조금이라도 씹기 쉬운 위치를 찾아서 하악을 편위시켜 저작하고 있었다고 추측되는 증례도 많다(그림 1-5). 따라서 습관적으로 씹고 있었던 감합위에서 교합채득하기 쉽다.

일반적으로 마지막까지 남는 것은 하악 전치다. 또한 전치와 구치에서는, 저작 감각의 예민함에서 전치가 훨씬 뛰어나다.[10] 따라서 환자는 전치로 씹고 싶은 마음이 있으므로, 어떻게 해도 하악이 전방위로 편위하기 쉽다. 따라서 **교합채득에서는 '너무 앞서지 않았는가?' 라는 것을 항상 의식할 필요가 있다.** 일반적으로 전치부 wax rim이 접촉하고 있으면 하악은 앞으로 나오기 쉬우며, 또한 교합고경이 너무 낮은 경우에서도 하악이 전방위를 취한다(그림 1-11). 그러나 교합채득이라는 짧은 진료 시간 내에 습관성 하악 편위를 정확하게 수정할 수 있을지 어려워 보이는 장면도 많다.

2-4 Wax rim의 형태에 따라 신경근 기구를 어지럽히기 때문

교합상의 적합성이나 wax rim의 형태가 부적절한 경우에는, 의치상 아래 점막이나 혀, 볼 등 주위 연조직을 자극하여 하악 운동을 조절하고 있는 신경근 기구를 어지럽힌다. 이렇게 되면 가해진 자극을 피하려고 하면서 부자연스러운 힘이 작용하여 하악이 편위하여 환자 본래의 감합위가 잘못된다.

따라서 볼, 혀의 균형이 갖추어진 위치에서 불필요한 자극이 가해지지 않는 denture space에 적합한 교합상을 사용하는 것이 중요하다. 이 denture space를 벗어나 하악의 wax rim이 설측으로 튀어나와 있으면 혀가 눌린다. 눌렸다면 되미는 것이 자연의 섭리다. 혀가 wax rim을 되밀려고 하여 하악이 편위한다(그림 1-12).

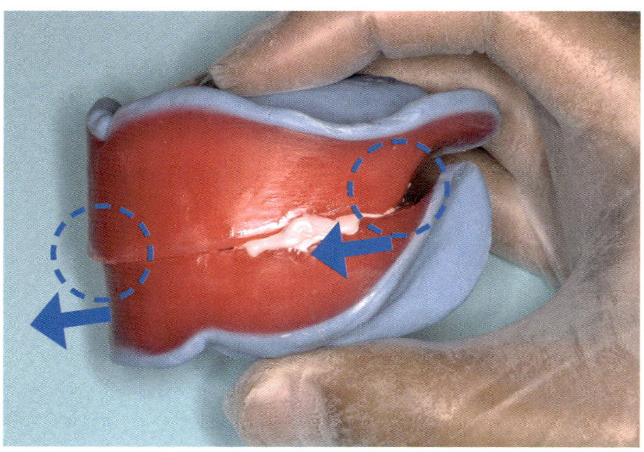

그림 1-11. 전치부나 가장 뒤쪽에서 wax rim이 접촉(파란색 점선부)하면 하악이 앞쪽으로 편위한다. 고경이 낮은 경우도 앞쪽으로 편위한다.

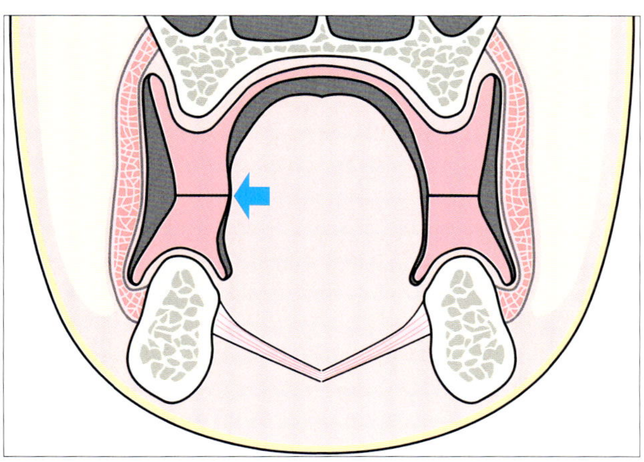

그림 1-12. Denture space를 벗어나 하악 wax rim이 설측으로 튀어나오면 혀가 눌려서(화살표) 신경근 기구가 흐트러져 하악이 편위한다. 눌렸다면 되민다.

3 교합상으로 인한 문제를 개선하기 위해

앞서 이야기한 것처럼 교합상을 사용한 교합채득은 어려우므로, 누가 해도 '교합상이 움직이지 않는' 일은 없다. **'교합위 설정의 오류보다 교합상의 동요에 따른 오류가 훨씬 크다'**[6]고 하는 것처럼(그림 1-13), **총의치의 교합상은 반드시 움직인다.** 그러한 교합상을 사용하는 것의 한계를 알고 조금이라도 상의 편위, 점막의 변위를 줄이는 방법을 연구해야 한다.

Check!! 생각해보자

4 교합상의 안정에 큰 기대는 할 수 없다

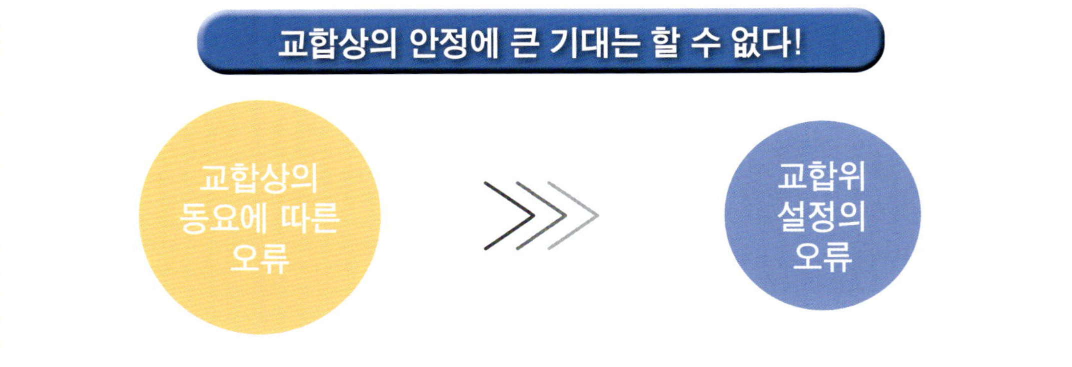

그림 1-13. 교합상의 동요로 인한 오류가 교합위 설정의 오류보다 훨씬 크다.

Rule 2 '총의치의 교합상은 반드시 움직인다'

교합채득의 마음가짐

- 당당함이 필요. 교합상은 누가 해도 움직인다.
- 교합상을 사용하는 것의 한계를 알고 상의 편위, 점막의 변위를 최소한으로 하는 연구를 해야 한다.

3-1 Wax rim을 균등하게 그리고 효율적으로 연화하는 방법

Wax rim을 균등하게 그리고 효율적으로 연화하기 위해서는 다음의 두 가지를 생각할 수 있다(그림 1-14).

① 상·하악 wax rim이 접촉하는 면적을 줄여 연화해야 할 왁스의 양을 적게 한다.

② 연화하기 쉬운 재료를 병용한다.

후자의 연화하기 쉬운 재료의 병용에 대해서는, 알루왁스(Aluwax) 등 일반적인 파라핀 왁스보다 녹는점이 낮은 왁스의 병용도 일부에서 이루어지고 있다(그림 1-15). 알루왁스는 약 54℃의 뜨거운 물에 담그면 균등하게 연화할 수 있는 왁스다. 그러나 진료는 최대한 단순하게 해야 한다고 생각하고 있어, 다양한 재료를 섞어서 구분해 사용하는 수법을 선호하지 않는다. 따라서 전자의 상·하악 wax rim의 접촉 면적을 줄여, 연화해야 할 왁스의 양을 적게 하는 수법으로 임하는 것이 좋다고 생각한다.

1) 근·원심적인 접촉 범위를 줄인다

전치부 wax rim끼리의 접촉은 하악을 전방위로 유도하기 쉬우므로 하악 전치부 wax rim을 삭제하여 접촉하지 않도록 한다(그림 1-16a). 또한 가장 뒤쪽의 후구치삼각융기 부근 경사면에서의 접촉은 하악 교합상의 전방 편위를 초래할 수 있다. 여기에서의 접촉을 피하기 위해서는 상악의 wax rim은 제1대구치까지로 하고, 제2대구치부 이후는 삭제한다. 결국 근·원심적으로 보면 상·하악 wax rim이 접촉하는 범위를 소구치부에서 제1대구치부까지로 하면(그림 1-16b) 연화 범위는 좁아진다.

Wax rim을 균등하게 연화하는 방법

1 상·하악 wax rim이 접촉하는 면적을 줄여, 연화해야 할 왁스의 양을 적게 한다.

2 연화하기 쉬운 재료를 함께 사용한다.

그림 1-14. Wax rim을 균등하게 연화하는 방법.

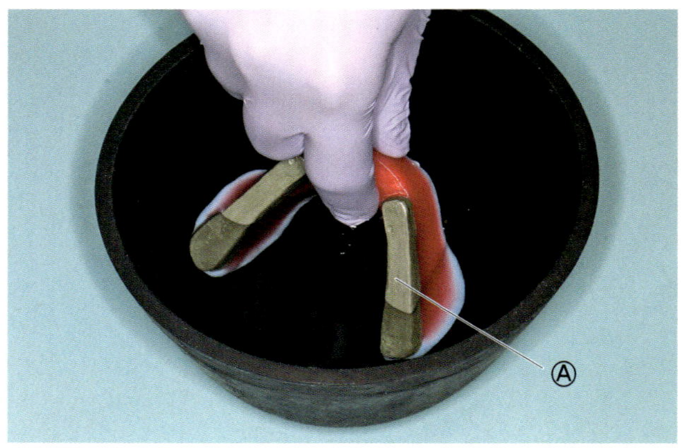

그림 1-15. 필자는 알루왁스(Ⓐ)를 사용하지 않는다.

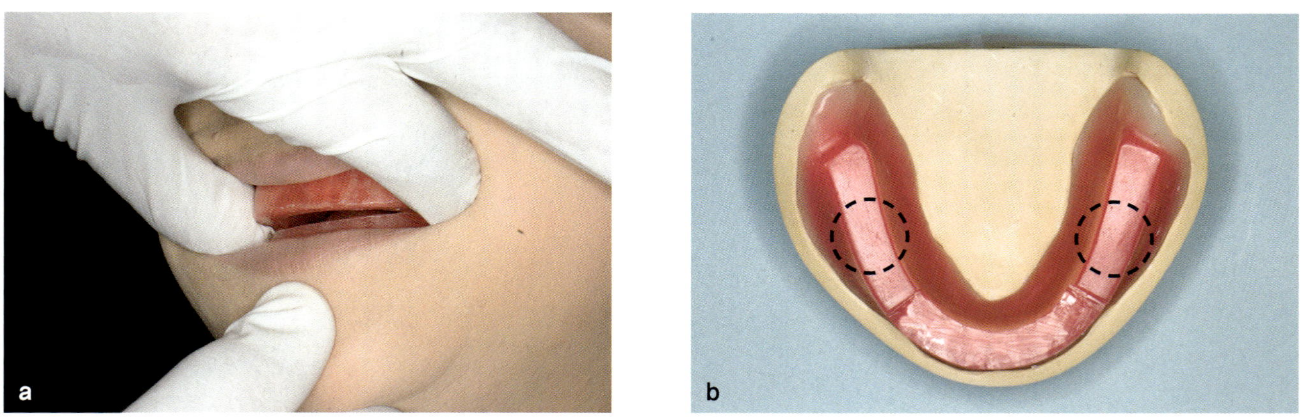

그림 1-16. 상·하 wax rim 접촉 부위의 배려. **a:** 하악 wax rim 전치부는 삭제해서 접촉되지 않도록 하여 하악 전방 편위를 피한다. **b:** 상악 wax rim과의 접촉 범위(점선)를 소구치에서 제1대구치까지로 한다.

2) 하악 교합제(occlusal rim)의 협·설 폭을 좁게 한다

하악 wax rim의 협·설 폭을 좁게 할 수 있으면 의치상 아래 점막에 가해지는 힘이 줄어들어 교합상의 침하나 편위를 작게 할 수 있다(그림 1-17a, b).[9] 그리고 상·하악 wax rim이 전혀 접촉하지 않으면, 의치상 아래 점막에 가해지는 힘은 최소가 된다(그림 1-17c). 상·하악 wax rim이 접촉 직전에 멈추고, 거기에 있는 간극에 유동성이 높은 실리콘 고무나 산화아연 eugenol paste 등의 교합채득 재료를 넣어서 고정하면 의치상 아래 점막의 변위는 최소가 되어, 이론적으로는 최고의 교합채득이 될 것이다. 그러나 떠 있는 상태에서 교합고경을 결정하고 교합채득재가 경화할 때까지 하악을 그 위치에서 유지시키려면 매우 고도의 기량이 술자에게 요구된다. 따라서 현실적인 대응을 생각하면 접촉하는 하악 wax rim의 폭을 최대한 좁게 하는 방법이 좋다.[7]

처음부터 좁은 wax rim을 만드는 것이 효율적이라고 생각하면, 현재 교과서[11]에서 가르치는 전치부 5mm, 소구치부 7mm, 대구치부 10mm의 폭은 너무 넓다고 생각될지도 모른다. 또한 2개의 막대(pole) 모양 왁스로 지지하는 수법도 있다. 그러나 너무 좁게 만들어지면 상악 전돌이나 하악 전돌 증례에서는 상·하악 아치가 틀어져 맞물리지 않을 위험성도 있다(그림 1-18).[7] 일반적인 기공 지시서만으로는 교합상을 제작하는 치과기공사에게 상·하악 대합관계의 정보를 정확하게 전달하는 것은 어렵다. 따라서 일단 교과서대로 wax rim의 폭으로 만들고 하악 교합상을 시적하여 설정된 상악 wax rim의 위치에 맞추어 chairside에서 하악 wax rim의 폭을 줄이는 것이 좋다. 그림 1-19에 제시하는 스패출러 사용 방법을 익혀서, 하악 wax rim을 충분히 연화하여 손가락으로 잡아 삼각형을 만든다.

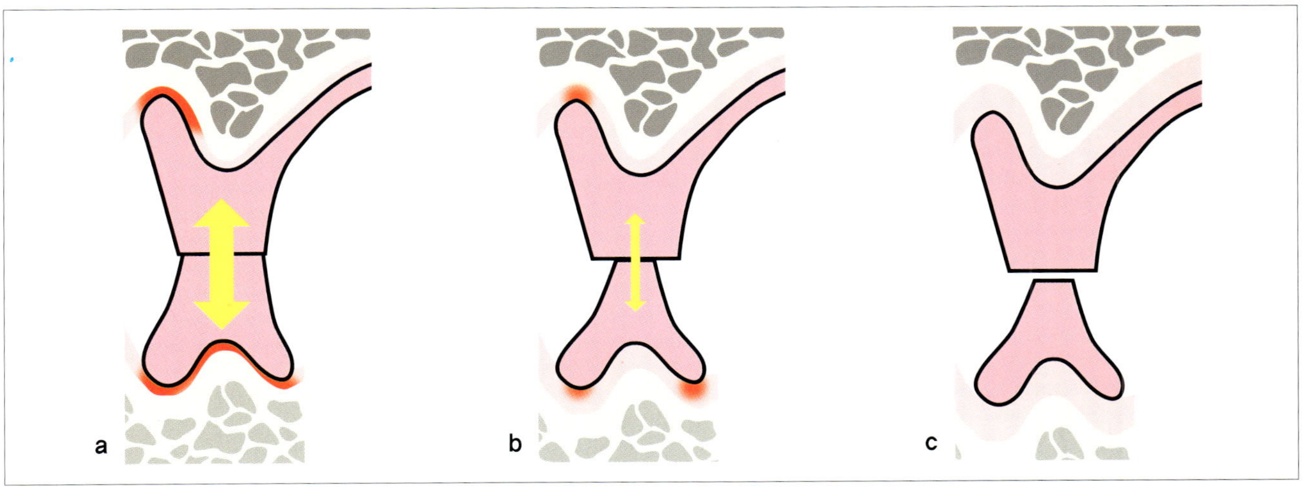

그림 1-17. Wax rim이 접촉하는 면적과 의치상 아래 점막의 변위. 하악 wax rim의 협·설 폭을 좁혀 의치상의 침하나 편위를 억제한다. **a:** Wax rim의 폭이 넓으면 의치상 아래 점막에 큰 힘이 가해져 상이 편위한다. **b:** Wax rim의 폭이 좁으면 의치상 아래 점막에 가해지는 힘은 작아진다. **c:** Wax rim을 접촉시키지 않으면 의치상 아래 점막의 변위는 최소가 되지만 기술적으로 어렵다. (출처: Watt 등의 그림[9]에서 인용·변경)

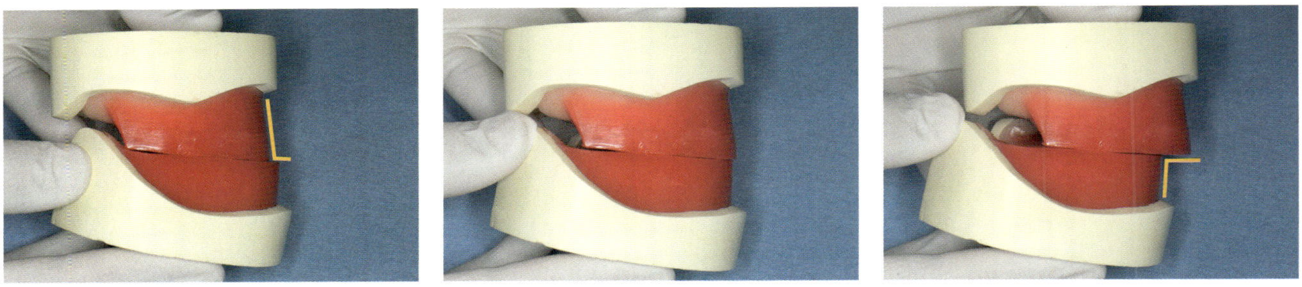

그림 1-18. 상·하악 아치의 틀어짐을 예측하기는 어렵다. 처음부터 너무 하악 wax rim의 폭을 좁게 만들면 상악 전돌이나 하악 전돌 증례에서는 상악의 아치와 맞물리지 않을 위험성이 있다.

임상 테크닉 하악 wax rim의 연화 방법: 스패출러는 세로로

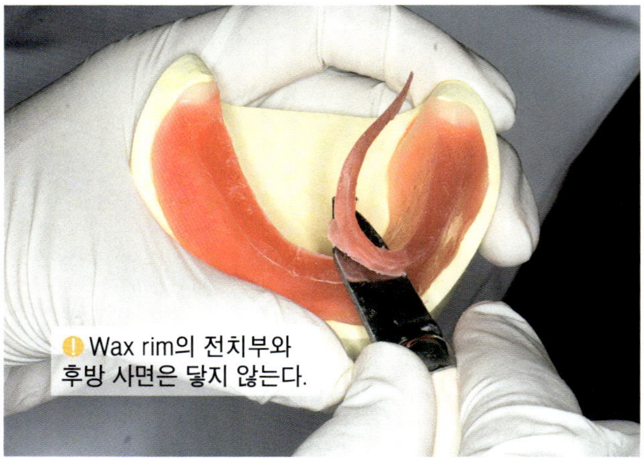

그림 1-19a. 시적 후에 상악 wax rim의 아치에 맞추어 하악 wax rim의 폭과 전치부를 일부 삭제한다.

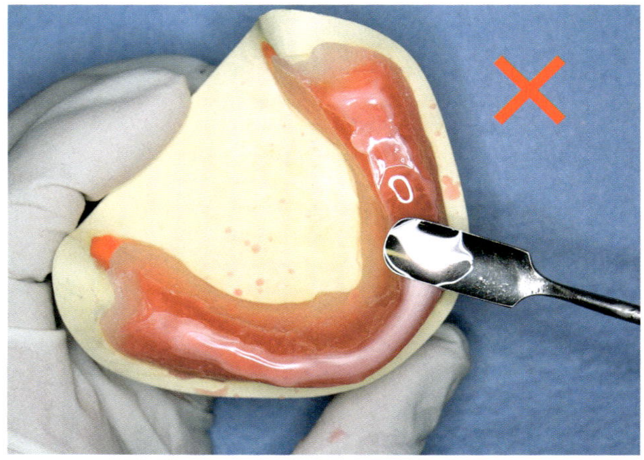

그림 1-19b. 스패출러를 가로로 하여 전체를 연화하는 것은 비효율적이다.

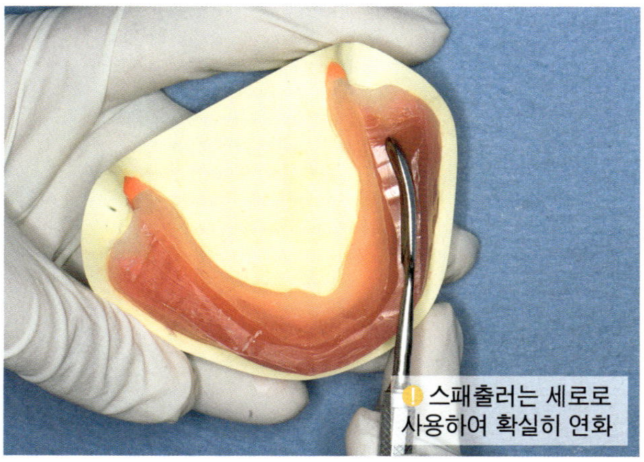

그림 1-19c. 처음에 스패출러를 세로로 사용하여 wax rim을 따라 깊숙이 파고들게 한다.

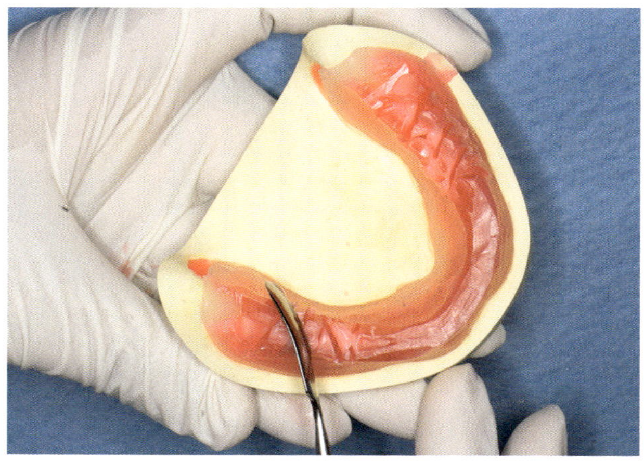

그림 1-19d. 크로스하듯이 좌·우로 새기면서 연화한다.

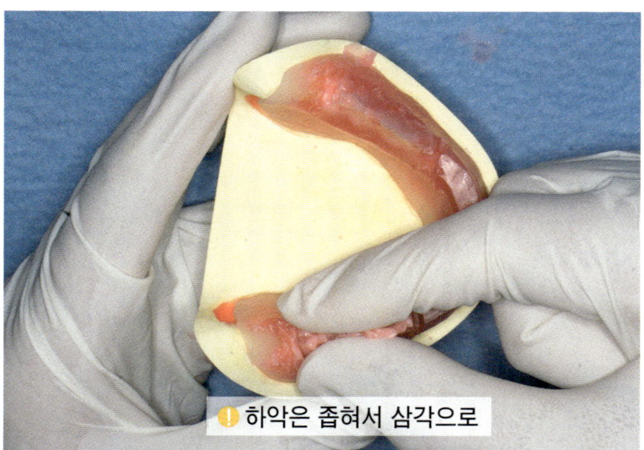

그림 1-19e. 손가락으로 잡아 삼각형으로 뾰족하게 한다.

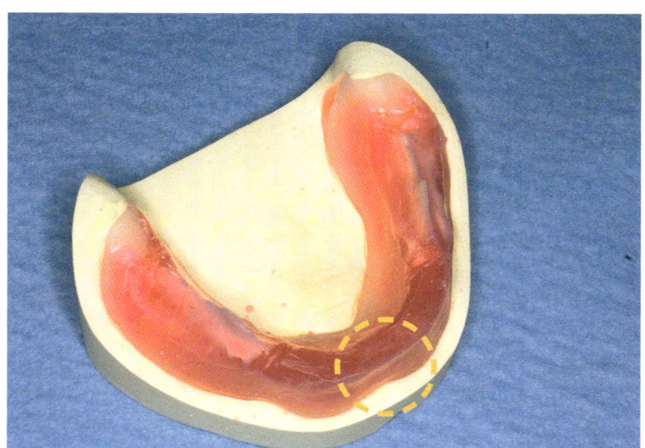

그림 1-19f. 연화되지 않은 전치부(점선)를 잡아 구강 내에 넣는다.

3-2 Denture space에 적합한 교합상은 만들 수 있는가?

Denture space에 적합한 교합상을 사용할 수 있으면 하악 운동을 조절하고 있는 신경근 기구를 흐트러트리지 않을 거라고 머리로는 이해할 수 있지만, 실제로 그것을 구현하는 것은 어렵다. 상·하악의 대합관계를 알 수 없는 단계에서 denture space를 상정하는 것은 무리가 있다. **여기에서는 하악의 wax rim이 너무 커서 설방을 침해하지 않도록 주의하는 데 그친다**(그림 1-12 참조). 그리고 교합상에 의한 교합채득은 **임시 교합채득**이라고 결론지어 버리면 고민할 일은 적다.

일단 교합기에 장착하면 잔존 치조제의 대합관계, 가성 교합평면, 교합고경 등으로부터 denture space를 판단하는 정보를 많이 얻을 수 있다. 교합상보다 인공치 배열된 wax denture가 훨씬 신경근 기구를 어지럽히는 일이 적은 적절한 교합상이 될 수 있다(그림 1-20). 따라서 후술하는 것처럼 wax denture 시적 단계에서 더욱 정확하게 악간관계를 채득한다고 생각하여 단계를 밟아나가는 것이 임상적인 대응이라고 생각된다. **'한 번으로는 결정될 수 없다'**라고 생각하자.

일반적으로 완성 의치에 가까울수록 적절한 악간관계를 얻을 수 있다. 교합상보다 wax denture가, 그리고 중합된 의치가 훨씬 하악위의 판단이 쉽다. 그렇게 생각하면 복제 의치나 치료용 의치를 사용한 하악위의 결정 방법은 임상적으로 타당한 방법이라고 생각할 수 있다.

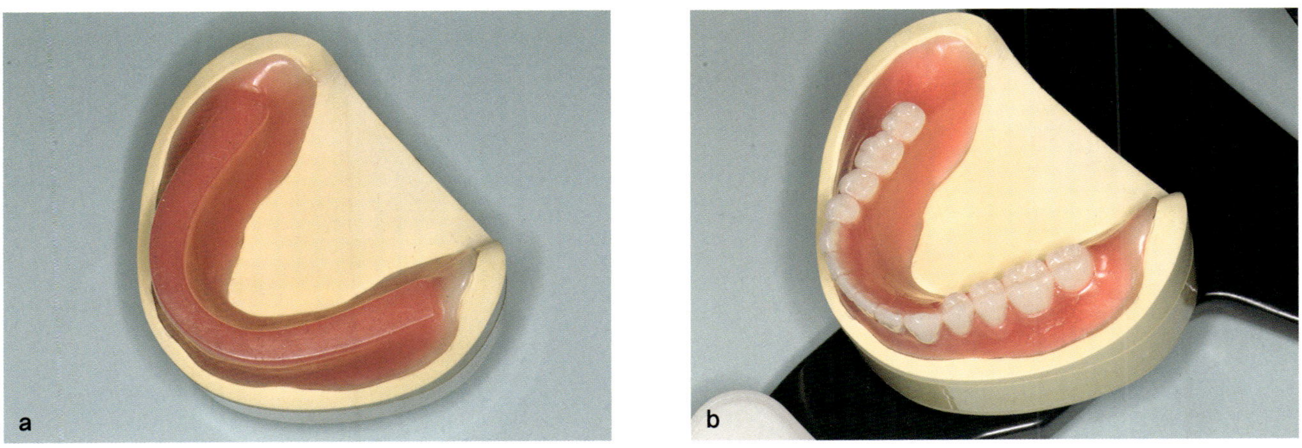

그림 1-20. 교합상(**a**)보다 wax denture(**b**)가, denture space에 적합한 신경근 기구를 어지럽히는 일이 적은 교합상이 될 수 있다.

Rule 3 '악간관계 1회로는 결정할 수 없다'

- 완성 의치에 가까이 다가갈수록 적절한 악간관계를 얻을 수 있다.
- 교합상에 의한 교합채득은 임시 교합채득이라고 결론짓는다.

칼럼 1 총의치의 난증례에 반조절성 교합기는 필요한가?

일반적으로 유치악자의 전악 보철 제작 등에 있어서는, 반조절성 교합기의 사용과 check bite법에 의한 과로(condylar path) 측정이 필수라고 생각되고 있다. 이것은 생체가 나타내는 과로를 측정하고 하악 운동을 교합기상에 더욱 정확하게 재현하는 것으로, 하악 운동에 조화된 보철물을 제작하기 쉬워진다는 이유 때문이다.

무치악자에서도 머리로 생각하면 유치악자와 마찬가지로 교합기 위에 생체의 과로를 재현할 수 있는 것은 바람직하다고 생각할 수 있다(그림 1-21). 그러나 무치악자에서는 정확한 과로 측정이 어렵다는 큰 문제가 있다. Check bite법에서는 중심교합위와 전방위의 check bite 기록으로부터 시상과로경사각(sagittal condyle path inclination)을 구할 수 있는데, 앞서 이야기한 것처럼 피압 변위가 많은 잔존 치조제 점막상에서 동요하는 교합상 또는 wax denture를 사용하여 과로 계측을 하는 것이다. Watt는 앞쪽의 check bite를 채득할 때 상·하악 각각 0.5mm의 점막 압축에 의한 의치상 침하가 일어나면 그것이 시상과로경사각의 조절로 15°의 오차로서 나타난다고 보고하고 있다.[9] 일반적으로 상악 의치상은 대구치부를 누를 때는 비교적 안정되어 있지만, 전방에 힘이 가해지면 크게 기울어지기 쉽다(그림 1-22). 전치부에 flabby gum이 있으면, 소구치부를 누른 것만으로도 의치상이 벗겨지는 일이 있다. 그렇게 생각하면 앞쪽 check bite를 채득할 때는 상·하악 각 0.5mm의 점막의 압축이나 편위 등이 쉽게 일어날 수 있다고 생각한다.

또한 Abe Haruhiko(阿部晴彦)는 악관절에 이상이 있다고 생각되는 경우는 그 병적 상황하의 과로에 협조시켜 교합 구축하는 것은 타당하지 않다고 이야기한다.[12] 잔존 치조제가 매우 양호하고 악관절도 튼튼한 환자에서는 바람직한 수법일지도 모르지만, 난증례가 증가한 현대 총의치에서는 수고스럽더라도 과로각 측정 정밀도가 의심스럽다면 오히려 평균치로 충분할 것이다.

이러한 것으로부터 필자는 현대 총의치 제작에서 반조절성 교합기의 필요성을 특별히 인정하고 있지 않다.

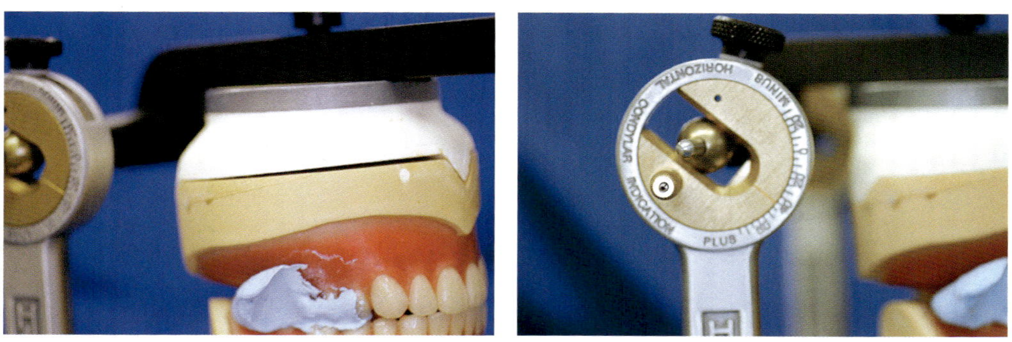

그림 1-21. 반조절성 교합기에서는 check bite법을 사용하여 시상과로경사각을 결정한다.

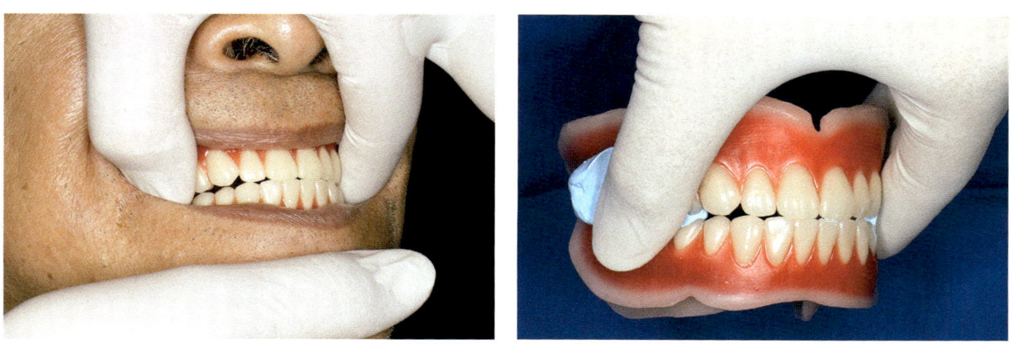

그림 1-22. 앞쪽 check bite의 채득. 잔존 치조제 앞쪽에 힘이 들어가기 쉬우며, 시상과로경사각의 오차로 이어지는 점막의 압축에 따른 의치상의 가라앉음이 일어날 가능성은 높다.

'우선은 실천'을 위한

필수 편

C H A P T E R 2

우선순위를 매겨서 실시하는 교합채득

교합채득에서 결정해야 할 항목은 많다. 그것을 제한된 진료 시간 내에 모두 확실하게 실시하는 것은 어렵고 현실적이지 않다. 따라서 교합채득을 총의치 제작 전체의 흐름 속에서 파악해 이후 실시 단계에서의 수정 가능 여부까지 고려하여 어떻게든 여기에서 결정해야 할 것은 무엇인지, 어느 정도까지의 정확성이 필요한지 등 임상가로서의 판단이 요구된다.

이 장에서는 교합채득의 일련의 술식을 나타내면서 우선시해야 할 사항과 얻게 된 결과의 평가를 해설한다.

1 중요한 부분과 그렇지 않은 부분을 고려한다

교합채득의 진료 단계는 lip support와 가상 교합평면의 결정, 수직적 악간관계 결정, 수평적 악간관계 결정의 순으로 진행한다(그림 2-1). 제1장에서 설명한 것처럼, 교합상을 사용하는 것에서 피할 수 없는 오류가 있다면 **여기에서는 임시 교합채득이라고 결론지어, 중요한 부분과 그렇지 않은 부분을 의식하여 우선순위를 매겨 진료하는 것을 권하고 싶다.**

또한 환자는 사용하던 의치와 새 의치를 상대적으로 평가한다. 따라서 술자는 처음에 사용 중인 의치를 충분히 관찰하고 평가해 두면 임상 판단이 빠르다. 또한 처음부터 적절한 형태로 wax rim이 제작되어 있으면 치료 시간을 단축할 수 있다(그림 2-2). 아래에 교합채득의 임상 순서와 함께 비용 대 효과를 고려한 술식을 제시한다.

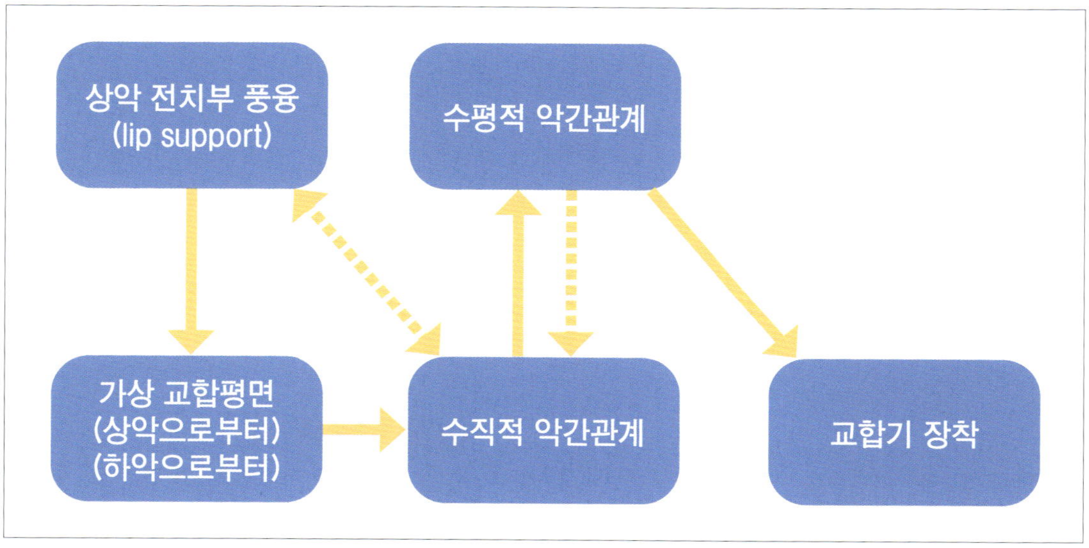

그림 2-1. 교합채득의 흐름.

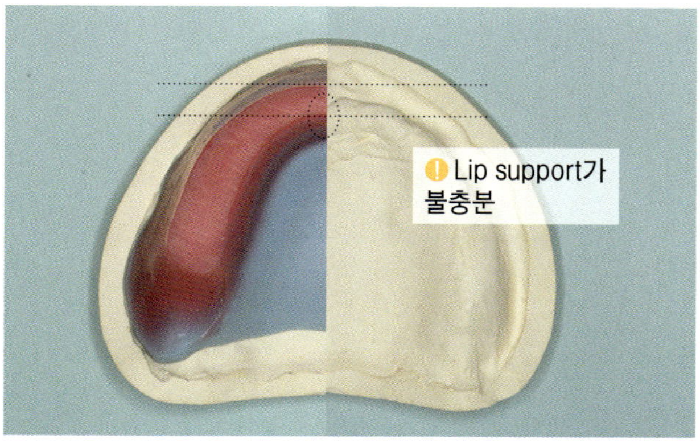

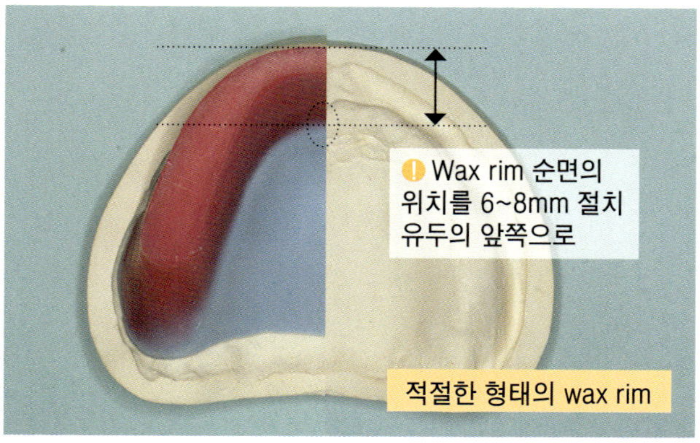

그림 2-2. 적절한 wax rim의 형태가 치료 시간 단축으로 이어진다.

2 가상 교합평면의 결정

2-1 교합평면은 가상이다

우선 처음에 가상 교합평면을 결정한다. 일반적으로 다음과 같은 순서로 진행한다. ① 상악 전치부의 풍융(립 서포트)을 조정하여, 상순 하연을 따라 wax rim의 전연을 결정한다. ② 캠퍼 평면(Camper's plane)이 교합평면에 평행하므로 캠퍼 평면을 2차원적으로 파악하여 환자의 측방에서 보아 캠퍼선[비익-이주선: 이주(tragus)의 상연과 비익(nasal ala) 하단을 연결한 선]에서 평행하게, 정면에서 보아 동공선에 평행하게 되도록 wax rim의 높이를 조정한다. 교합평면 설정판을 wax rim에 대고 각각에 평행하게 되도록 왁스를 더해서 조정한다. 이 작업은 매우 귀찮고 시간이 오래 걸린다. 게다가 대부분 사람들에서 좌·우 이주의 높이는 미묘하게 틀어져 있어(그림 2-3), 엄밀히 말하면 양측에서 캠퍼선에 평행하게 되도록 wax rim을 조정하는 것은 어렵다.

이 지점에서 생각해 보자. 이 단계에서 결정하는 것은 어디까지나 '가상'의 교합평면이다. 게다가 인공치의 교합면을 이은 선은 평탄한 것이 아니라 교합만곡을 나타낸다(그림 2-4). 즉, **만곡하고 있는 교합면이 연이어져 있는 것을 평면으로 대용하고, 나아가 대략적으로 캠퍼 평면에 평행하다고 가상하는 평면**이다. 가상이므로 훨씬 마음 편하게 대략적인 기준의 하나로서 가상 교합평면을 결정해도 좋을 것이다. 또한 그림 2-5에 나타내는 것처럼, 처음에 사용 중인 의치의 전치부 길이나 기울기, 구치부의 두께 등을 체크하여 wax rim의 수정 사항들을 예측해 두면 결단이 빠르다. 이러한 준비 후에 비로소 교합상을 구강 안에 넣고 립 서포트 결정으로 진행해나간다(그림 2-6).

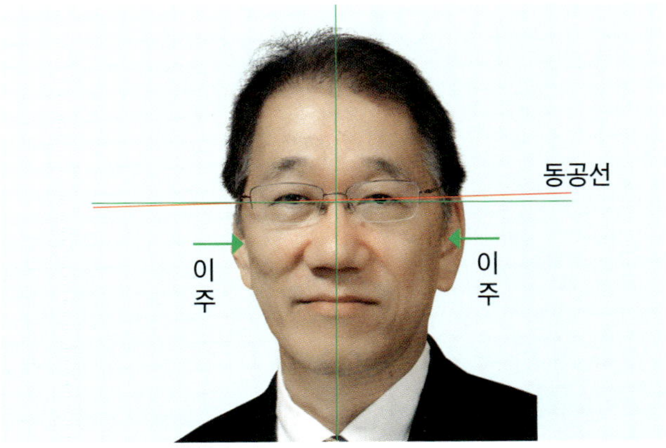

그림 2-3. 사람의 얼굴은 대칭이 아니며 이주의 높이는 좌·우가 다르다.

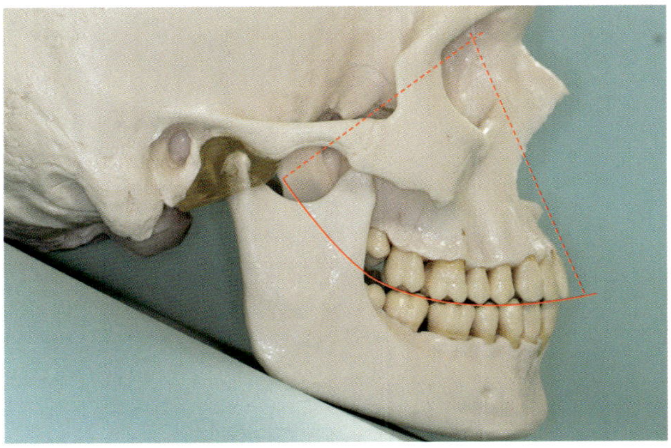

그림 2-4. 교합면을 연결한 면은 교합만곡을 나타낸다. 그리고 교합채득으로 결정하는 교합평면은 가상에 지나지 않는다.

임상 테크닉　재빠르게 가상 교합평면을 결정하기 위한, 사용 중 의치의 평가

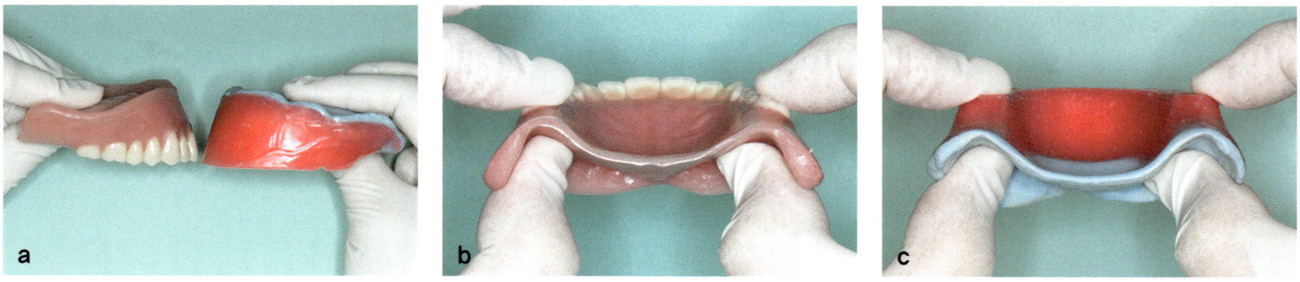

그림 2-5. 사용 중 의치의 wax rim 형태를 구강 외에서 비교한다. **a:** 옆에서 보아 전치부 순면의 경사와 길이를 비교하여, 삭제나 추가의 필요성을 생각한다. **b:** 수평으로 하여 뒤에서부터 엄지와 검지로 끼우듯이 잡아 대구치부의 높이를 확인한다. **c:** 마찬가지로 뒤에서부터 대구치부 wax rim의 높이를 체크하여 너무 높지 않은지 예측한다.

임상 테크닉　립 서포트 결정의 순서

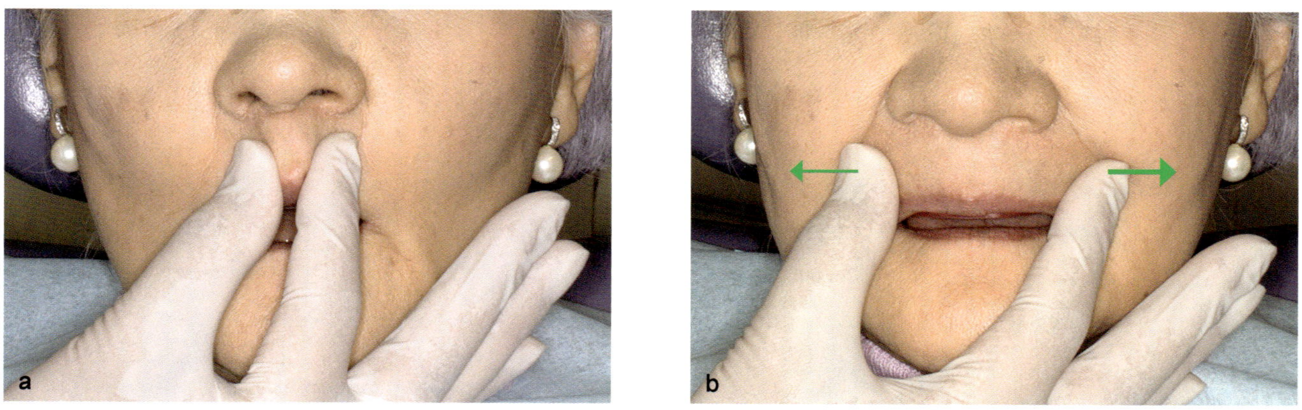

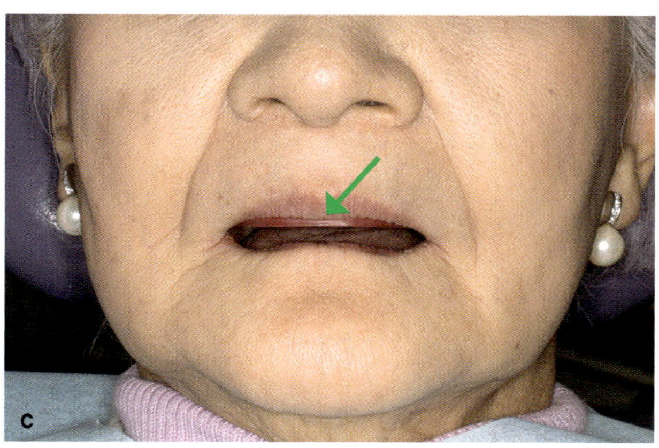

그림 2-6a. 입술을 가볍게 집었다 떼는 동작을 2~3회 반복하면 입술의 긴장이 풀린다.
그림 2-6b. 옆으로 펴는 듯한 손놀림으로 가볍게 눌러 당겨진 상태를 확인한다.
그림 2-6c. Wax rim의 앞 가장자리를 윗입술 하단에 맞춘다. 출발점이 되는 앞 가장자리의 위치는 매우 중요하다.

2-2 교합평면의 체크 포인트

1) 교합평면의 설정에서 문제가 되는 것은?

교합평면에서 문제가 되는 것은 ① 교합평면이 너무 낮은 경우와 ② 교합평면이 기울어져 있는 경우다(그림 2-7).[1] 원활한 저작 운동을 위해 교합평면은 상·하악 잔존 치조제의 중앙이 적합하다. 하악에서 판단하면 교합평면은 설배(혀 뒷부분) 높이와 거의 일치한다.

저작 시에는 혀가 음식물 덩어리를 교합면에 올리고 볼이 바깥쪽에서 누르고 동시에 하악이 들어올려져 부수고 찧는 동작을 하며 부서진 음식물 덩어리는 혀 쪽으로 흘러간다(그림 2-8).[2] 이러한 하악과 볼, 혀의 협조 운동이 반복되어 연하로 이어진다(전문가 편, 그림 3-7 참조). 그런데 교합평면이 너무 낮으면(그림 2-9a) 음식물과 함께 혀를 깨물거나 씹는 것을 피하려고 생각하여 저작 운동이 원활하게 되지 않는다. 또한 그림 2-10과 같이 전방 운동에 지장이 생기는 경우도 있다. 한편 교합평면이 기울어져 있는 경우에는 씹을 때마다 의치에 추진력이 작용하여 의치의 흔들림을 피할 수 없다(그림 2-9b).

또한 '교합평면이 너무 높은 경우'는 적다. 교합평면의 앞쪽은 상순 하연에 맞추어 상악 중절치 절연의 위치로서 결정한다. 너무 높으면 전치가 윗입술에 가려져 전혀 보이지 않게 된다. 시적 시에 그러한 잘못은 알 수 있을 것이다. 따라서 **'교합평면은 너무 낮지 않은지, 경사가 심하지 않은지'를 고려**하여 진료를 진행한다.

교합평면에서 문제가 되는 것은?

1 교합평면이 너무 낮은 경우
➡ 저작 시에 혀를 깨물기 쉽다

2 교합평면이 기울어져 있는 경우
➡ 의치에 추진력이 작용한다

그림 2-7. 교합평면 설정에서 문제가 되는 장면.

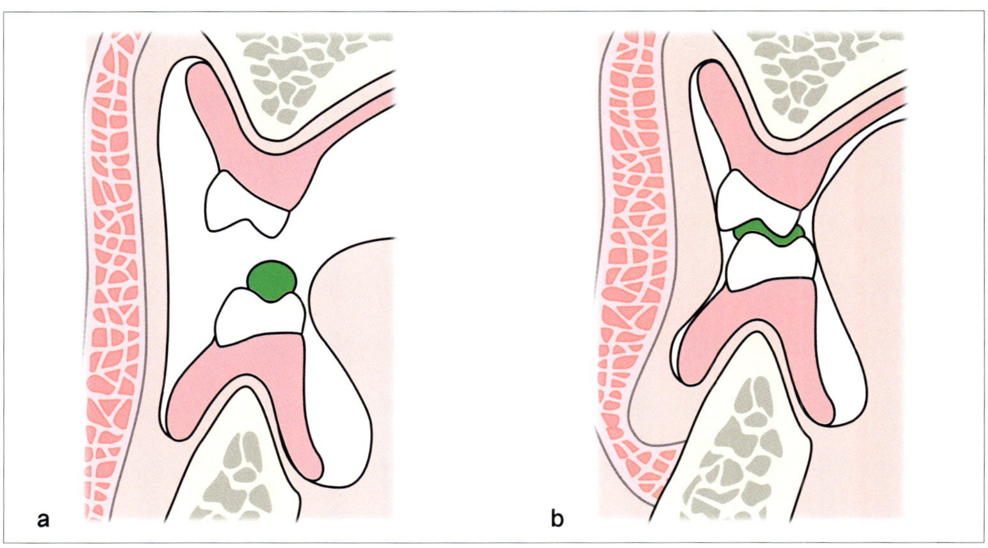

그림 2-8. 저작 시 볼, 혀의 움직임. 혀가 음식물을 교합면에 올려(**a**) 볼이 바깥쪽에서, 혀가 안쪽에서 누르며 하악을 올려 분쇄와 빻기가 이루어진다(**b**).

너무 낮다

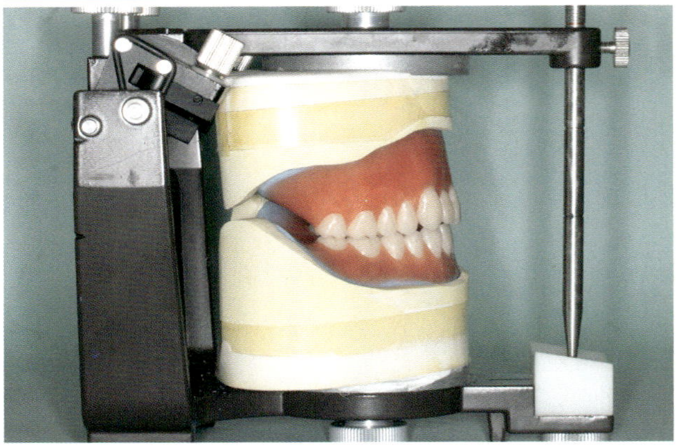

그림 2-9a. 교합평면의 설정 오류: 너무 낮은 교합평면. 저작 시에 혀를 깨문다.

경사져 있다

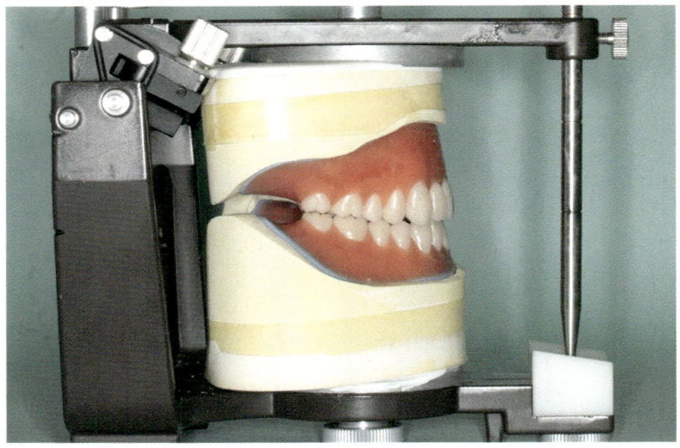

그림 2-9b. 교합평면의 설정 오류: 경사진 교합평면. 의치에 앞쪽으로 추진력이 작용한다.

수정

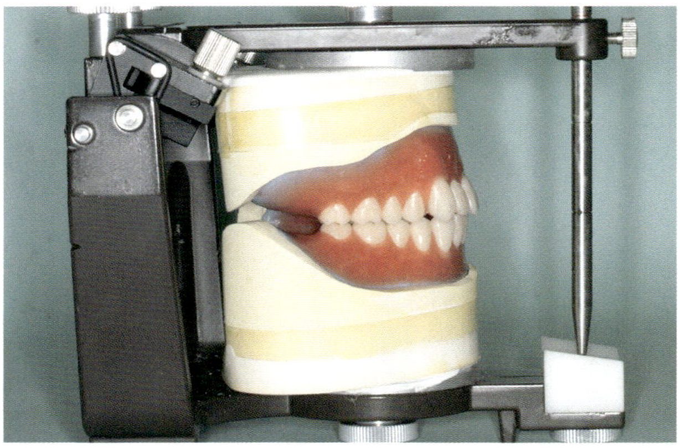

그림 2-9c. 수정된 교합평면. 거의 중앙으로 설정. 원활한 저작이 가능하게 한다.

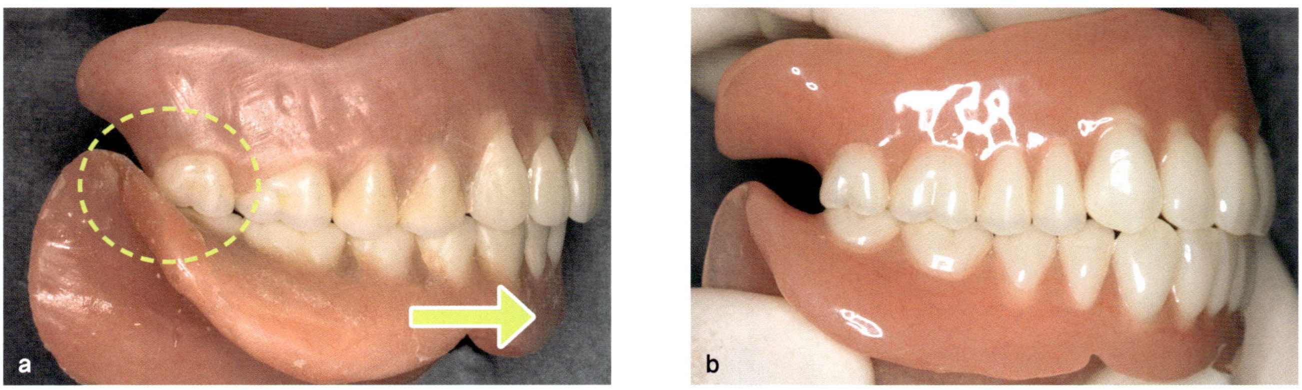

그림 2-10. 교합평면이 너무 낮은 증례. **a:** 사용 의치. **b:** 새 의치. 사용 의치에서 하악을 앞으로 움직이려고 하면 상악 제2대구치와 하악 의치 후연부가 부딪쳐서 움직이지 못한다.

2) 상악으로부터 결정하는 경우에 체크할 항목

이러한 것을 감안하면 '캠퍼선에 평행한지 여부'는 chairside에서는 그다지 신경 쓰지 않아도 좋다(그림 2-11). 실제로는 교합기 장착 후에 상·하악 잔존 치조제의 중앙이 되도록 수정한다. 그러나 치과기공사는 비록 부자연스러움을 눈치챘어도 치과의사가 결정한 교합평면 수정을 주저한다. 치과의사 측에서 적당히 수정해 달라는 뜻을 전달해 두어야 할 것이다(그림 2-12). 단, 시작점이 되는 중절치 절연의 위치는 치과의사가 반드시 정해 둔다.

한편, '정면에서 보아 동공선에 평행한지 여부'는 어떨까? 눈의 위치도 이주와 마찬가지로 좌·우 높이가 다른 경우가 많다. 이 점을 고려하여 적당히 하면 되는 것일까? 필자 등의 연구[3]에서 상악 중절치 절연의 위치나 치축이 조금이라도 기울어져 있으면 심미성이 크게 손상되는 것이 밝혀졌다. 시상면에서의 구치부 교합면의 위치와 달리, 환자의 얼굴을 보고 있지 않은 치과기공사에서는 비록 face-bow를 사용했다 해도 정면에서 본 전치부 인공치 절연의 경사를 교합기상에서 수정하는 것은 어렵다.

따라서 정면, 즉 전두면에서 본 교합평면의 경사는 치과의사가 신중하게 결정할 필요가 있다(그림 2-13). 또한 동공선에 평행하다는 것보다 **얼굴 전체를 보아 의치상과 평행하다는 느낌이 중요하다.** 그 때문에라도 환자가 편안하게 똑바로 앞을 향한 위치에서 의치상과 평행하게 되도록 결정하는 것이 중요하다.

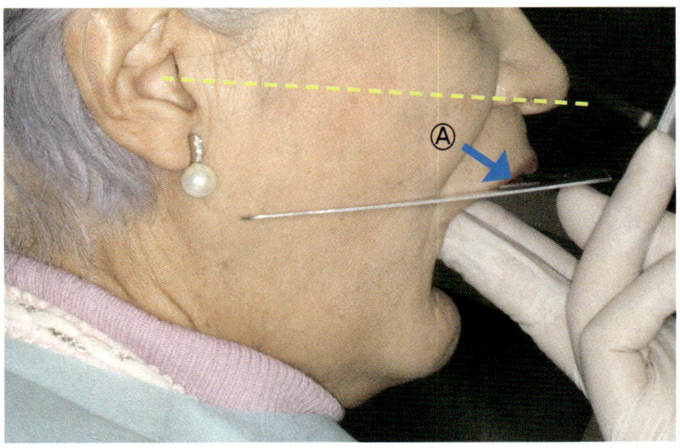

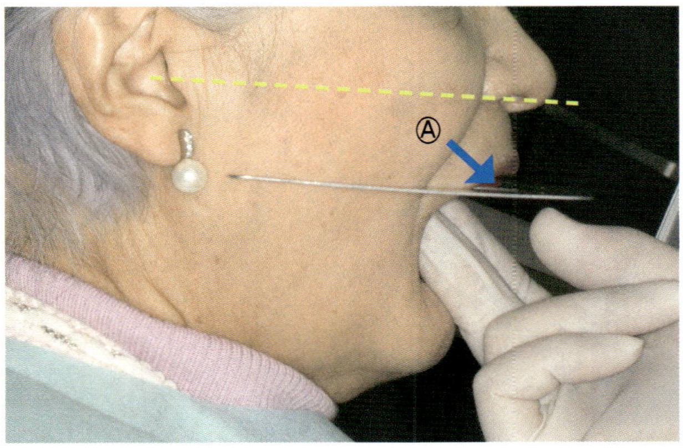

그림 2-11. 캠퍼선과의 평행성에 대해서는, chairside에서는 그다지 연연하지 않는다. 중절치 절연의 위치(Ⓐ)는 중요하지만, 뒤쪽 위치는 왼쪽 사진과 같아도 문제는 적다.

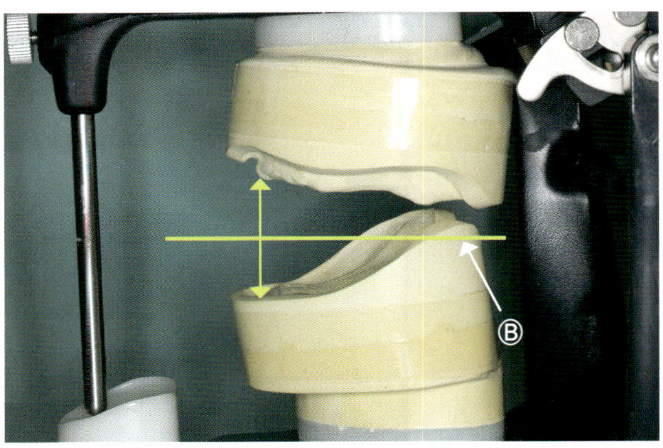

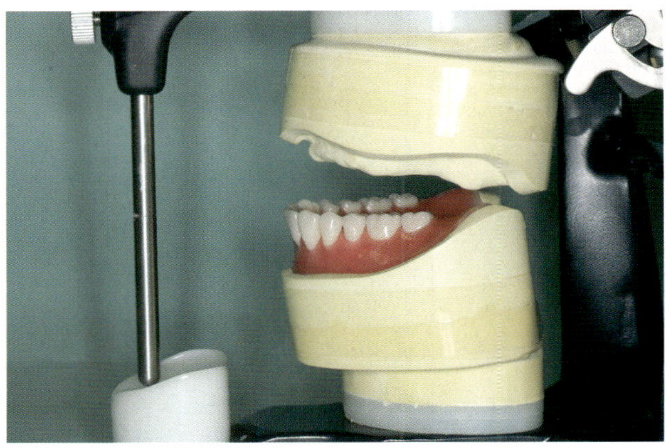

그림 2-12. 교합기상에서 교합평면의 확인 및 수정. 치과기공사에게 교합평면이 상·하 잔존 치조제의 거의 중앙이 되도록 수정을 맡긴다. Ⓑ: 후구치삼각융기 1/2의 높이.

3) 하악에서의 체크 항목

이상은 상악에서 교합평면을 결정하는 방법인데, 하악에서도 교합평면을 결정할 필요가 있다. 하악에서의 체크 항목으로서는 ① 후구치삼각융기의 1/2 높이인지, ② 안정시 설배의 높이와 일치하는지, ③ 하악 교합제의 전연이 안정위의 구순폐쇄선에 일치 또는 1~2mm 낮은 위치에 있는지, ④ 구각에서 1mm 아래에 소구치부 교합면이 있는지 등을 들 수 있다(그림 2-14~2-16). 이러한 체크 항목에 따라 처음에 하악 wax rim의 높이를 수정해 두면 다음 단계인 상·하악 교합상을 장착하여 실시하는 교합고경 결정 시간 단축으로 이어진다.

'교합평면은 우선 상악부터 결정한다. 그 다음 하악을 기준으로 확인한다. 마지막으로 양쪽에서 서로 다가선다.'라는 흐름이 임상에서 요구된다.

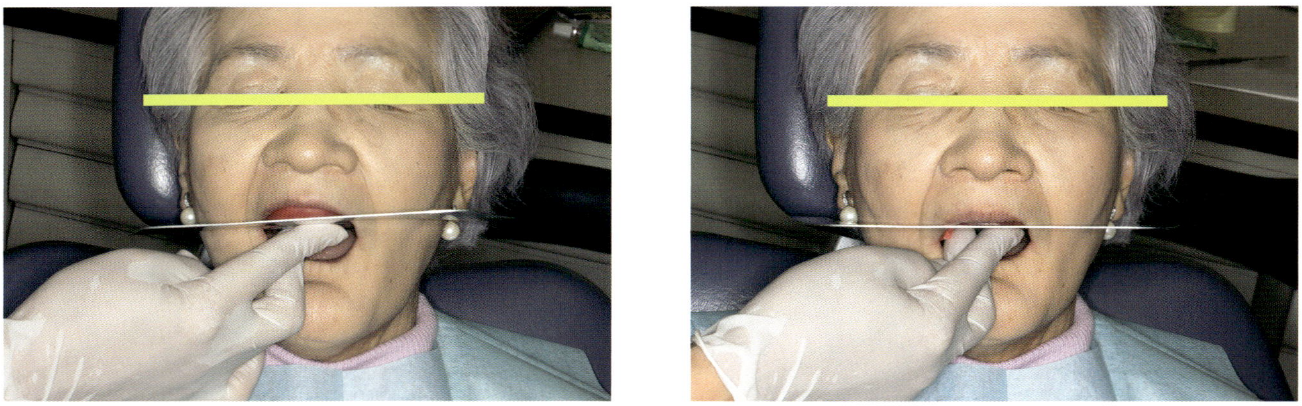

그림 2-13. 정면에서 보아 동공선에 평행하다는 것보다, 얼굴 전체에서 봤을 때 의치상에 평행하다는 느낌으로 결정한다. 이것은 치과의사가 신중하게 결정한다. 치과기공실에서 수정하는 것은 어렵다.

하악 교합평면의 체크 항목

1. 후구치삼각융기의 1/2 높이인가?
2. 안정시 설배의 높이와 일치하는가?
3. 하악 교합제 전연이 안정위 구순폐쇄선에 일치 또는 1~2mm 아래쪽에 위치하고 있는가?
4. 하악 교합제가 구각으로부터 1mm 아래쪽에 위치하고 있는가?

그림 2-14. 하악으로부터 교합평면을 확인하기 위한 항목.

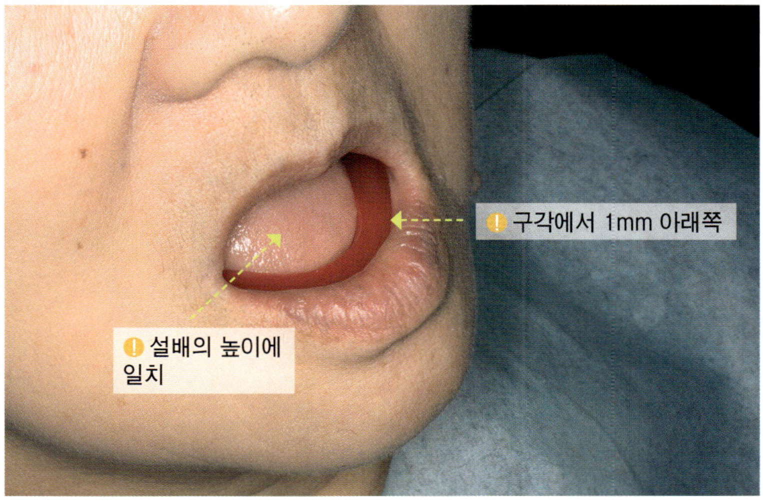

그림 2-15. 하악은 하악만으로 교합평면을 결정해 둔다. 교합평면은 구각에서 1mm 아래쪽에 위치한다. 설배의 높이와 일치.

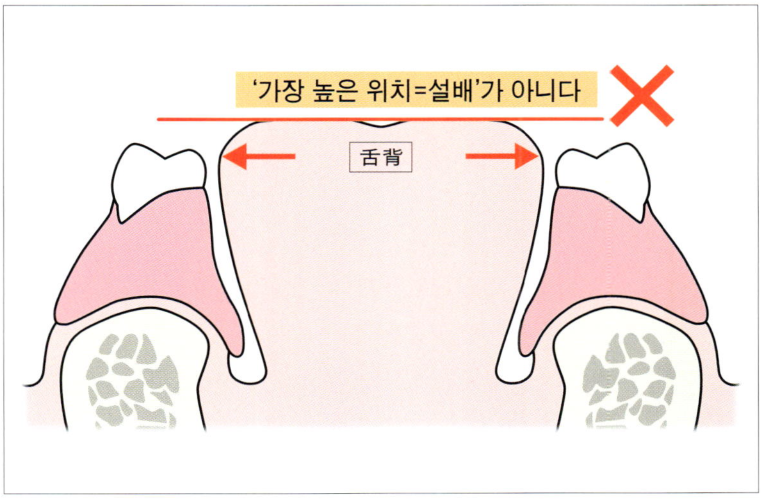

그림 2-16. 설배의 높이와 교합평면. 혀의 가장 높은 위치가 아니라 그보다 약간 아래쪽의 구부러진 위치에서 닞춘다.

Rule 4 '의치의 교합평면은 정중앙이다'

- 교합평면은 상 · 하악 잔존 치조제의 중앙이 되도록 수정한다.
- 하악에서 보아 너무 낮지 않은지, 경사져 있지 않은지 확인한다.

3 교합고경(수직적 악간관계)의 결정

3-1 Zone으로서 교합고경을 파악한다

교합고경의 결정법은 형태적 결정법과 기능적(생리학적) 결정법으로 분류되며, 교과서[4]에 다수 기록되어 있다(그림 2-17). 그러나 다수라는 것은 결정적인 방법이 없다는 뜻이기도 하며, 실제로 임상에서 사용할 수 있는 것은 적다. 발치 전 안모의 기록이나 두부 방사선 규격 사진이 남아 있는 증례는 매우 적으며, Wills법 등의 안면 계측치를 사용하는 방법도 10~15mm의 오차가 있어 평균치로서 참고만 할 뿐이다. 근전도, 교합력, 하악 위치 감각 등은 대학에서 실시하는 연구 수법일 것이다.

따라서 이들을 ① 교합고경 결정에 사용할 수 있는 방법(안모, 하악 안정위법 등), ② 교합고경 확인에 사용할 수 있는 방법(발음, 안면 계측, 잔존 치조제의 대향관계 등), ③ 개념으로서 이해해 두는 방법(최대 교합력, 근전도, 하악 위치 감각 등) 등으로 정리하면 알기 쉽다(그림 2-18).

임상적으로 교합고경(수직적 악간관계)은 zone이라고 하며, 생리학적 연구로 뒷받침되고 있다. 교합고경을 상·하로 변화시켜 하악 위치 감각에서 검토하면 환자가 바람직하다고 생각하는 교합고경이 point가 아니라 zone으로서 요구된다. 이것을 'comfortable (occlusal) zone'이라고 하며, Morimoto 등[5,6]은 약 3mm, Gamon 등[7]은 1.8~2.5mm라고 보고하였다. 그리고 폐구근의 근방추 판별능은 약 2.5mm라고 되어 있는 것[8]으로부터 **교합고경은 2~3mm 정도의 범위에 들어가면 생리학적으로는 문제없다**고 생각되고 있다.

3-2 실제로 사용할 수 있는 교합고경의 결정법

필자는 교합고경을 ① 사용 중 의치의 평가와 안모, 입가의 균형으로 결정하고 있다(그림 2-19). 드물게 ③ 하악 안정위법을 사용하는 일도 있다. 그리고 일단 교합기에 장착하고 나서 ④ 잔존 치조제의 대향관계를 반드시 확인하고 있다. 또한 ⑤ 연하나 발음에 관한 호소가 있으면 wax denture 시적 단계에서 체크하고 있다.

1) 사용 중 의치의 평가

이들 교합고경 결정법에서 **가장 중시해야 할 것은 사용 중 의치의 평가**다. 새롭게 만드는 의치에서는 교합고경을 바꾸어야 할지, 똑같이 해도 좋을지를 충분히 생각한다. 그 판단을 근거로, 사용 중 의치의 구치부 악간관계 거리를 캘리퍼스로 직접 계측하여 교합상에서의 악간관계 거리와 비교한다(그림 2-20a, b). 의치를 직접 계측하는 것이 의치상을 장착하여 얼굴의 코 아래-턱끝점 사이의 거리를 계측하는 것보다(그림 2-20d) 실수가 적다. 하악 안정위는 자세나 시간에 따른 변동이 있어 피부 위에 설정하는 점은 계측이 힘들다. 하악 안정위법은 학생 교육에서 사용 중인 의치가 없는 경우 등에 드물게 사용하는 정도다.

2) 안모, 입가의 균형

다음으로 안모, 입가의 균형도 중요한 판단 기준이라고 생각된다. 그렇게 이야기하면 '그런 주관적인 판단 기준으로도 괜찮은가'라고 비난받을 것이다. 사실 필자들의 연구[9]에서 치과의사와 치학생 및 일반 사람의 3그룹에서 치열에 관련된 안모의 평가를 시도한 적이 있다. 치과의사는 다른 그룹과 비교하여 구강 주위 변화에 매우 민감하여 약간의 차이도 눈치채는 것이 밝혀져 있다. '수직적 악간관계는 zone'이므로 안모로 결정해도 비교적 문제는 적다.

단, 안모로 판단하면 교합고경을 너무 높게 하거나 전치의 위치를 앞으로 너무 나오게 해도 눈에 띄지 않는 경우가 있다.[9] 자기도 모르게 젊게 보이려고 주름을

Check!! 생각해보자

1 교합고경의 결정법을 정리하자

교합고경 결정에 활용되는 정보

	형태적 근거에 따른 것	기능적 근거에 따른 것
유치악 시의 정보	• 두부 방사선 규격 사진 • 안모 사진(측면, 정면) • 치열 모형	
유치악 상태(현재)의 정보	• 상악 중절치의 구열에서의 노출도 • 사용 중인 의치의 교합고경 • 두부 방사선 규격 사진 • 안모의 특징 • 안면 계측 • 잔존 치조제의 대향관계	• 하악 안정위 • 최대 교합력 • 발음 시의 하악위 • 연하위 • 하악 위치 감각 • 근전도

그림 2-17. 교과서에 기재되어 있는 수직적 악간관계 기록(교합고경)에 활용되는 정보.[4]

결정법이 다수 있다 = 어느 것도 결정적인 방법이 될 수 없다

교합고경 결정법의 분류

1. 교합고경 결정에 사용할 수 있는 방법
   ➡ 안모의 특징, 하악 안정위법
2. 교합고경 확인에 사용할 수 있는 방법
   ➡ 발음, 안면 계측, 잔존 치조제의 대향관계
3. 개념으로서 이해해 두는 방법
   ➡ 최대 교합력, 근전도, 하악 위치 감각

그림 2-18. 교합고경의 결정법을 새롭게 다시 분류한 것.

펴는 것이다. 그림 2-21의 사진에서 교합고경을 판단해 보자. 턱끝 부위나 입술의 접촉 상태, 입술의 wet-dry 라인에 주목한다. 실제로는 '후' 하고 가볍게 숨을 내쉬는 동작을 하게 하면 좋다. 힘을 빼고 위아래 입술이 무리 없이 접촉하는 위치(구순 접촉위)를 찾는다(그림 2-22c, d). **'안모가 좋다'라고 생각했다면 거기에서 안정공극량을 2mm 더 내리는 것**이 실패 없이 하는 요령이다.

또한 전치부 wax rim 순측면의 위치에 따라서는 교합고경을 오인할 위험이 있다(그림 2-23).[10] 전치부 순측면의 위치가 안쪽에 있어 립 서포트가 불충분하면, 교합고경을 높게 설정하지 않으면 심미성을 회복할 수 없다. 그러한 오류를 피하기 위해 처음부터 wax rim 순측면의 위치를 절치 유두의 앞 6~8mm로 제작해 두는 것이다(그림 2-2 참조).

3) 연하나 발음에 관한 호소

연하나 발음의 불안이 있다고 우려된 증례에서는 wax denture 시적 시에 충분히 체크한다. 연하나 발음은 기능적인 교합고경 결정법으로 분류되고 있다. 이들 기능은 교합고경이 높은 경우에는 문제가 되지만 낮은 경우에는 문제가 되지 않으므로, 교합고경을 낮게 설정하기 쉽다고 지적받고 있다. 예를 들어 연하 시에는 혀가 구개에 접하지 않으면 삼킬 수 없다. 교합고경이 높으면 혀가 구개에 접하기 어려워져, 삼키는 것이 부자유스럽게 된다. 혀의 기능이 저하된 경우는 더욱 문제가 된다. 이것에 대해서는 전문가 편 제3장에서 자세히 다룬다.

일반적으로 **'교합고경은 형태를 중시하면 높아지고, 기능을 중시하면 낮아지기 쉽다**[11]'라고 한다. 주의하자.

필자가 권장하는 교합고경의 결정법

1. 사용 중 의치의 평가
2. 안모, 입가의 균형
3. 드물게 하악 안정위법을 사용하는 일도 있다
4. 교합기에 붙이고 나서 잔존 치조제의 대향관계 평가
5. Wax denture 시적 시에서의 연하와 발음 체크

그림 2-19. 필자가 권장하는 교합고경의 결정법.

임상 테크닉 　 사용 중 의치를 이용한 교합고경 결정법

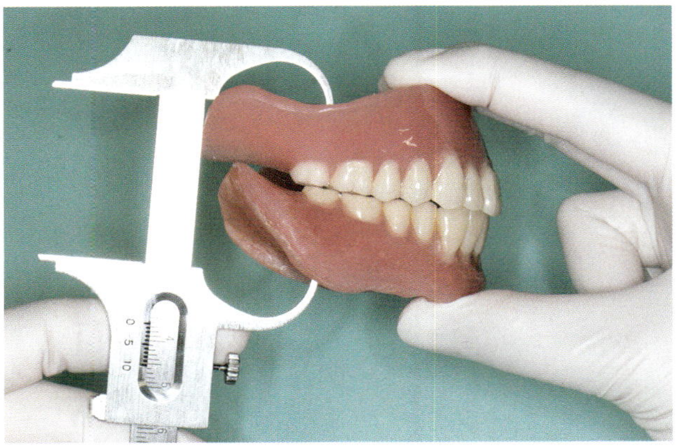

그림 2-20a. 사용 중 의치 구치부의 악간 거리를 계측. 전치부가 아니라 구치부를 측정한다.

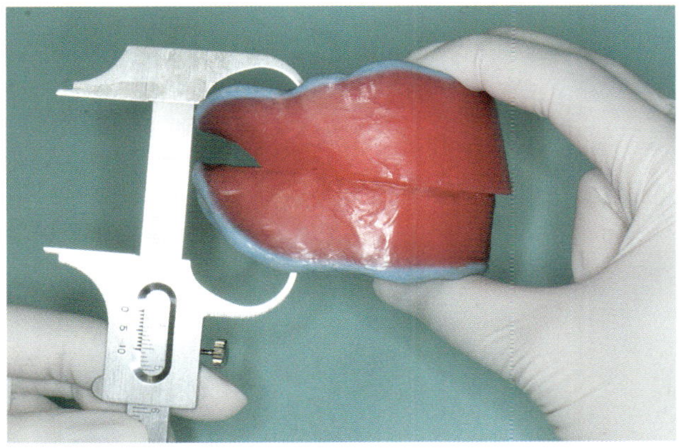

그림 2-20b. 교합상의 같은 부위를 계측. 하악위의 틀어짐에 따른 영향이 큰 전치부를 피해 구치부를 계측한다.

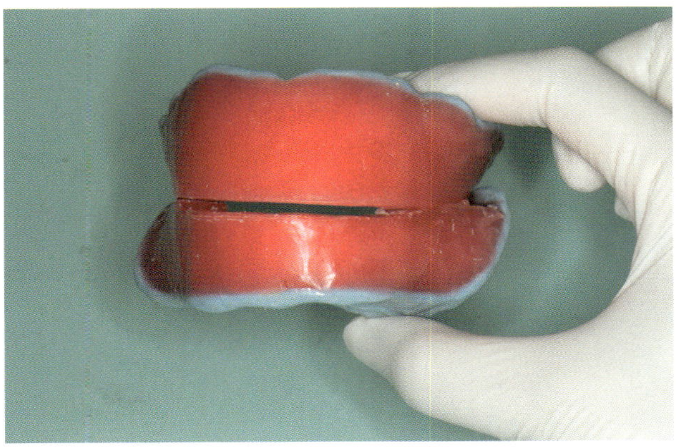

그림 2-20c. 두 가지를 비교하여 더욱 내릴 필요가 있는 높이만큼 전치쿠 wax rim을 삭제한다.

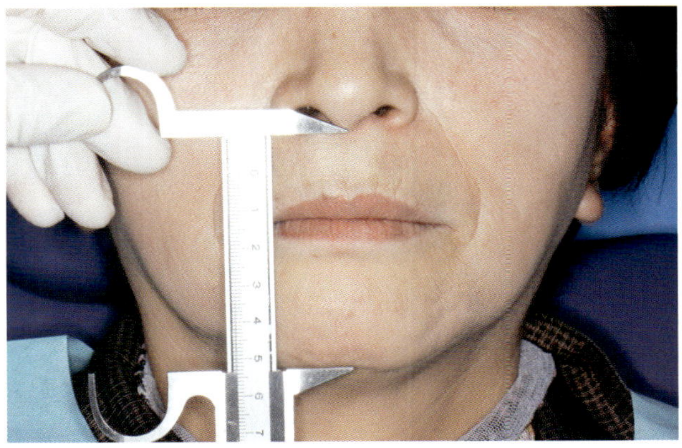

그림 2-20d. 하악 안정위법은 사용 중인 의치가 없는 경우에 실시한다.

안모에서 교합고경을 판단해 보자

문제

교합채득 도중의 사진이다. 안모로부터는 교합고경이 높다고 판단되었다. 어디를 보고 교합고경이 높다고 판단한 것일까?

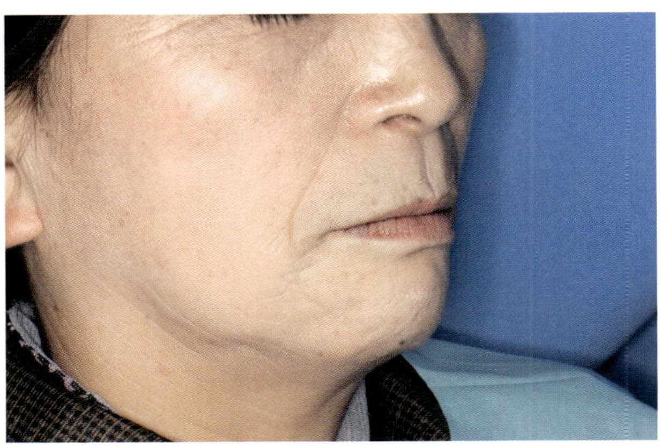

그림 2-21. 교합고경이 높은 안모.

답 구순 접촉 부위와 턱끝부 근육의 긴장 상태로부터 약간 높다고 판단할 수 있다

▶ '후' 하고 가볍게 숨을 내쉬는 동작을 시키면 긴장이 풀어져 입술의 접촉 상태를 판단하기 쉽다.

높은 교합고경

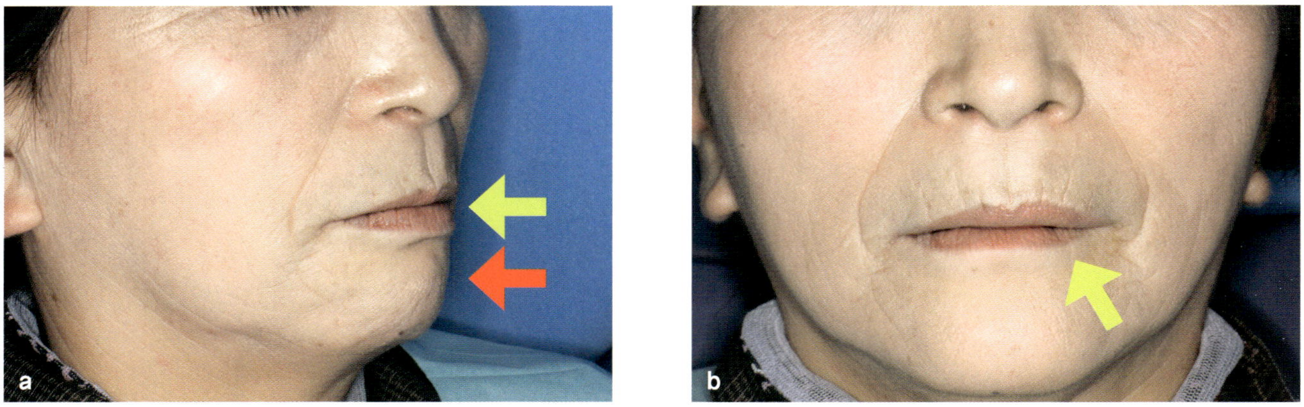

수정된 교합고경

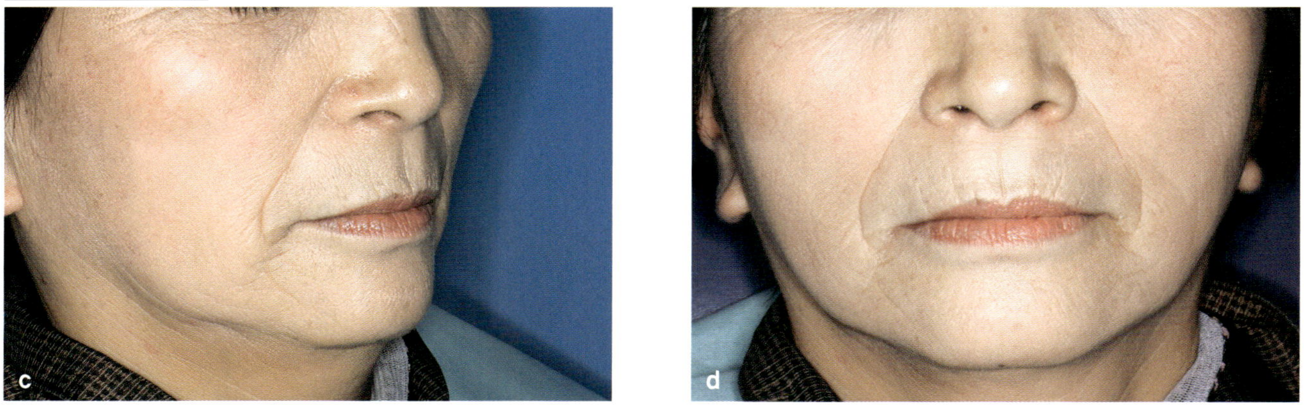

그림 2-22. 윗단(**a**, **b**)은 입술이 약간 벌어진 정도이며(노란색 화살표), 턱끝 부위의 긴장(빨간색 화살표)이 나타난다. 아랫단(**c**, **d**)은 수정 후 모습이다. 힘이 빠져서 상·하 입술이 무리 없이 접촉하는 위치(구순 접촉위)에 있다.

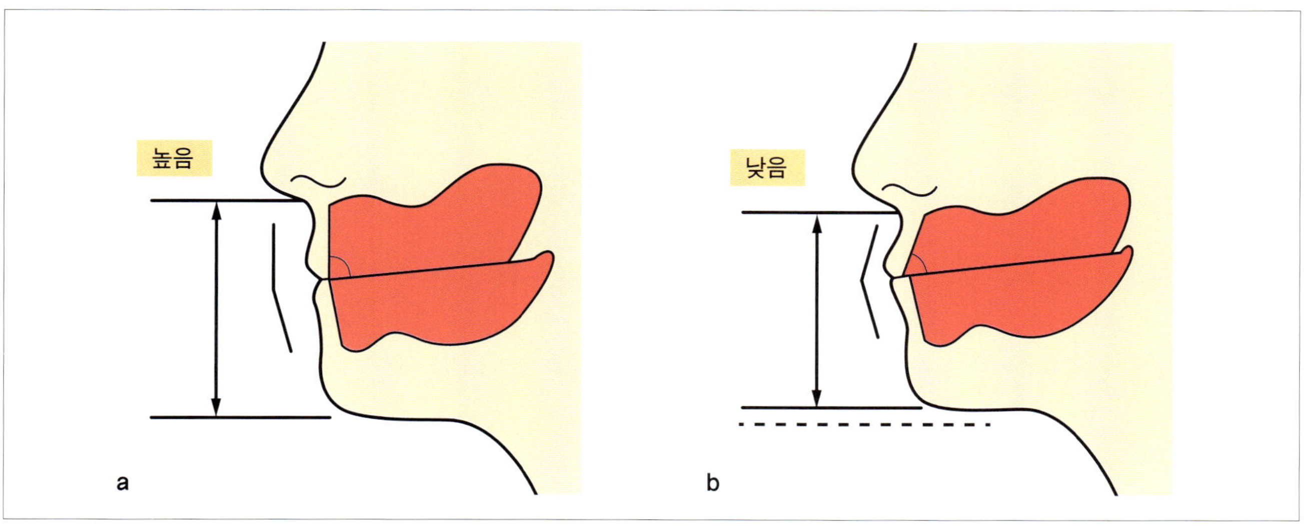

그림 2-23. 전치부 wax rim 순측면의 위치와 교합고경의 주관적 평가. 전치부 wax rim이 안쪽에 있으면(a) 교합고경은 높고, 순측으로 나오면(b) 교합고경은 낮게 설정되기 쉽다. (출처: Kobayashi[10]의 그림에서 인용·변경)

3-3 너무 높은 교합고경

그림 2-24에 의치 재제작을 반복한 증례[12]를 나타낸다(임상 증례 2-1). 새로 제작한 의치에서는 얇은 입술이나 많은 주름 등 노인형 안모를 개선하려고 교합고경을 너무 거상했더니 시간이 지나도 아파서 씹을 수 없었다고 한다.

교합고경은 너무 높아도 너무 낮아도 문제가 된다(그림 2-25, 2-26).[4] 너무 높은 경우에는 잔존 치조제 전체에 통증과 발적이 생겨, 의치상 내면을 아무리 깎아도 낫지 않는다. 일반적으로 최대 교합력을 발휘할 수 있는 교합고경은 하악 안정위 부근이며, 거기에서 2~3mm의 안정공극량만큼 내리면 적정한 교합고경이 요구된다고 한다. 너무 높은 의치란 안정공극이 없고 최대 교합력이 항상 잔존 치조제에 가해지고 있는 상태라고 생각하면 통증의 이유를 알 수 있다.

너무 높은 의치에서도 환자는 새 의치를 처음 장착했을 때는 참지만, 계속 통증이 있으면 의치를 빼버린다. 결국, 너무 높은 의치를 끼고 있을 수는 없다. 따라서 적어도 어느 정도의 기간 동안 사용했다면 **'이번 의치는 적정한지, 아니면 너무 낮은지'의 양자택일**밖에 되지 않는다. 의치는 상대평가다. 지금보다 조금이라도 좋게 한다는 생각으로 교합고경을 똑같게 할 것인지, 조금 거상할 것인지 중 하나를 선택하는 것이 좋다. 어느 쪽이든, 사용 중인 의치의 평가로부터 시작하면 큰 문제는 피할 수 있다.

Rule 5 일정 기간 사용되었던 의치의 높이는 '적정 or 낮음' 중 하나다

- 너무 높은 의치는 아파서 낄 수 없다. 너무 낮은 의치는 씹을 수 없으므로 통증이 잘 생기지 않는다.
  → 일정 기간 사용되었던 의치의 교합고경은 적정 또는 낮음
- 즉, 새 의치의 교합고경은 사용 의치와 같게 할 것인지, 조금 위로 올릴 것인지의 양자택일

임상 증례 2-1 교합고경은 너무 높아도 너무 낮아도 문제

▶ **그림 2-24a~j.** 의치 재제작을 반복한 증례.

교합고경이 높다? 낮다?

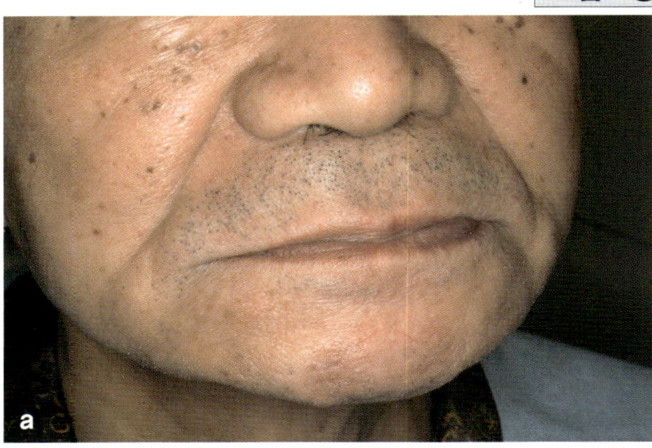

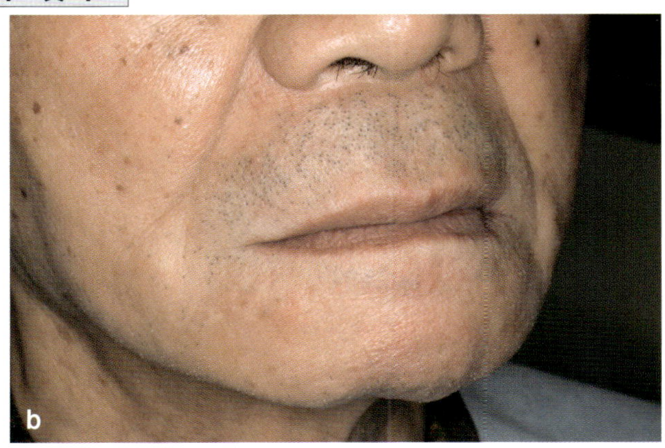

그림 2-24a, b. 사용 의치(a)와 새 의치(b) 장착 후의 안모. 사용 의치는 "10년 이상 사용해 왔는데 덜컹거리기 시작했다."라고 하여 재제작을 원했다. 의치를 새로 제작한 후 여러 번 조정했지만 아파서 씹을 수 없었다.

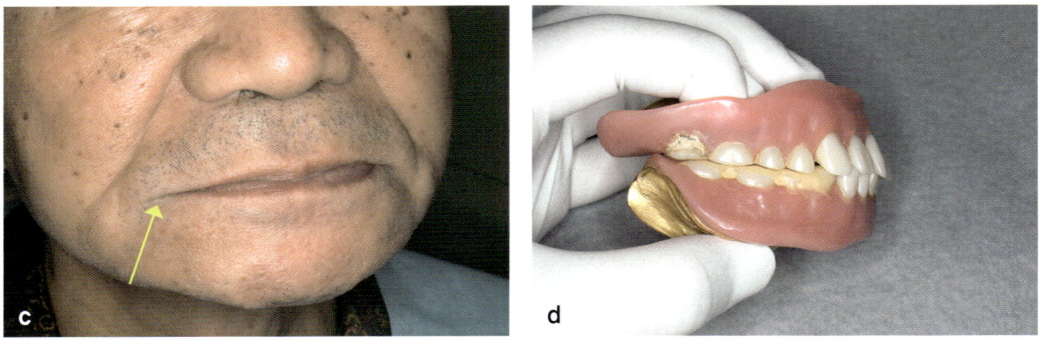

그림 2-24c, d. 사용 의치. 입술이 얇고 입꼬리가 내려가 있으며 구각염(화살표)이 나타난다. 또한 교모로 인한 교합고경 저하가 나타난다.

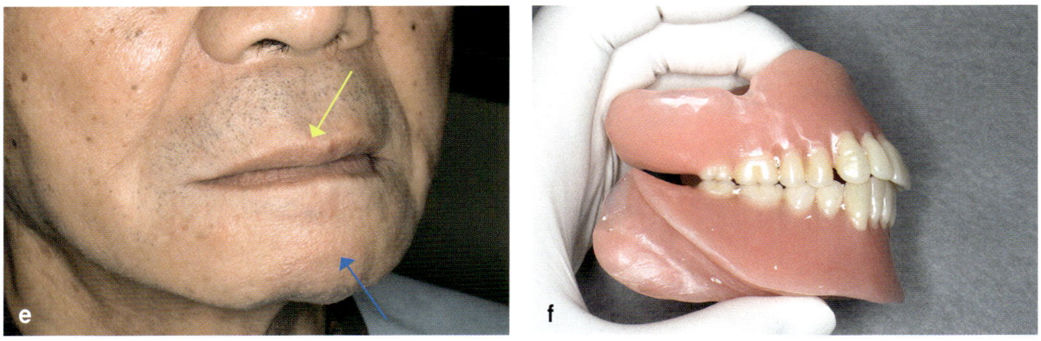

그림 2-24e, f. 새 의치. 교합고경이 너무 높다. 입술이 당장 벌어질 것 같고(노란색 화살표) 턱끝 부분에는 긴장감이 보인다(파란색 화살표).

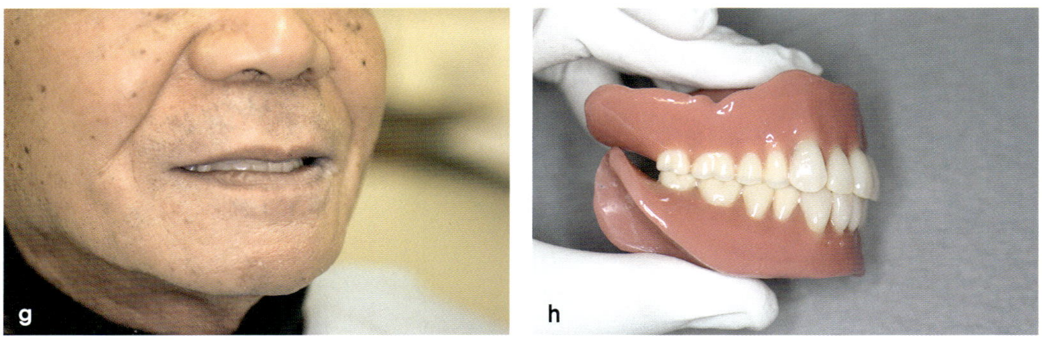

그림 2-24g, h. 적정한 교합고경으로 새롭게 의치를 제작했다.

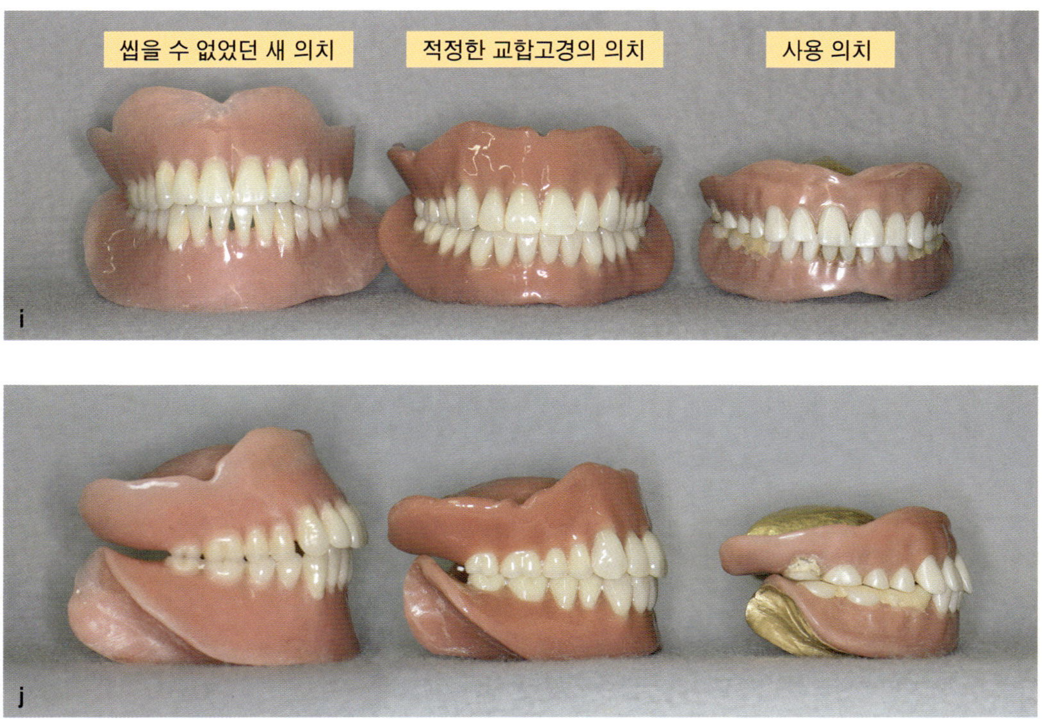

그림 2-24i, j. 세 의치의 교합고경 차이는 뚜렷하다. 같은 환자의 의치라고는 생각할 수 없을 정도이다. 애초에 사용 중인 의치를 평가했다면 이렇게까지 높은 새 의치를 제작하는 일은 없었을 것이다.

한편 너무 낮은 의치는, 인상채득이 적정하게 이루어졌다면 만들어지지 않는다. 하악의 후구치삼각융기를 적어도 1/2 정도까지 덮도록 채득되어 있다면, 교합고경을 내리면 상악 뒤쪽 끝과 후구치삼각융기 부분이 부딪칠 것 같이 된다(그림 2-27). 따라서 너무 낮다는 것을 깨닫는다. 단, 너무 낮은 의치로는 씹을 수 없으므로 결과적으로 통증은 생기기 어렵다.

또한 일부에서 듣는, 후구치삼각융기를 모두 덮으면 의치가 흡착한다[13]는 홍보에 현혹되어 후구치삼각융기 부분 전체가 상악에 닿지 않게 될 때까지 교합고경을 올리는 잘못된 판단도 피했으면 좋겠다. 후구치삼각융기 등 중요하지 않은 것에 사로잡혀 의치의 기능이라는 중요한 것을 놓쳐서는 안 된다.

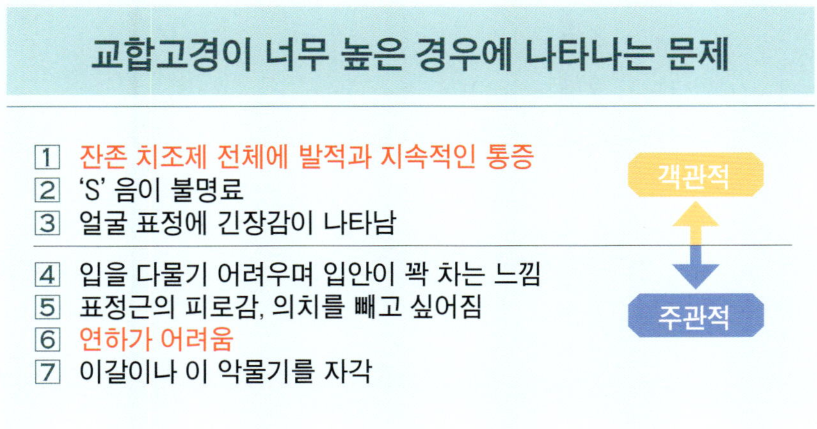

그림 2-25. 교합고경이 너무 높은 경우의 문제.[4]

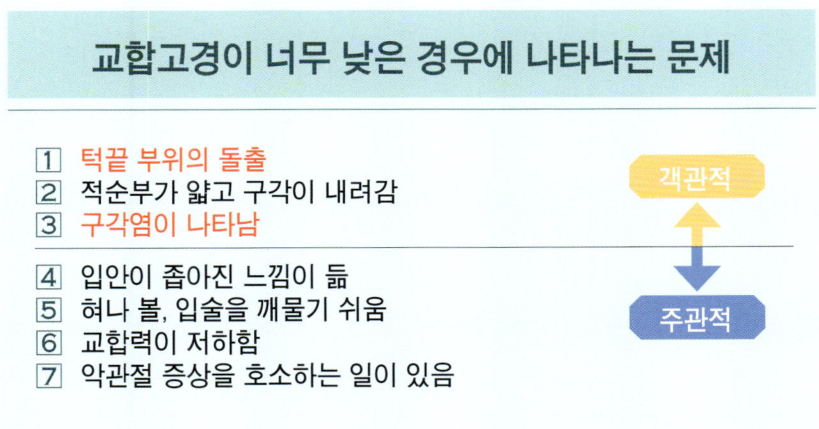

그림 2-26. 교합고경이 너무 낮은 경우의 문제.[4]

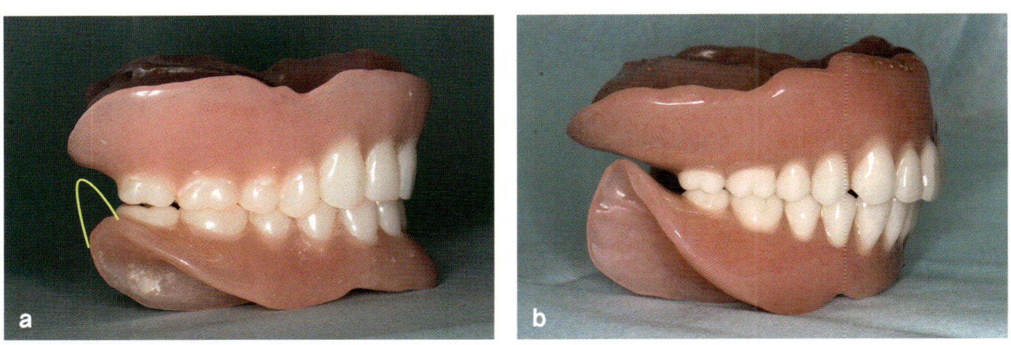

그림 2-27. 후구치삼각융기까지 채득되어 있지 않으면(**a**) 교합고경은 많이 내려가지만, 후구치삼각융기까지 있는 의치(**b**)에서는 뒤쪽이 부딪치므로 너무 낮은 의치는 만들 수 없다.

4 수평적 악간관계의 결정

수직적 악간관계는 'zone'이지만 수평적 악간관계는 'point'이므로, 더욱 엄밀한 위치가 요구된다. 단, 수평적 악간관계를 결정하는 데에는 교합고경이 적절한 범위로 회복되어 있는 것이 전제가 된다. 교합고경이 낮으면 하악이 앞쪽으로 기울어져 뒤쪽으로 적절한 유도를 할 수 없다. **적정한 교합고경이 회복되고 나서야 비로소 하악위가 정상 위치로 회복하는 것이 가능해진다.**

4-1 요구하는 하악위는 어디인가?

무치악 환자에게 요구하는 하악위는 악관절부에서 결정하는 중심위가 목표가 되고 있다. 그 중심위의 개념은 시대와 함께 변화하고 있으며, "최신 치과보철학 전문용어집 제5판"[14]에서 다음과 같이 정의하고 있다.

"치아의 접촉과는 무관하며, 하악두가 관절 결절의 후방 사면과 마주보고, 관절와 안의 전상방 위치에 있을 때 상·하악의 위치적 관계. 이 위치에서 하악의 운동은 순수한 회전운동을 영위한다. 이 생리적인 상·하악의 위치로부터 환자는 수직 방향, 측방 또는 전방 운동을 자유롭게 할 수 있다. 임상적으로 유용하며 재현성이 높은 기준적인 위치다."

그러나 이것은 중심위의 정상적인 악관절을 가지는 사람을 대상으로 하고 있는 것이며, 악기능에 장애가 있는 증례에서는 적용하기 힘들다. 총의치 장착자는 악관절증 증상이 없어도 높은 빈도로 악관절 내 장애가 나타났다는 보고[15,16]가 있다. 무치악에 이르기까지의 긴 여정을 생각하면 고령자의 악관절이 일반 성인과 똑같다고 기대하는 것은 어렵다. 개인적으로 **무치악 환자가 요구하는 하악위는 근력과 중력의 균형이 취해진 근육위이며, 과두안정위**(stable condylar position)**이기도 한 하악위를 떠올리고** 있다. 수평적 악간관계는 point라고 하면서 매우 애매모호한 하악위를 요구하는 총의치 치료의 역설(paradox)이 있다.

4-2 수평적 악간관계의 타당한 결정법

수평적 악간관계 결정법의 경우 많은 기법이 교과서에 기재되어 있다(그림 2-28).[4] 일반적으로 무치악자에서는 전방위에서 습관성 악간관계가 기록되기 쉽다. 따라서 수평적 악간관계의 결정법은 대부분이 하악을 뒤쪽으로 이끄는 방법이다. 그러나 어느 것도 결정적인 방법이 될 수 없다.

앞서 이야기한 것처럼 교합채득은 한 번으로는 결정되지 않는다(그림 2-29). 다음 단계인 시적 시를 2회째 교합채득으로 생각하는 것이 매우 정통적인 기법이지만, **'술자가 하악을 유도하여 교합상에서 임시 결정한다'**는 것이 임상적으로 타당하다고 생각한다(그림 2-30).

고딕 아치 묘기법을 실시하는 경우도 있지만 필수는 아니다. 고딕 아치 묘기법이란 묘기, 즉 묘사하여 자세히 기록된 고딕 아치 형태의 끝을 apex라고 하는데 이 apex와 태핑 포인트를 비교하여 감합위를 결정하는 방법이다(그림 2-31). Apex의 앞쪽 1mm 이내에 태핑 포인트가 한 점에서 결정되면 악기능에 이상이 없다고 판단하여, 그 점에서 코어를 채득하고 이 위치에서 감합위를 결정하는 것으로 되어 있다. 고딕 아치 묘기법은 객관성이 높아 일본에서는 권장하는 사람이 많다. 그러나 미국과 유럽 등에서는 잘 사용하지 않고 있으며, 총의치의 바이블이라고 할 수 있는 "Boucher의 무치악 보철치료학 최신 제13판"[17]에서 고딕 아치 묘기법에 대한 내용이 없어진 점이 흥미롭다.

고딕 아치 묘기법은 하악위를 시각적으로 확인할 수 있는 것, 기록상의 이동이 적은 것, 한계 운동을 이용하고 있으므로 재현성이 풍부한 것이 장점이다.[18] 확실히 증례를 선택하면 매우 효과적인 방법이다. 그러나 고딕 아치 묘기법은 교합고경에서의 수평면적 운동로에 지나지 않는 것, 한 평면상을 활주시키는 운동이며 실제 편심 운동과 같이 앞 아래쪽을 향하는 운동이 아닌 것, 수평면상에서 꽉 물고 나서 하악을 뒤쪽으로 당길 수 있으므로, 이른바 최후퇴위로 유도되기 쉬운 것, 묘기판 및 묘기침의 이물감이 있는 것 등의 문제점이 지적되고 있다. 특히 기록 장치가 많이 흔들리면 고딕 아치 묘기는 무의미해진다. 이 점에 대해서는 전문가 편 제2장에서 자세히 이야기한다. 적응 증례인지, 아닌지의 진단이 중요하다.

Check!! 생각해보자

2 수평적 악간관계의 타당한 결정법

수평적 악간관계의 결정법

특수한 기구가 필요하지 않은 방법	특수한 기구가 필요한 방법
1 근피로법 2 태핑법 3 Walkhoff의 소구(왁스의 둥근 덩어리) 이용법 4 두부후경법 5 연하법 6 교근 촉진법 7 측두근 촉진법	1 고딕 아치 묘기법 2 츄잉법

그림 2-28. 교과서에 기재되어 있는 수평적 악간관계 결정법.[4]

하나가 결정적인 방법이 되지 못한다

수평적 악간관계는 1회로는 결정할 수 없다

STEP 1 술자가 하악을 유도하여 교합상에서 임시 결정

STEP 2 (고딕 아치 묘기법)

STEP 3 시적 시의 check bite → 2회째의 교합채득이라고 생각한다

그림 2-29. 수평적 악간관계의 일상적인 결정 방법. 단, 고딕 아치 묘기법의 적응 증례는 매우 제한된다.

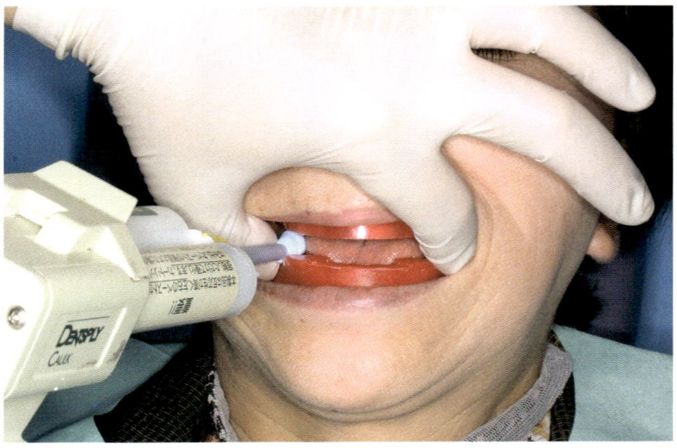

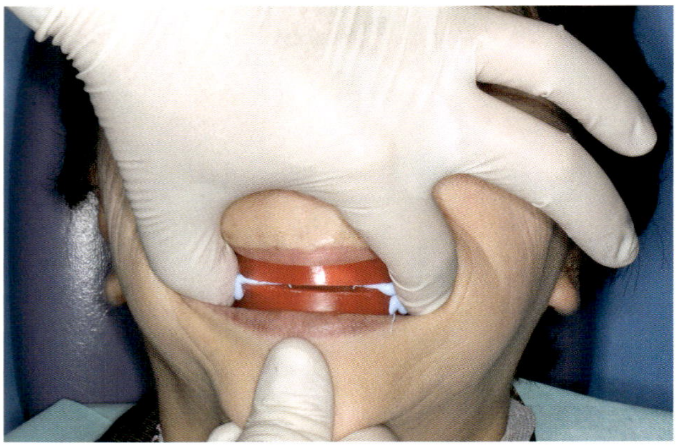

그림 2-30. 수평적 악간관계는 우선 술자가 하악을 유도해서 결정한다.

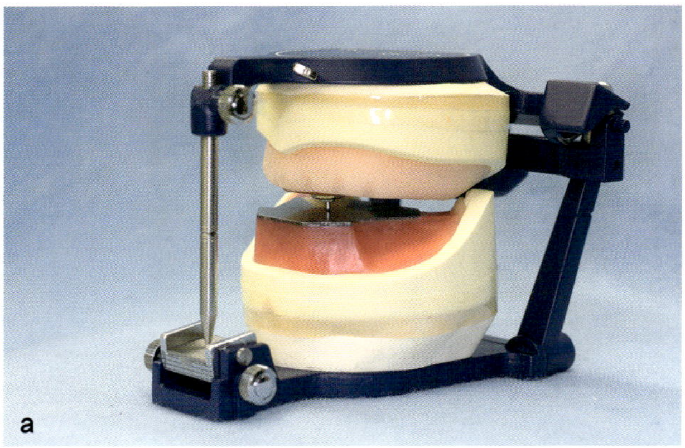

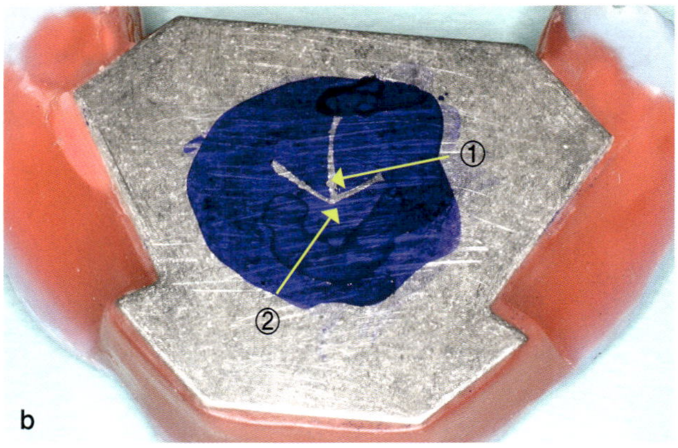

그림 2-31a,b. 고딕 아치 묘기법. **a:** 고딕 아치 묘기 장치. **b:** 묘기된 고딕 아치. ① 태핑 포인트, ② Apex. 양자의 거리가 1mm 이내라면 태핑 포인트에서 하악위를 결정한다.

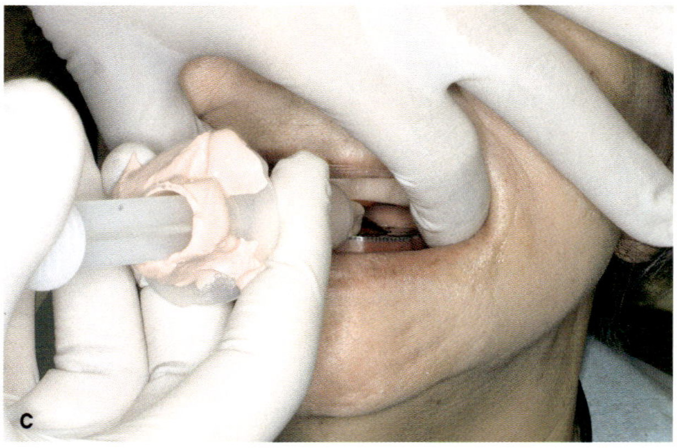

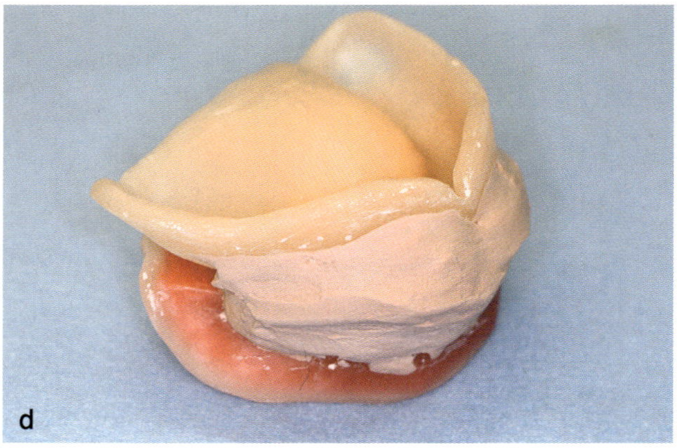

그림 2-31c,d. c: 태핑 포인트의 위치에서 묘기침을 고정하여 석고 코어를 채득한다. **d:** 한 덩어리 형태로 빼낸 기록상.

5 표시선의 기입과 교합기 장착 후의 확인

마지막으로 정중선을 기입하는 것을 잊지 않는다(그림 2-32). 표시선에는 그 밖에 구각선이나 비익폭선, 상순선, 하순선 등이 있는데, 필자는 그것을 기입하는 일은 거의 없다. 인공치의 크기는 잔존 치조제의 크기가 우선되어야 하며 구열이나 코의 크기로 결정해서는 안 된다. 정중선만 있으면 교합기에 모형을 장착할 수 있다.

교합채득이 끝나고 교합기 장착 후에 상·하악의 대향관계는 반드시 체크하고 있다. 거의 평행하면 문제없지만, 앞쪽이 내려가 있는 경우는 고경이 너무 낮지 않은지, 반대로 크게 벌어져 있는 경우에는 너무 높지 않은지를 생각한다.

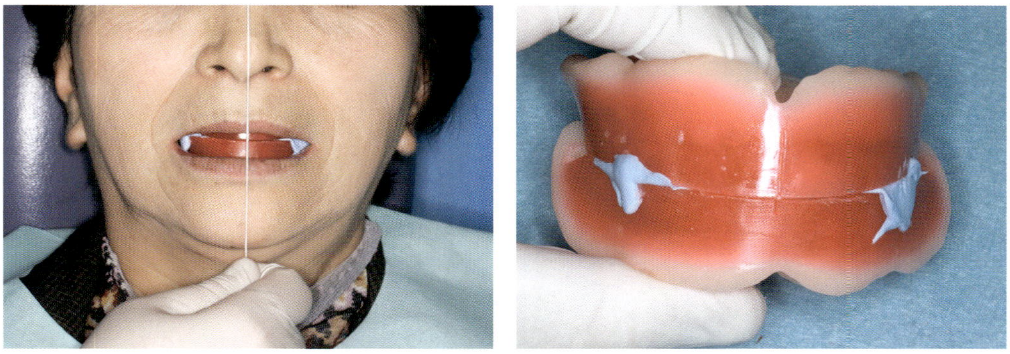

그림 2-32. 정중선 기입. 상순소대는 참고로 하고, 얼굴 전체를 보고 결정한다. 다른 표시선은 기입하지 않아도 된다.

설정된 교합고경은 높지 않은가?

문제

교합기에 장착된 모형의 대향관계를 나타내는 이 사진을 보고 교합고경은 '약간 높다'라고 생각한다. 그 판단의 이유는 어디에 있을까?

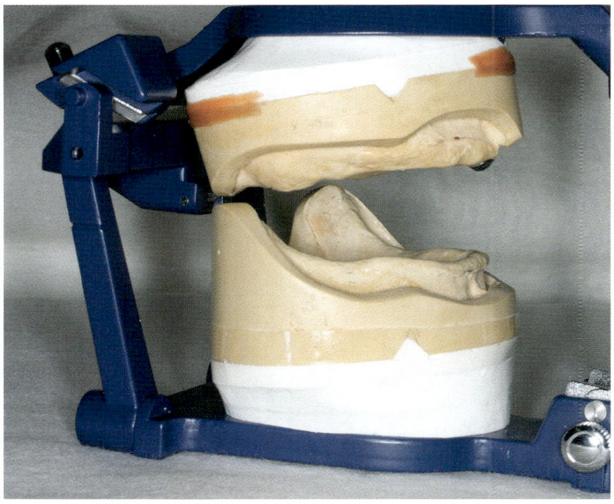

그림 2-33. 교합고경이 높다고 생각되는 모형의 대향관계.

그림 2-33에 제시하는 증례에서, 대향관계에 관한 미묘한 차이를 느껴 보기 바란다. 사실은 교합기 장착 후에 절치지도정(incisal guide pin)을 올리고 내려 교합고경을 재고한 증례다. 그림 2-34a는 앞쪽으로 열려 있어 고경은 높다고 판단할 수 있을 것이다. 그림 2-34b와 그림 2-34c는 거의 평행하여 모두 임상적으로는 문제없는 것 같다. 그러나 그림 2-34d라면 '조금 낮다'는 느낌이다. 인공치 배열을 하면 하악 전치의 배열 공간이 아슬아슬하게 되어, 조금 더 교합고경이 있으면 좋겠다고 생각할 것이다. 특별히 연하 기능이 저하되지 않았다면 평행보다 약간 벌어진 그림 2-34c가 낫다. 단, 시적 시에 재확인이 필요해진다.

답

상·하 잔존 치조제가 앞쪽으로 약 10° 이상 벌어져 마주보고 있으면 교합고경이 높다는 것을 의심한다.

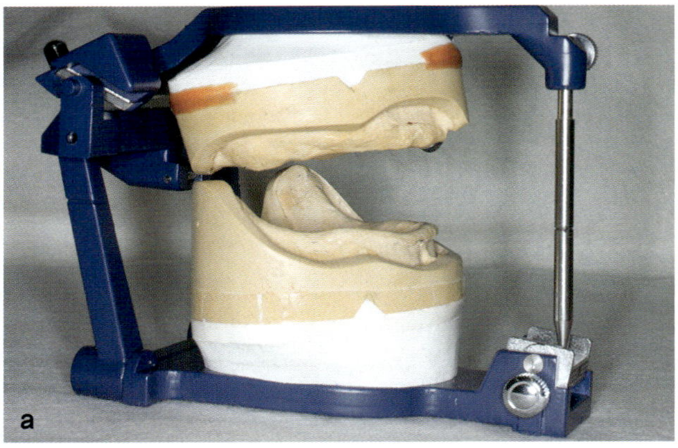

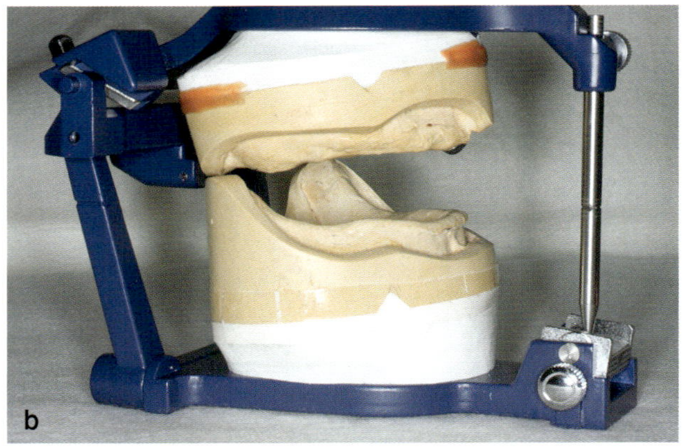

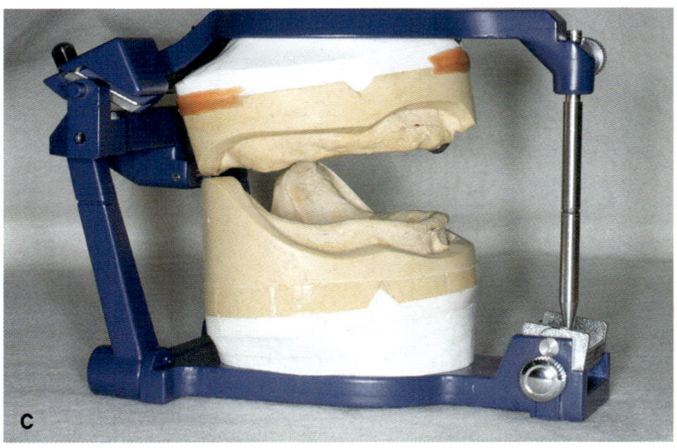

그림 2-34a~c. **a:** 앞 페이지에서 '문제'로서 제시했던 사진. 앞쪽을 향해 벌어져 있으며 교합고경이 높다. **b, c:** 상·하악 잔존 치조제가 거의 평행. c는 b보다 약간 높다. 절치유도봉의 위치에서 확인한다.

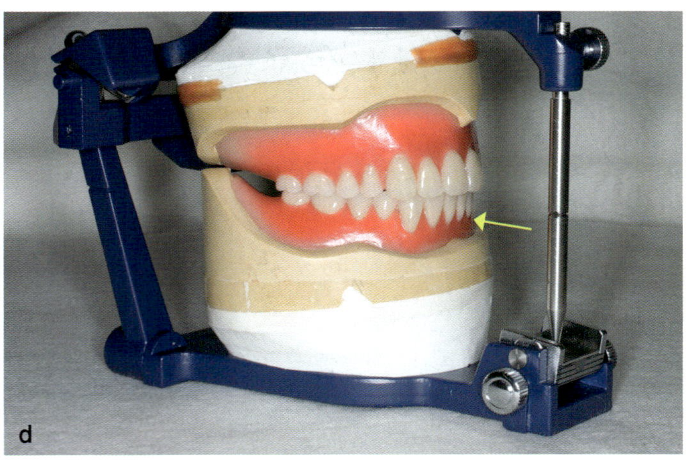

그림 2-34d. b에서는 하악 전치부의 인공치 배열 공간(화살표)이 부족하다. 따라서 약간 들어올린 c의 높이에서 배열을 실시했다.

'우선은 실천'을 위한
필수 편

CHAPTER 3

이 순서로 진행하는 교합조정 -어디가 잘못되어서 어디를 깎는가-

의치 제작에서 최종적으로 이루어지는 것이 교합조정이다. 그 이전 단계가 양호해도 교합조정을 적절하게 하지 못하면 모두 망칠 수 있다. 교합조정은 점막 조정에 비해 정밀하고 세심한 작업임에도 불구하고, 애매한 지식으로 교합지의 표시 부위를 막연히 깎아내고 있는 경우가 많은 것 같다.

이 장에서는 난해하다고 여겨지는 교합조정을 마스터하기 위해 어디가 잘못되어 어디를 깎아내야 하는지, 그 이유와 순서를 많은 그림을 사용하여 해설한다.

1 교합조정을 시작하기 전에

교합조정은 점막 조정이 종료된 후에 실시하는 것이 대원칙이다. 상·하악 의치 각각을 손가락으로 세게 눌러도 통증이 없는 것을 확인하고 나서 실시해야 한다. 또한 새 의치 장착 시에는 교합조정 전에 코튼 롤을 5~6분 물게 하고 기다린다(그림 3-1). 이렇게 하면 지금까지 사용했던 의치의 감합위에 대한 근육의 기억이 다소 리셋되어, 더욱 의치가 내려가 구강 내에 자리잡아 교합조정이 훨씬 쉬워진다.

단, 교합조정 방법은 의치에 어떠한 교합 양식을 부여하는지에 따라 다르다. 교합 양식에 대해 학교 교육에서는 오랫동안 양측성 균형 교합의 하나로서 full balanced occlusion[1]을 주로 가르쳐 실습이 이루어져 왔다. 그런데 잔존 치조제 흡수가 뚜렷한 난증례가 증가했으므로, 일반 임상가에서는 lingualized occlusion을 권장하는 사람이 많다.[2,3] 교합조정의 수월함이라는 점에서는 lingualized occlusion이 낫지만, 기능 시의 교합평형과 씹는 감각에서는 full balanced occlusion이 뛰어나다.[4]

따라서 필자는 lingualized occlusion의 간편함에 full balanced occlusion 저작 감각의 우위성과 교합평형 향상을 가미한 다음과 같은 교합 양식을, 'full balanced lingualized occlusion'이라고 불러 실천하고 있다.[5] 이 교합 양식은 lingualized occlusion을 **기본으로 하여 상·하악 협측교두 사이의 거리를 최대한 0mm에 가깝게 한 교합 양식이다**(그림 3-2a). 이 교합 양식의 타당성, 학술적 뒷받침에 대해서는 기초·학술 편의 제1장에서 자세히 이야기하겠지만 임상적으로도 양호한 결과를 얻고 있으며 나아가 이 교합 양식을 간편하게 실천할 수 있게 하는 인공치 개발에도 관여해 왔다.

다음 순서를 따라, 우선 기본이 되는 태핑 시 lingualized occlusion의 교합조정법과, 나아가 한 걸음 위를 기준으로 하기 위해 'full balanced'로 하여 부가한 balanced occlusion(양측성 균형 교합) 편심위에서의 교합조정 방법을 해설한다.

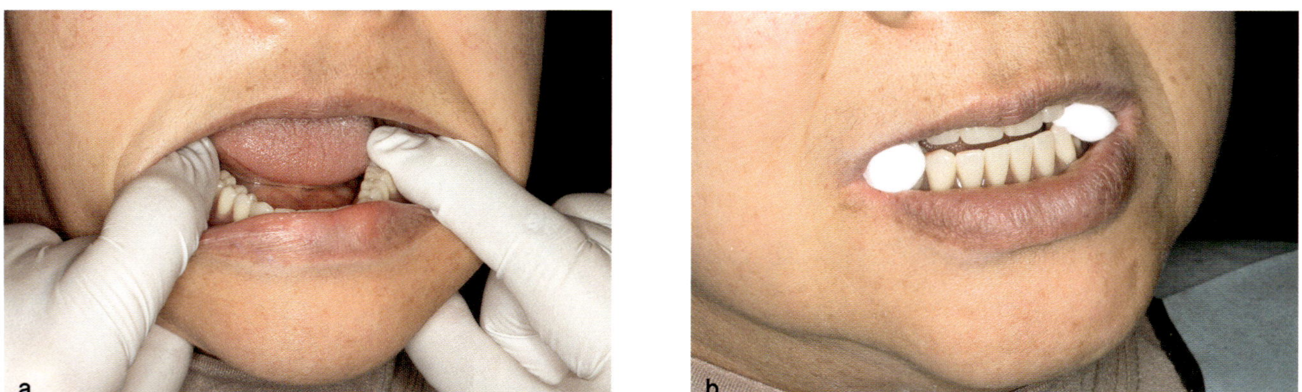

그림 3-1. 손가락으로 세게 눌러도 통증이 없는 것을 확인한 후(**a**) 교합조정을 실시한다. 새 의치 장착 시라면 몇 분간 코튼 롤을 물게 하고 나서(**b**) 실시한다.

Check!! 생각해보자

1 'Full balanced lingualized occlusion'이란

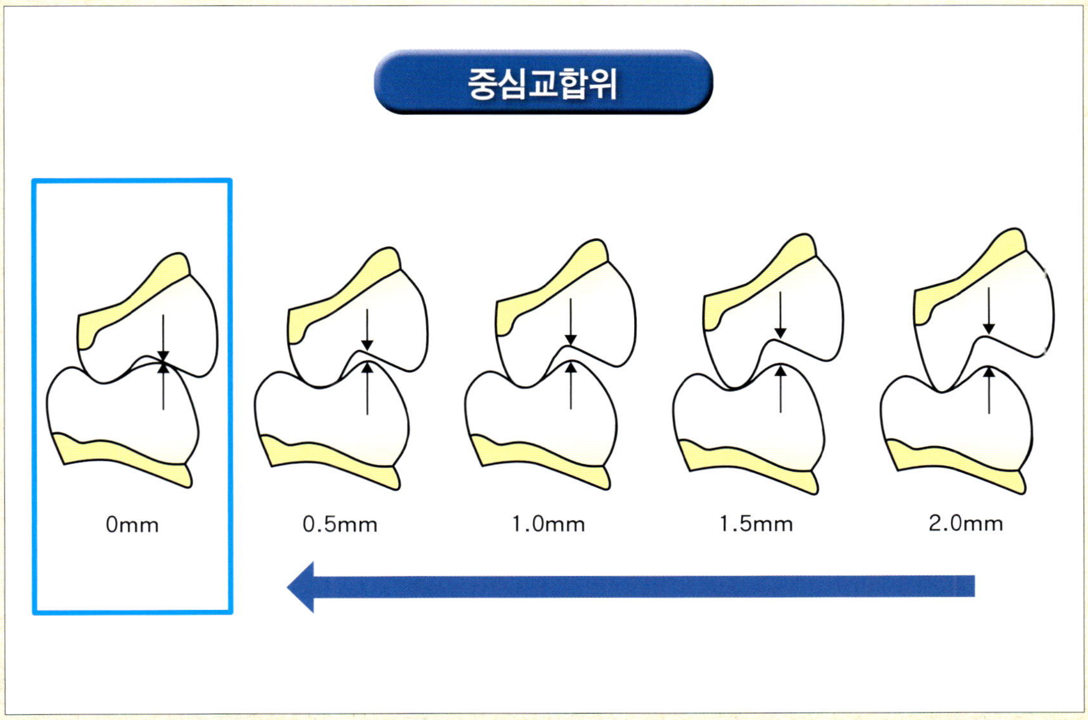

그림 3-2a. Full balanced lingualized occlusion의 이미지. 중심교합위(태핑 시)에서는 협측교두 사이의 거리를 최대한 0mm에 가깝게 한다. (출처: Sugawara, Koide 등의 그림[6]에서 인용·변경)

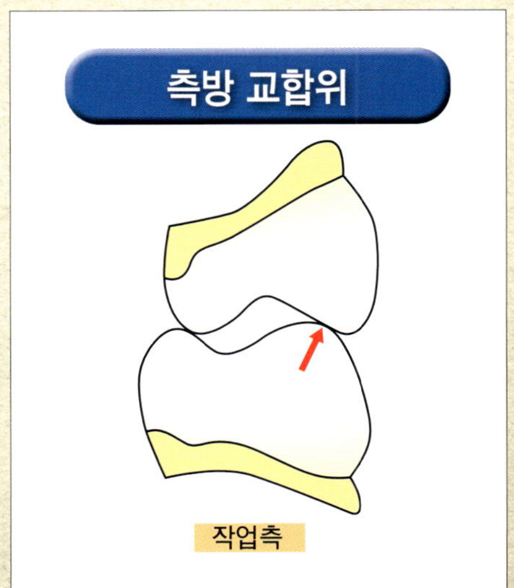

그림 3-2b. 측방 교합위(측방 운동 시). 작업측의 상악 협측교두 내사면을 접촉시킨다.

2 교합지에 따른 교합조정 -기본 중의 기본-

2-1 교합지의 색에 속지 않는다

태핑 시(중심교합위) 교합조정부터 시작하는데, 교합지가 약간 스친 것만으로도 교합면에 색이 묻어버린다. 인기된 교합접촉점에서 중앙이 하얗게 비어 있는 점은 확실하게 교합되어 있다고 판단하면 되지만, 그 이외의 점은 의심스럽다(그림 3-3). 또한 교합지를 조명에 비추어 빛의 투과 정도를 보고 교합접촉 부위를 확인할 수도 있다(그림 3-4).

피압축성이 풍부한 점막상에서 기능하는 총의치는 작은 힘으로도 쉽게 기울어진다. 조기 접촉부위가 있어도 의치가 움직여서 꽉 물게 되므로, 외관상으로는 다른 치아도 균등하게 씹고 있는 것처럼 오인하는 경우도 많다.

따라서 반드시 손가락을 데어 태핑 시의 진동으로 조기 접촉 부위를 추측한다(그림 3-5).[7] 손가락으로 만지는 것은 자연치의 교합조정에서는 일반적으로 이루어지고 있는 임상 수기지만, 총의치는 한 덩어리로 되어 있기 때문인지, 조기 접촉 부위를 촉지하기 힘들다는 의견도 있다. 그러한 경우에는 상악 인공치 협측면에 댄 왼손 엄지와 검지로 의치를 좌·우 중 한쪽으로 가볍게 튕긴 채 태핑시키는 것이 좋다. 사실 중심교합위에서의 조기접촉은 상악 협측교두 내사면에 많이 나타난다. 의치를 약간 비틀면 조기 접촉에 의한 의치의 움직임이 강조되어 어디가 닿는지 알기 쉽다. 촉감을 마스터하기 위한 단서가 될 것이다.

인기 부위가 교두간섭이나 조기 접촉 부위라고 단정하지 않는다. 결코 교합지의 색에 속아서는 안 된다.

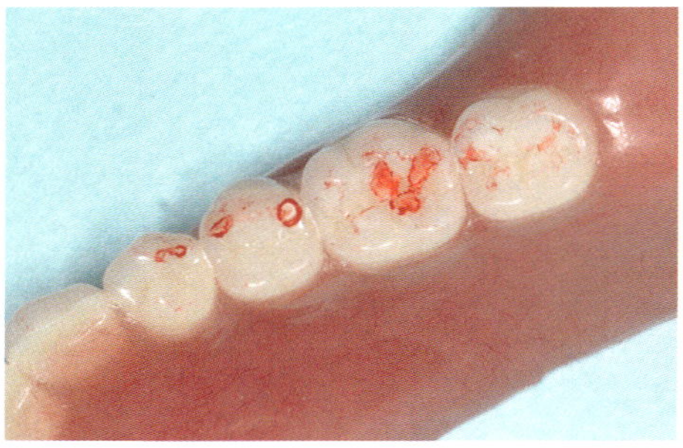

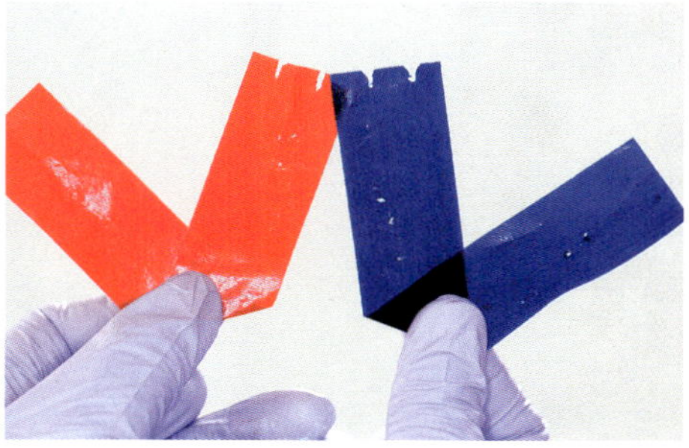

그림 3-3 태핑 시. 가운데가 하얗게 비어 있는 점은 확실히 교합되어 있다고 판단해도 좋지만 그 이외의 점은 의심스럽다.
그림 3-4. 교합지를 조명에 비추어 빛의 투과 정도를 보고 교합접촉 부위를 확인할 수 있다.

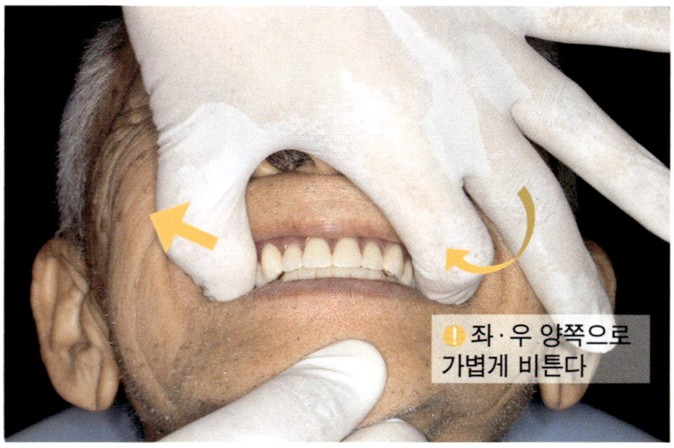

그림 3-5. 태핑 시에는 반드시 손가락을 대어 조기 접촉 부위를 촉지한다. 왼손 손가락으로 상악 의치를 좌·우 중 한쪽으로 비튼 채 태핑시키면 조기 접촉 부위를 알기 쉽다.

2-2 교합은 구강 외에서 판단한다

구강 외에서 의치의 맞물림을 체크하는 것은 임상상 매우 유익하며, 얻는 정보도 매우 많다. 뒤에서 보면 중심교합위에서의 교합접촉을 쉽게 알 수 있다(그림 3-6). 그리고 이것이 가능한 것은 총의치뿐이다. 양손으로 상·하악 의치를 맞대게 하고, 가벼운 힘으로 좌우 전후로 비틀어 측방 운동, 전방 운동을 흉내 내 본다. 실제 구강 내 의치의 움직임이나 교합 상태를 떠올릴 수 있어 인기된 부위 중 어디를 깎아내야 할지의 판단이 수월해진다.

구강 외에서 맞물리지 않는 의치가 구강 내에서 맞물려질리는 없으므로, 구강 밖에서 걸려 좌·우로 움직이지 못하는 의치는 구강 내에서 원활한 측방 운동은 할 수 없다. '교합지의 색이 묻은 부분을 깎아내는 것이 아니라, 높다고 생각한 부분에 색이 묻었다면 깎아낸다'라는 마음가짐이 중요하다.

임상 테크닉 구강 외에서 맞물림을 체크하여 삭제 부위를 예측한다

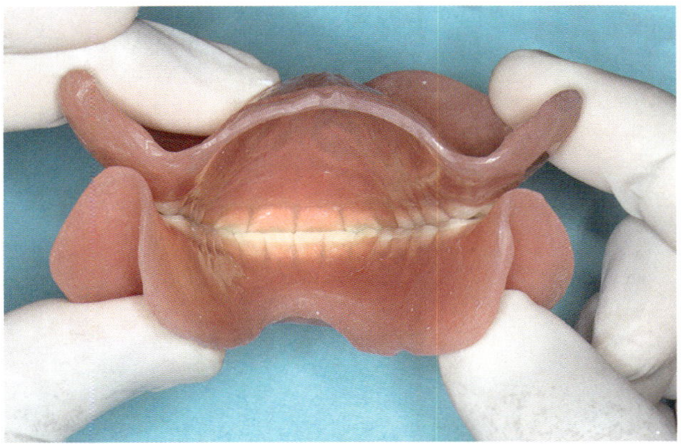

그림 3-6a. 뒤쪽에서 설측교두의 교합 상태를 체크한다. 약간의 교합조정으로 맞물리는 부위와 그렇지 않은 부위를 확인한다. 안될 것 같은 부위는 너무 깊이 연구하지 않는다.

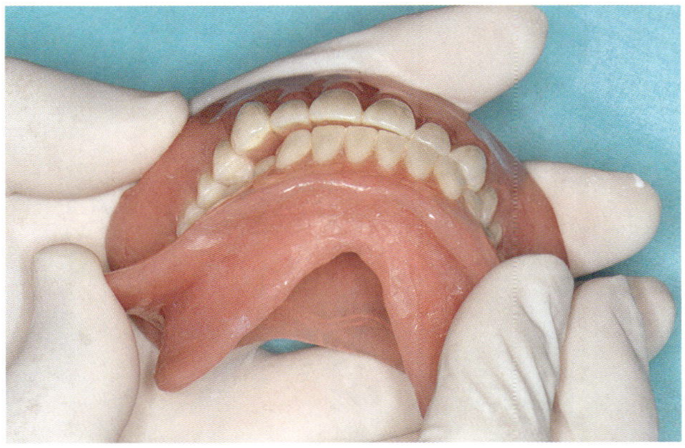

그림 3-6b 전방이나 측방 운동 시의 활주도 조사한다. 최대한 가벼운 힘으로 가만히 잡고 움직이면 조기 접촉 부위에서 걸려 찾기 쉽다.

Rule 6 '교합지가 찍힌 부위가 반드시 삭제 부위인 것은 아니다'

- 밖에서 판단, 만져서 확인!
- 교합지 표시 부위를 깎는 것이 아니라, 높다고 생각한 부분에 색이 묻어 있다면 깎아낸다.

2-3 교합지는 빨강, 파랑을 바꿔 가며 사용한다

교합조정 시에는 의치를 한쪽씩이 아니라 반드시 상·하악을 함께 잡는 것이 철칙이다. 위·아래를 비교해 보고, 어느 쪽 교합면을 삭제할 것인지 생각한다. 교합조정을 반복하면 삭제하지 않은 쪽의 표시가 남으므로, 인기 부분이 서서히 넓어져 어디를 깎아야 할지 알 수 없게 된다. 탈지면 등으로 교합면을 닦아도 교합지의 색은 잘 지워지지 않는다.

교합지를 구분하여 사용하는 것은 교과서를 보면 중심교합위(태핑 포인트)는 빨간색, 편심위는 파란색이 사용되고 있다. 전방위에 초록색을 사용하는 경우도 있다. 그러나 교합지의 색은 원래 어떤 색으로 해도 상관없다. 따라서 필자는 시작점은 항상 붉은색 교합지에서 중심교합위(태핑 포인트)의 교합조정을 하고, 그 후 좌·우 측방 운동의 인기는 그대로 빨간색으로 하며 태핑을 파란색으로 바꾸는 등 교합지의 색을 적당히 바꾸면서 삭제하고 있다(그림 3-7).

크라운 브릿지의 교합조정에서는 구강 내에서 빨간색이 눈에 띄지만, 구강 외에서 보면 인공치상에서는 파란색이 더 눈에 띄는 것 같다. 총의치에서 마지막에는 태핑 포인트를 파란색으로 표시하는 일이 많다. 표시 횟수가 많아진다면 다시 빨간색과 파란색 교합지의 색을 바꾸어 실시하면 판단 실수가 적다.

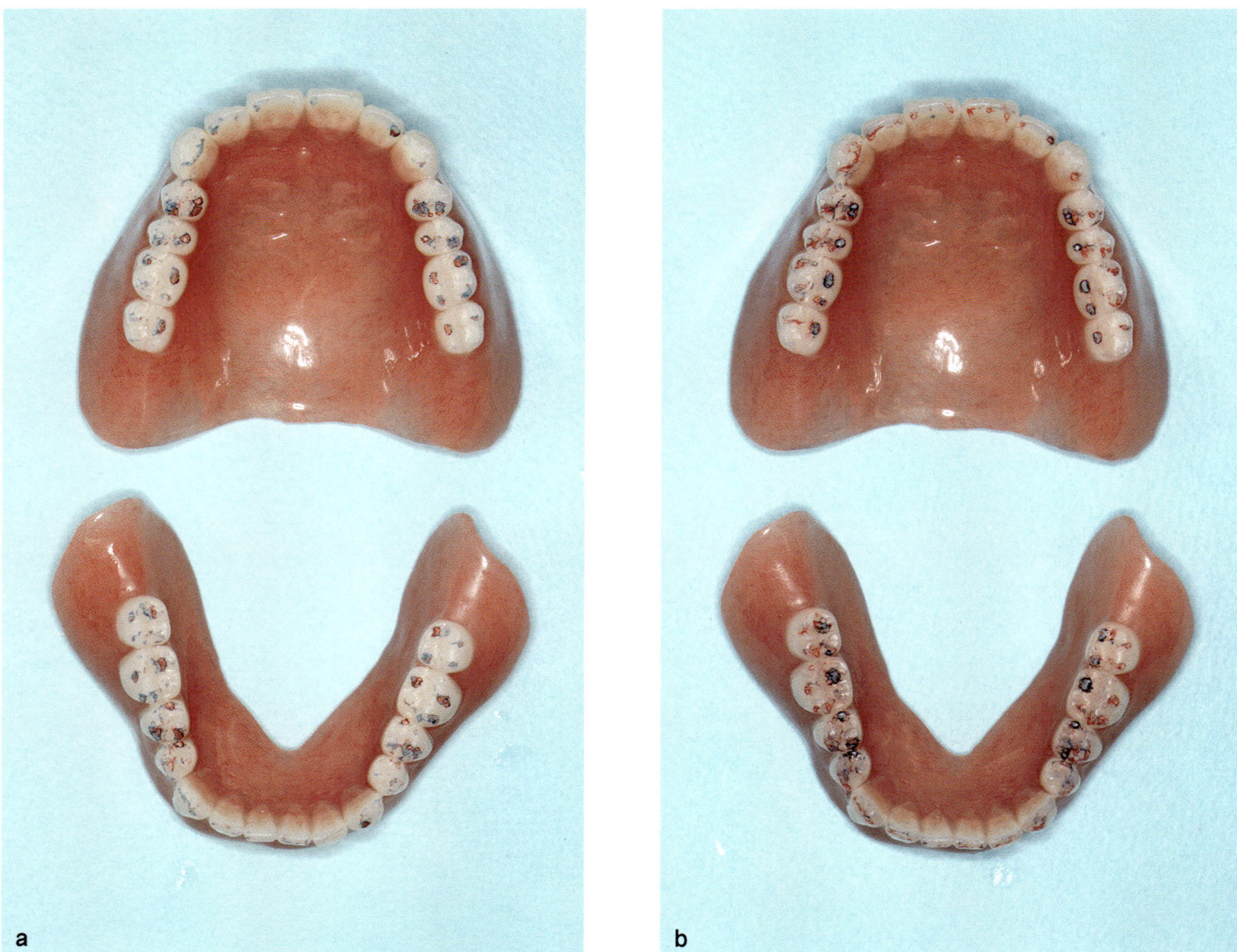

그림 3-7. 교합지색 교체에 따른 외관의 차이. 교합조정 시작 시의 태핑 포인트는 붉은색 교합지로 표시한다(**a**). 그 후에는 빨간색, 파란색을 적당히 교체해 사용한다. 파란색 태핑 포인트는 의외로 눈에 잘 띈다(**b**).

3 이 순서와 이미지로 기억하는 교합조정

교합조정의 중요성을 알고 있어도 그것을 문장으로 읽고 이해하는 것은 어렵다. 삭제의 조건으로서 작업측과 평형측, 협측교두와 설측교두, 내사면과 외사면 그리고 교합소면까지 나오면 속수무책인 기분일 것이다. 따라서 말이 아니라 인공치 교합면에 교합지의 표시가 어떻게 나타나면 좋은지 교합조정을 그림으로 파악하는 것이 중요하다. 여기에서는 교합조정의 순서를 5단계로 나누어 그림으로 나타냈다. 본문은 뒤로 미루고, 우선 그림만 보고 교합조정의 이미지를 머리에 그려 넣었으면 좋겠다.

Check!! 생각해보자

2 교합조정은 이 순서로 하면 OK

어디를 깎아낼 것인가? 교합조정은 이 순서로 생각하자

Step 1 중심교합위(태핑 시)에서의 lingualized occlusion의 달성
- ➡ 상악 설측교두만 하악 중심와에 닿게 한다
- ➡ 좌·우측 동시에 교합접촉 한다

Step 2 측방 운동 시의 작업측 협측교두를 활용한 접촉 활주의 확보
- ➡ 측방 운동 시 견치에서의 rock 해제
- ➡ 작업측 상악 협측교두 내사면의 조정
- ➡ 작업측 하악 설측교두 내사면의 체크

Step 3 평형측의 교합조정
- ➡ 평형측의 하악 협측교두 내사면의 조정

Step 4 전방 운동 시 전치부의 교합접촉
- ➡ 상·하악의 중절치, 측절치가 절단 부근에서 교합접촉 한다
- ➡ 구치도 동시에 접촉하는 것이 좋다

Step 5 최종 확인
- ➡ 태핑 시에 좌·우측 구치부 동시 접촉에 의한 의치의 안정
- ➡ 전후좌우로 원활한 편심 운동

그림 3-8. 5개 단계로 실천하는 교합조정의 흐름.

3-1 중심교합위에서 lingualized occlusion의 달성

우선 태핑시켜 lingualized occlusion 달성을 목표로 한다. 태핑은 의치 교두감합위와 중심교합위를 일치시키기 위한 작업이며, 가장 중요한 단계다. 상악의 설측교두가 하악의 중심와에 닿게 한다. 유치악에서 요구되는 ABC 콘택트를 생각하면, **상악 협측교두 내사면에서의 A 콘택트는 삭제하고 BC 콘택트를 상악 설측교두정의 1점에서 접촉하도록 조정한다**(그림 3-9, 3-10). 비기능교두인 상악 협측교두와 하악 설측교두의 접촉점은 마음껏 깎아내도 상관없지만 **상악 설측교두정은 마지막까지 삭제하지 않는다**(그림 3-11).

위와 같이 하여 좌·우측에서 각 5점의 교합접촉점을 확보한다. 또한 교합조정에 사용하는 carbide bur는 컵 모양 형태가 사용하기 쉽다(그림 3-12).

임상 테크닉 5개 단계에서 삭제 부위를 알 수 있는 교합조정의 순서

Step 1: 중심교합위에서의 lingualized occlusion의 달성

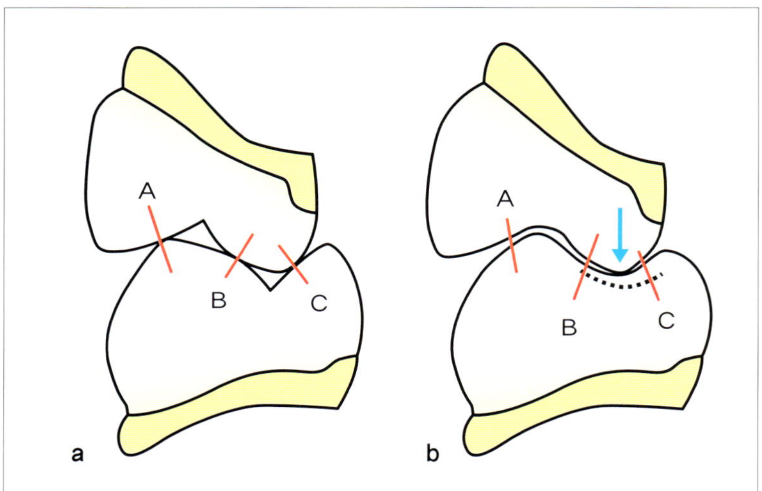

그림 3-9a, b. a: 유치악. **b:** 총의치. A 콘택트는 비우고, B, C 콘택트는 상악 설측교두를 한 점으로 하여 접촉시킨다. 단, A 콘택트에서의 공간은 최대한 작게 한다.

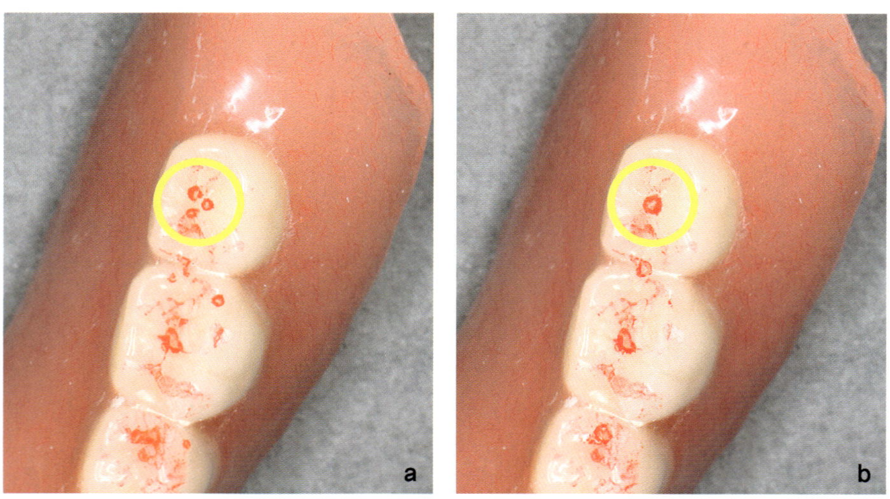

그림 3-10. 상악 설측교두를 한 점으로 하악에 접촉시킨다. **a**의 ○ 표시한 3점의 접촉은 유치악이라면 좋지만, 무치악에서는 **b**의 1점으로 한다.

Lingualized occlusion의 달성

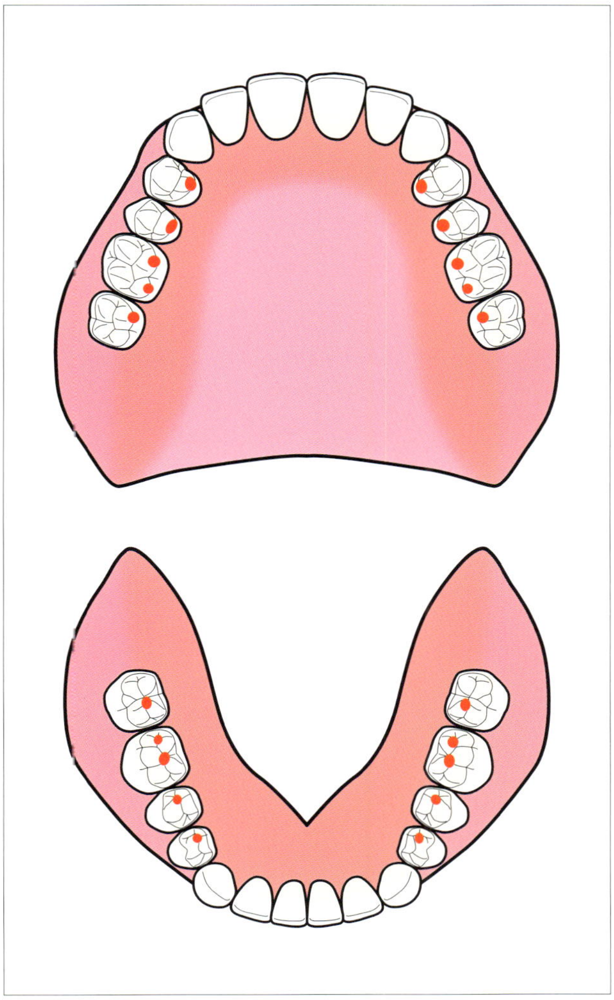

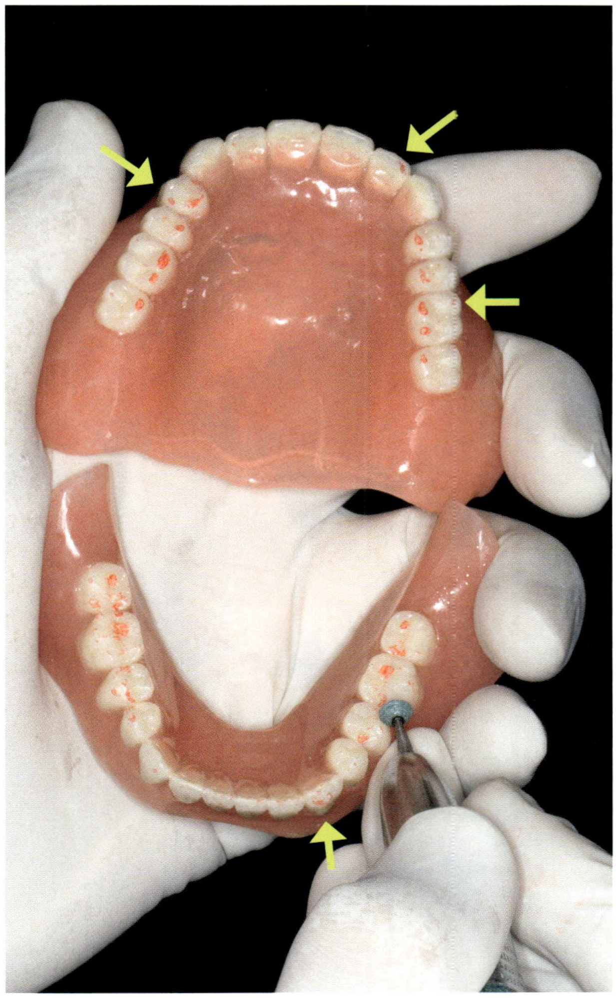

그림 3-11. 태핑 시 lingualized occlusion의 달성. 상악 설측교두정을 남기고 화살표로 나타낸 다른 부위를 깎아낸다. 또한 의치는 상·하악을 함께 잡아 상·하 중 어느 쪽 표시 부위를 깎아낼지 생각한다.

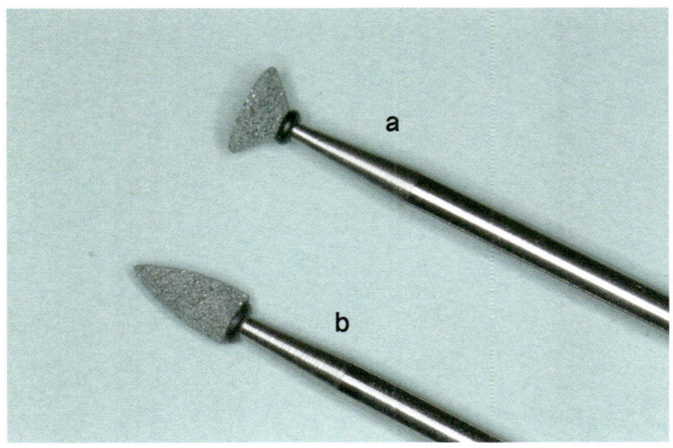

그림 3-12. 교합조정에 적합한 carborundum point. **a:** HP-19 (Shofu), **b:** HP-28(Shofu).

3-2 측방 운동 시 작업측 협측교두의 활용 (작업측의 교두 조정)

측방 운동 시에는 작업측 협측교두를 가이드에 활용하여 full balanced occlusion에 준한 접촉 활주를 확보하기 바란다(그림 3-13).

1) 측방 운동 시에 견치의 rock을 해제

측방 운동 시의 조정을 시작하기 전에 우선 견치에 주목하기 바란다. 교합기상에서 삭제하지 않았다면 대부분의 증례에서 측방 운동 시에 작업측 견치에서 rock되어 원활하게 움직일 수 없다(그림 3-14). 총의치의 난이도 판정으로서, 하악 운동 경로의 측방 이동량이 적은 chopping type인지, 이동량이 큰 grinding type인지 검사해야 한다[8]는 의견도 있다(그림 3-15). 그러나 고령 환자가 무치악에 이르게 된 경위를 생각하면 chopping type은 거의 없을 것이다. 교합조정이 불충분하여 측방 운동이 불가능한 의치가 chopping type이라고 오인되는 것뿐이다. 구강 외에서 의치를 움직여 보면 바로 알 수 있다. 저작 시 의치는 다이내믹하게 움직인다. 모두 grinding type이라고 생각하고 전후좌우로 크게 움직일 수 있도록 확실히 편심위에서 교합조정하는 것이 중요하다.

Step 2: 측방 운동 시의 작업측 협측교두를 활용한 접촉 활주(가이드)의 확보

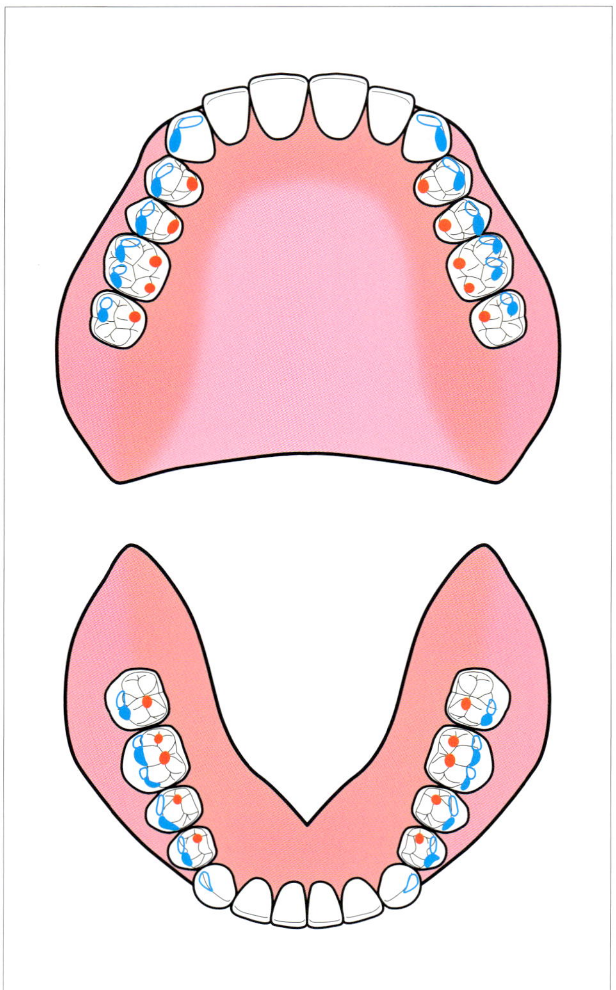

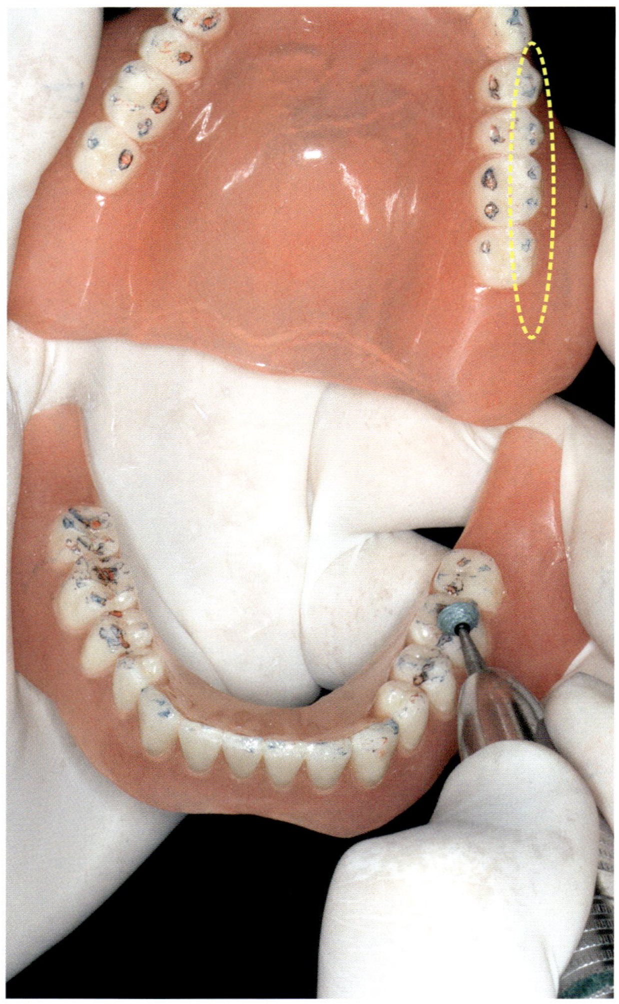

그림 3-13. 측방 운동 시. 작업측의 협측교두(그림 안의 파란색 부분)를 가이드에 활용한다. 상악의 협측교두 내사면(점선부)을 조금씩 삭합하는 것으로 전체에서의 접촉 활주 면적을 증가시킬 수 있다.

측방 운동 시 견치에서 rock을 해제

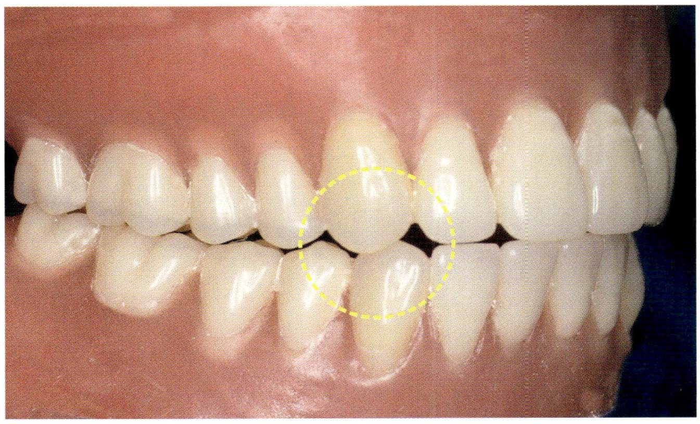

그림 3-14. 측방 운동 시에 작업측에서는 견치에서 rock되어 있으면 원활하게 움직일 수 없다. 구강 외에서 반드시 체크한다.

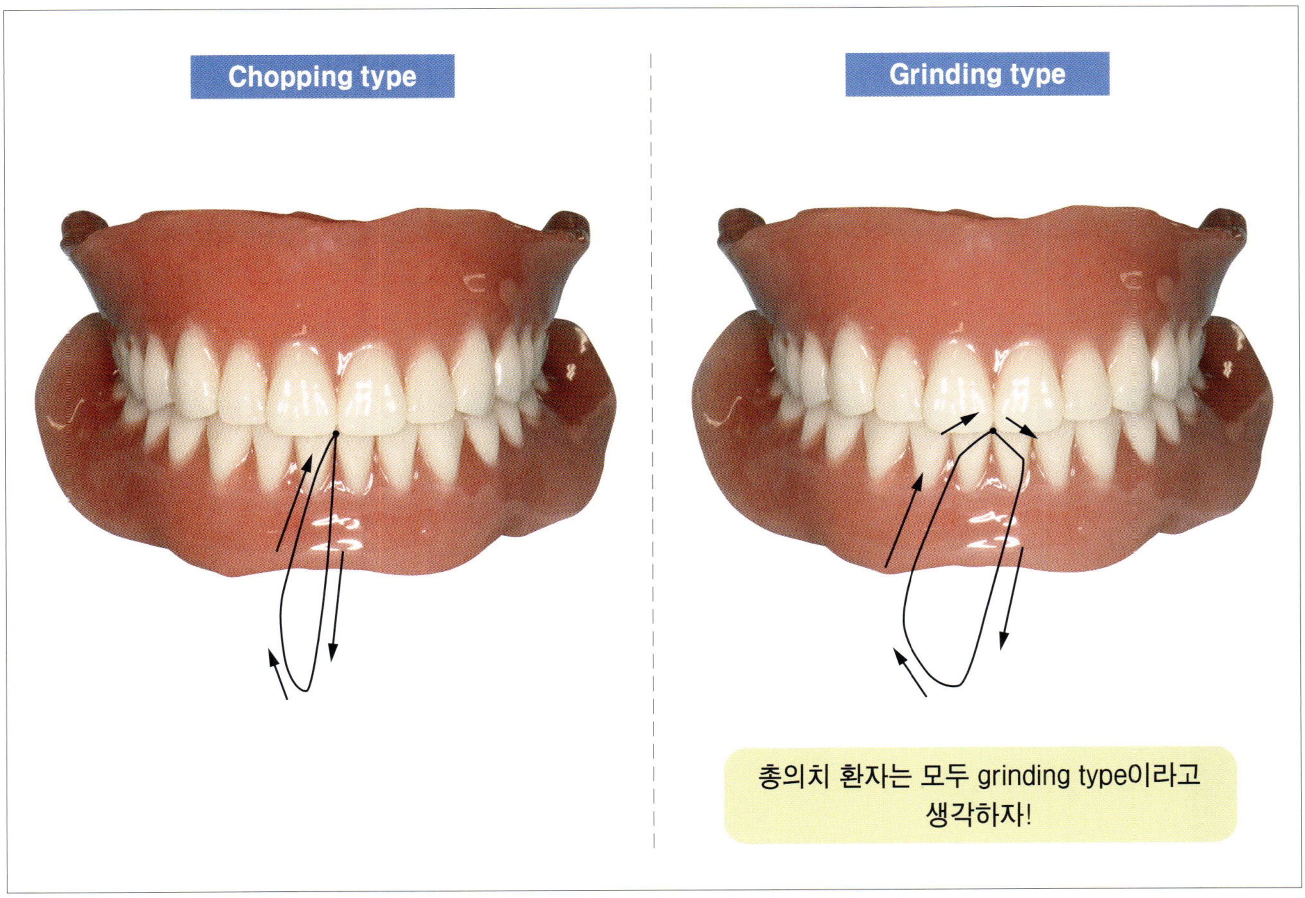

그림 3-15. 하악 운동 경로에는 측방으로의 이동량이 적은 chopping type과 이동량이 큰 grinding type의 2타입이 있는데, 총의치 환자는 모두 grinding type이라고 생각한다.

2) 작업측 상악 협측교두 내사면의 조정

작업측에서는 BULL(buccal upper lingual lower)의 법칙에 따라 상악 협측교두 내사면과 하악 설측교두 내사면의 두 군데가 삭제 부위가 된다. 단, 교합조정은 패턴화된 것이 기억하기 쉽다. 따라서 항상 알기 쉬운 상악 협측교두 내사면으로부터 교합조정을 시작한다(그림 3-16).

주의해야 할 것은 **교합지에서 인기된 교두 내사면을, 한 번에 한 면에서 깎아내지 않는 것이다**(그림 3-17). 여기에서 교합소면을 떠올려 보기 바란다. 상악 협측교두 내사면은 전방 교합소면과 후방 교합소면의 2면으로 구성된다. 따라서 교합소면을 만드는 느낌으로 2면으로 나누어 삭제하는 것이 포인트다. 이렇게 하면 협측에서 보아 상·하악 교두가 깨끗하게 맞물려 활주할 수 있게 된다(그림 3-18). 또한 그렇게 엄밀하게 생각할 필요는 없으며, 제1소구치에서부터 제2대구치까지 모든 인공치가 작업측에서 가이드로 참가하지 않아도, 제1대구치 또는 소구치까지에서도 임상적으로는 문제 없다.

작업측 상악 협측교두 내사면의 조정

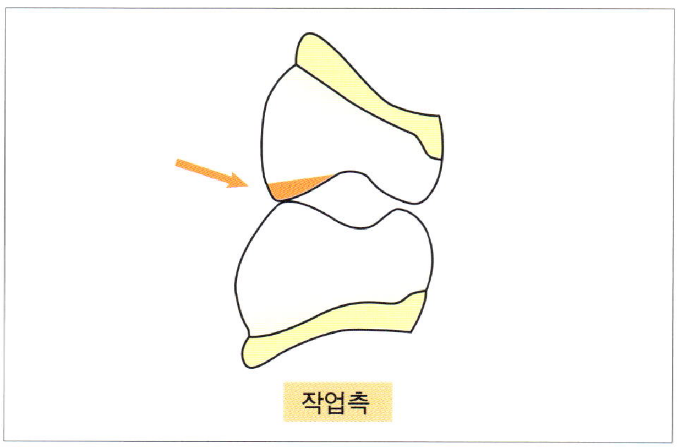

그림 3-16. 작업측에서는 상악 협측교두 내사면 삭합으로부터 시작한다(화살표).

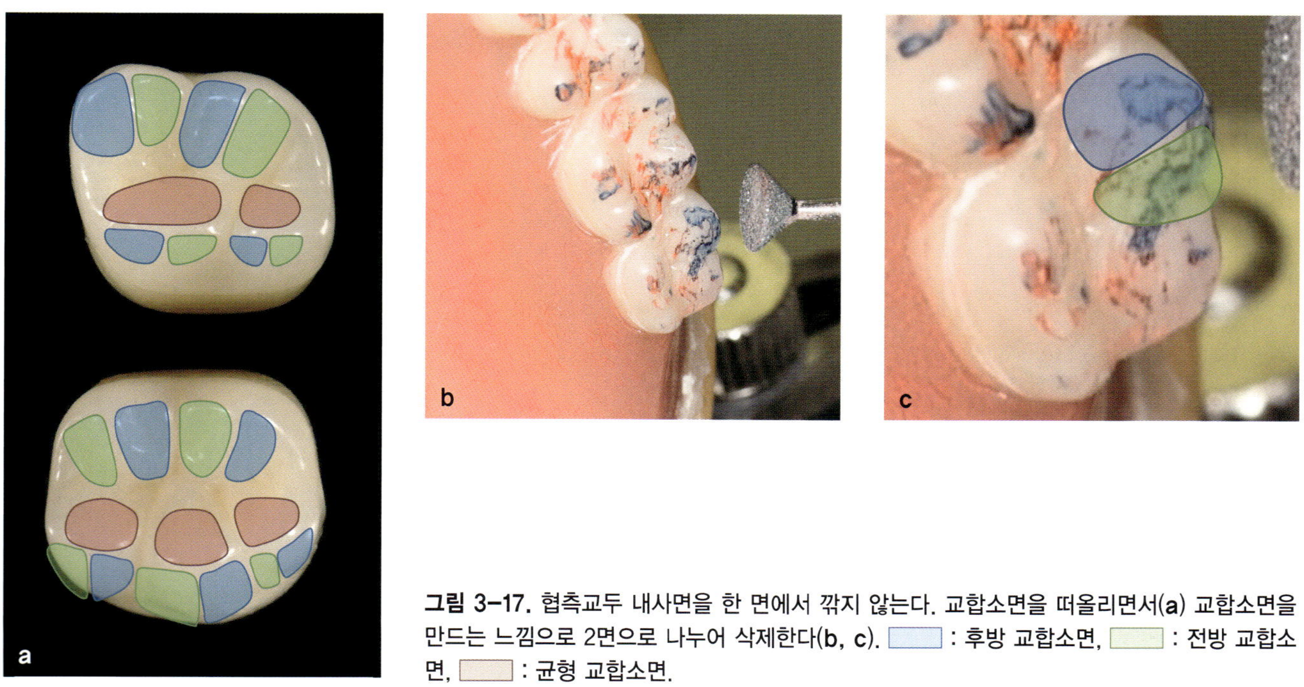

그림 3-17. 협측교두 내사면을 한 면에서 깎지 않는다. 교합소면을 떠올리면서(a) 교합소면을 만드는 느낌으로 2면으로 나누어 삭제한다(b, c). [파란색 상자] : 후방 교합소면, [녹색 상자] : 전방 교합소면, [갈색 상자] : 균형 교합소면.

3) 작업측 하악 설측교두의 체크

작업측에서는 상악 협측교두에 이어서 하악 설측교두 내사면에도 주의한다. 하악 설측교두 내사면은 그에 따라 상악 설측교두정을 중심와로 이끄는 경로가 된다(그림 3-19). 하악 인공치의 교두경사각이 심하면 원활한 활주가 방해된다. 따라서 하악 대구치의 설측교두는 조금 경사를 완만하게 하여, 간섭 없이 활주시키는 것이 좋다(그림 3-20). 여기는 **'교합지의 색이 묻어있지 않은 부분이라도 깎아낸다'**는 부위다. 여기는 깎아도 역몬슨만곡(anti-Monson)이 되지 않으므로 편하게 삭제할 수 있다.

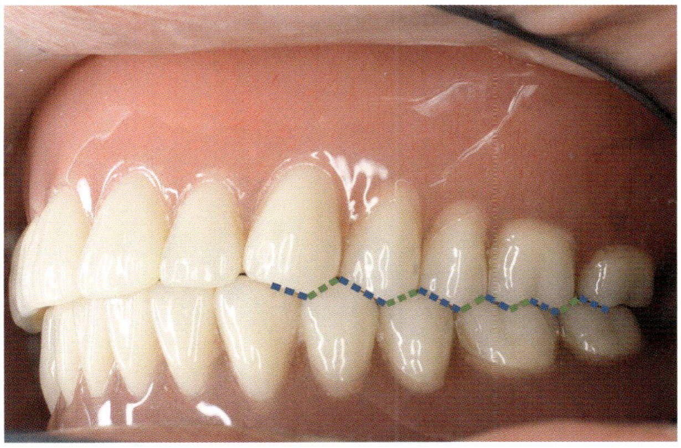

그림 3-18. 편심위. 작업측의 협측교두가 맞물려 접촉 활주한다.

작업측 하악 설측교두 내사면의 체크

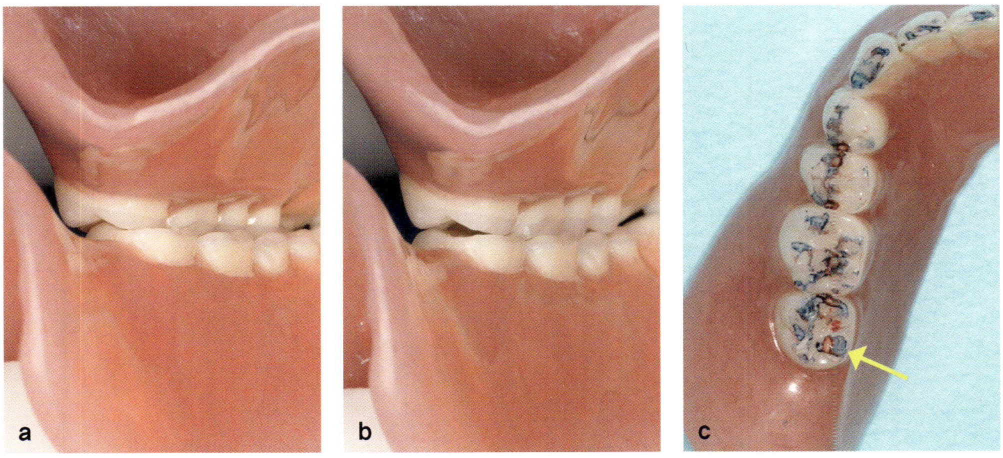

그림 3-19a~c. 작업측 설측교두의 체크. **a:** 중심교합위. **b:** 편심위, 작업측. **c:** 설측교두 내사면에 교두간섭(호살표).

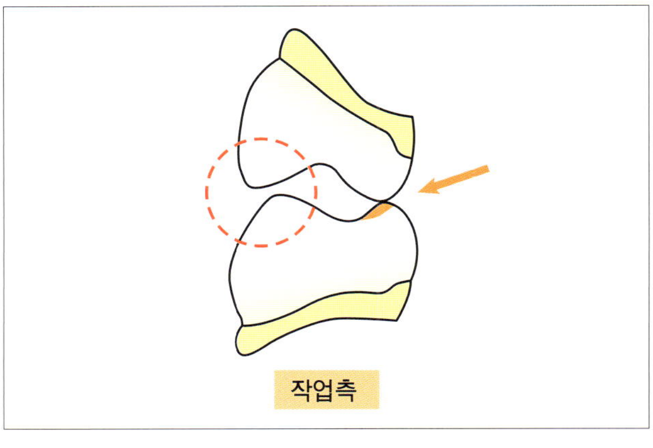

그림 3-20. 작업측에서 협측교합접촉(점선부)이 헐거우면 하악 설측교두 내사면 삭제를 검토한다(화살표).

3-3 평형측의 교합조정

평형측(비작업측)의 체크는 advance이며 난이도가 높다. 작업측에서 계속 삭제해도 좀처럼 상악 협측교두 내사면에 활주면이 만들어지지 않거나, 교합조정을 시작했을 때보다 교합접촉 면적이 작아졌다고 느끼는 일이 있다. 이럴 때는 평형측에서의 교합간섭을 의심한다(그림 3-21). 하악 대구치 협측교두 내사면에 간섭이 나타나는 일이 많다(그림 3-22). 환자에게 측방 운동을 지시했을 때 **무언가 '긁는 느낌'이 들었다면 대부분은 평형측 교합간섭이 있다**(그림 3-23). 의치를 떼어내 손으로 옆으로 움직이게 하고 뒤에서 보면 교합간섭을 잘 알 수 있다(그림 3-24). 여기를 조금 깎아내는 것만으로 수평으로 부드럽게 움직이게 되는 경우가 많다.

3-4 전방 운동 시 전치부의 교합접촉

전방 운동 시에는 시상절치로 경사각을 작게 설정하고, 구치도 동시에 접촉하도록 조정해야 한다(그림 3-25, 기초·학술 편 제2장 그림 2-5 참조). 결과적으로 상·하 중절치, 측절치가 절단위에서 확실하게 교합접촉하도록 삭제한다. 견치도 가능하면 접촉시킨다. 전방위에서 전치의 교합접촉을 얻을 수 없는 경우에는 구치의 전방 교합소면에 해당하는 부위를 삭제한다(그림 3-26). 유치악에서 전치의 접촉 감각은 구치부보다 훨씬 예민[9]하다. 치근막을 상실한 무치악에서도 마찬가지이며 전치의 교합접촉 감각은 구치부보다 날카롭다. 환자는 모두 전치부로 씹고 싶어 한다. **전치부의 교합조정이야말로 저작 감각에 매우 중요하다.**

단, **중심교합위에서 전치부는 절대 교합접촉시켜서는 안 된다.**[10] 유치악에서는 교합지를 쉽게 뺄 수 있을 정도로 접촉 관계가 좋은 증례도 있다. 그러나 총의치에서 악관절을 경첩(hinge)이라 하면, 경첩에서 먼 전치부는 경첩에 가까운 대구치부보다 훨씬 크게 점막 압축으로 인한 침하의 영향을 받는다(전문가 편 제1장 그림 1-17 참조). 교합기상에서 가볍게 당겨서 교합지가 빠질 정도로 근접한 접촉 관계를 설정했다면, 총의치 장착으로부터 3일이면 의치가 가라앉아 전치부가 닿을 것이다.

Step 3: 평형측의 교합조정

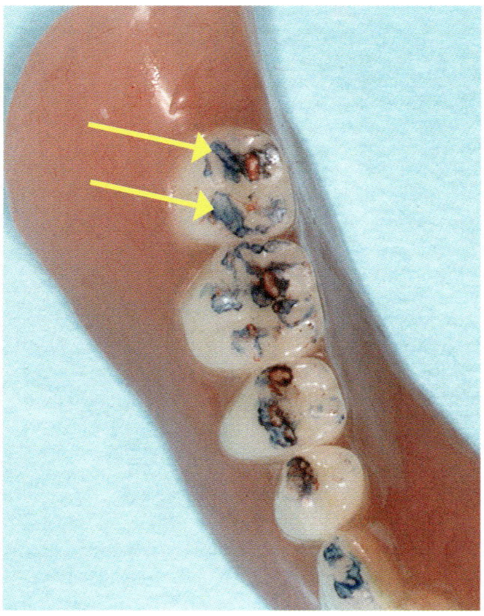

그림 3-21. 평형측의 교합간섭(화살표).

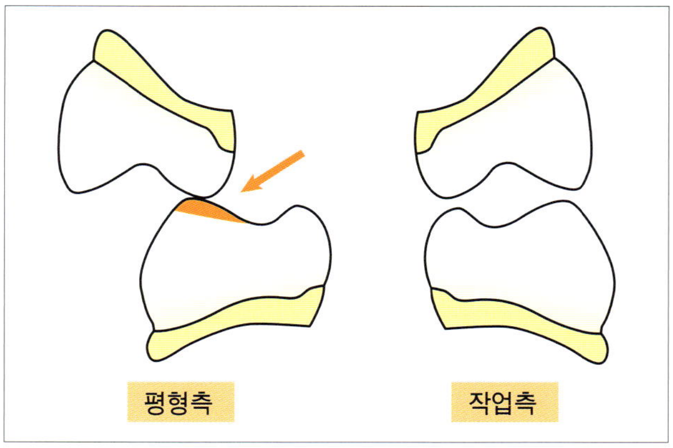

그림 3-22. 평형측에서는 하악 협측교두 내사면을 삭제한다(화살표).

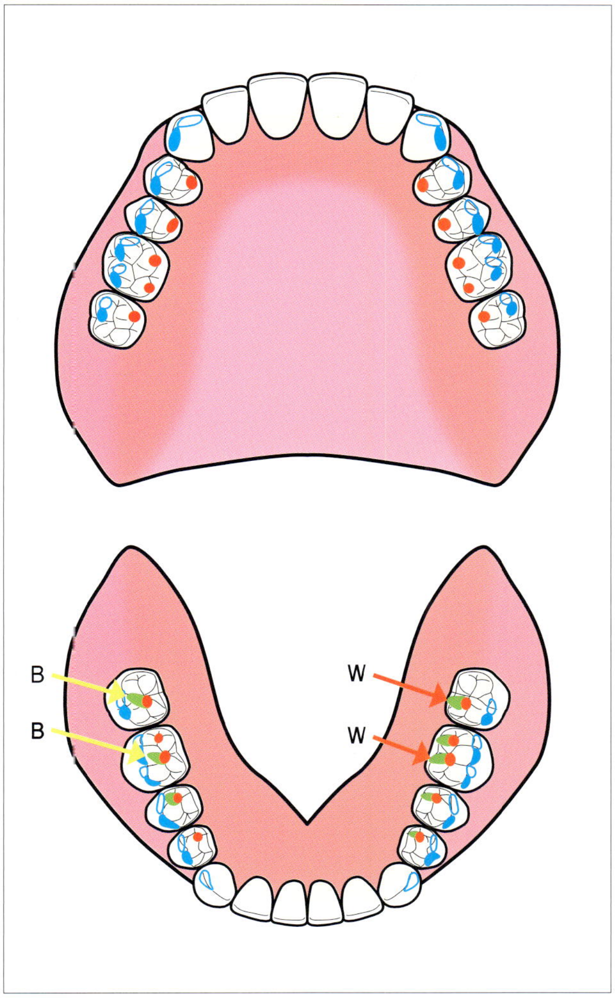

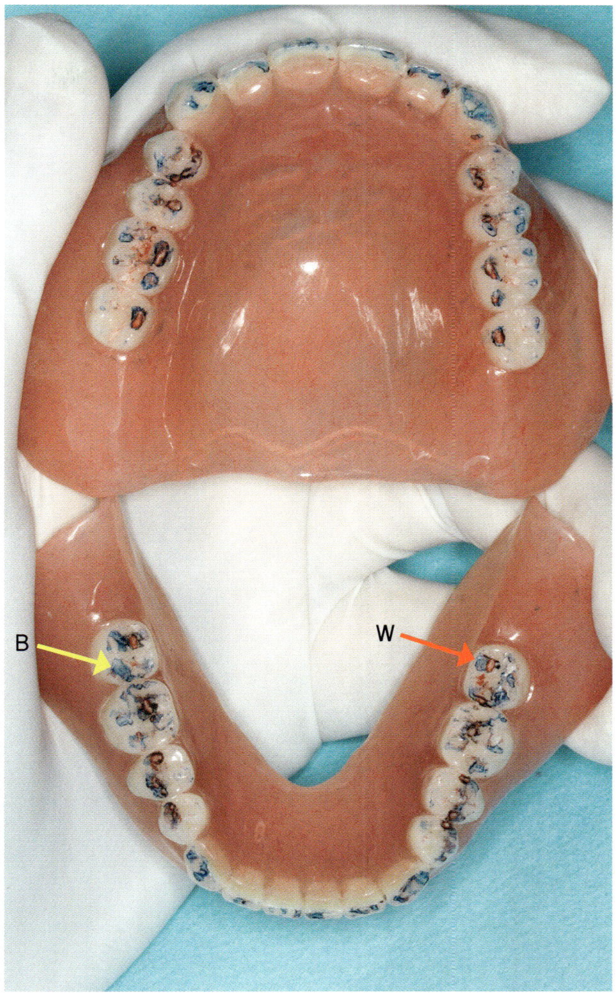

그림 3-23. 작업측 및 평형측의 체크. W: 작업측의 교두간섭. 설측교두 내사면을 삭제한다. 깎아내도 역몬슨만곡(anti-Monson)이 되지 않는다. B: 평형측의 교두간섭. 하악 협측교두 내사면을 삭제한다.

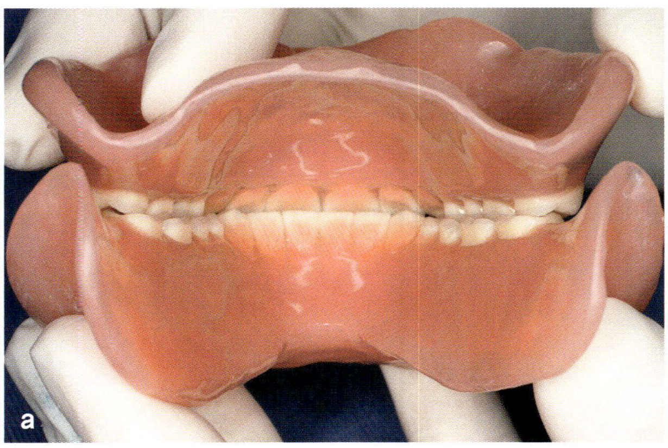

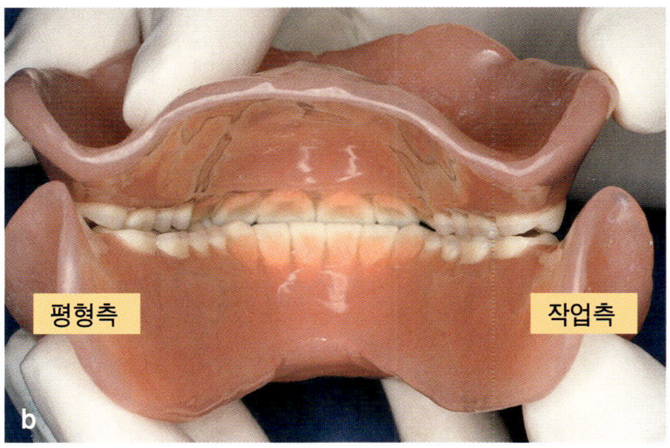

그림 3-24. 설측면에서 본 모습. **a:** 중심교합위, 상악의 설측교두가 하악 중심와에 꽉 물려 있는지 확인한다. **b:** 우측방위. 작업측, 평형측의 양쪽에서 교합접촉을 얻는 것이 목표.

3-5 최종 확인

최종적으로 아래 ①~③의 교합접촉을 얻는 것을 목표로 한다(그림 3-28). 단, 새 의치 장착 시에는 우선 태핑(중심교합위)에서 좌·우 균등한 교합접촉 확립을 목표로 하는 데 그친다. 그 후, 서서히 측방 운동, 전방 운동에서의 접촉 활주 부위를 증가시켜 나간다. **구강 외에서 판단하여 약간의 삭제로 교합접촉을 얻은 부위에서 진행하고, 무리한 부위는 우선 포기하는** 것도 임상가로서 필요할 것이다.

① 중심교합위에서는 상악 구치부 설측교두가 하악 구치부 중심와에 좌·우 각각 5군데에서 닿고 있다.

② 측방 운동 시에는 작업측에서 상악 협측교두 내사면에 접촉 활주가 나타난다.

③ 전방 운동 시에는 상·하악 전치부가 절단위 부근에서 접촉 활주한다.

또한 Suzuki식이 아니라 일반적인 lingualized occlusion을 목표로 하는 경우에서는 ②의 접촉 활주는 피하고 ①과 ③에서의 교합접촉만이 된다. 그 경우에서도 Step 2, Step 3에서 나타낸 삭제 부위는 똑같다.

교합조정이 잘되면 씹을 때마다 의치를 누르게 되므로 의치의 유지력은 하악에서도 놀랄 정도로 향상된다.

Step 4: 전방 운동 시 전치부의 교합접촉

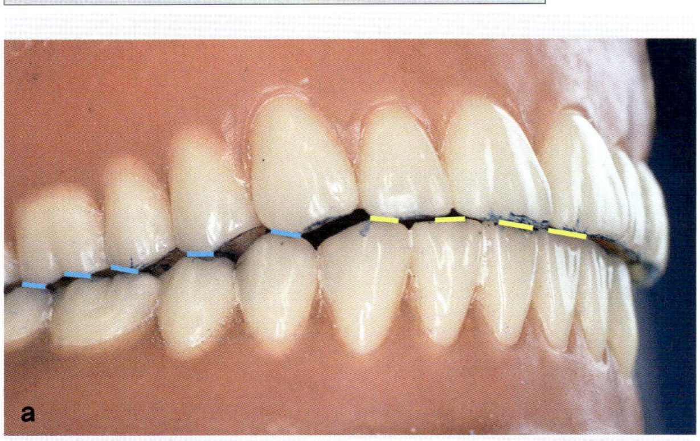

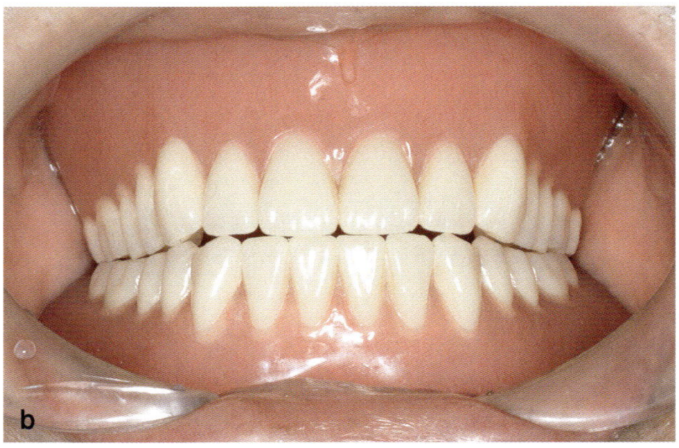

그림 3-25. 전방 운동 시의 교합접촉. 상·하악의 중절치, 측절치가 절단위에서 교합접촉 한다. 전치와 구치가 동시에 접촉하는 것이 바람직하지만 전치부의 접촉이 충분하지 않은 경우는 a의 파란색으로 나타내는 하악 전방 교합소면 해당부를 삭제하면 개선된다.

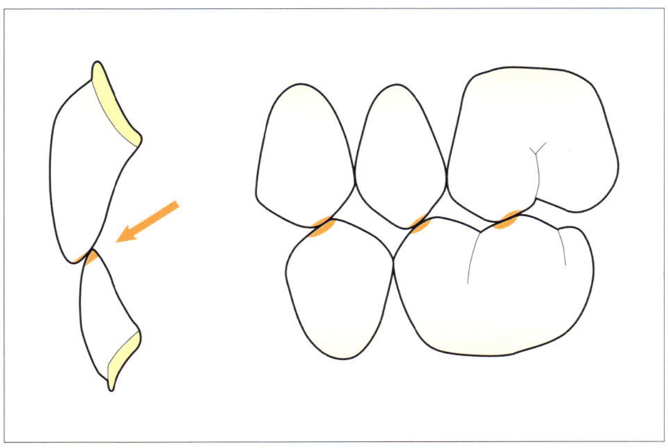

그림 3-26. 전방 운동 시에는 하악 전치를 우선 삭제한다. 구치는 전방 교합소면에 해당하는 부분의, 하악에서는 협측교두의 근심면, 상악에서는 협측교두의 원심면을 삭제한다.

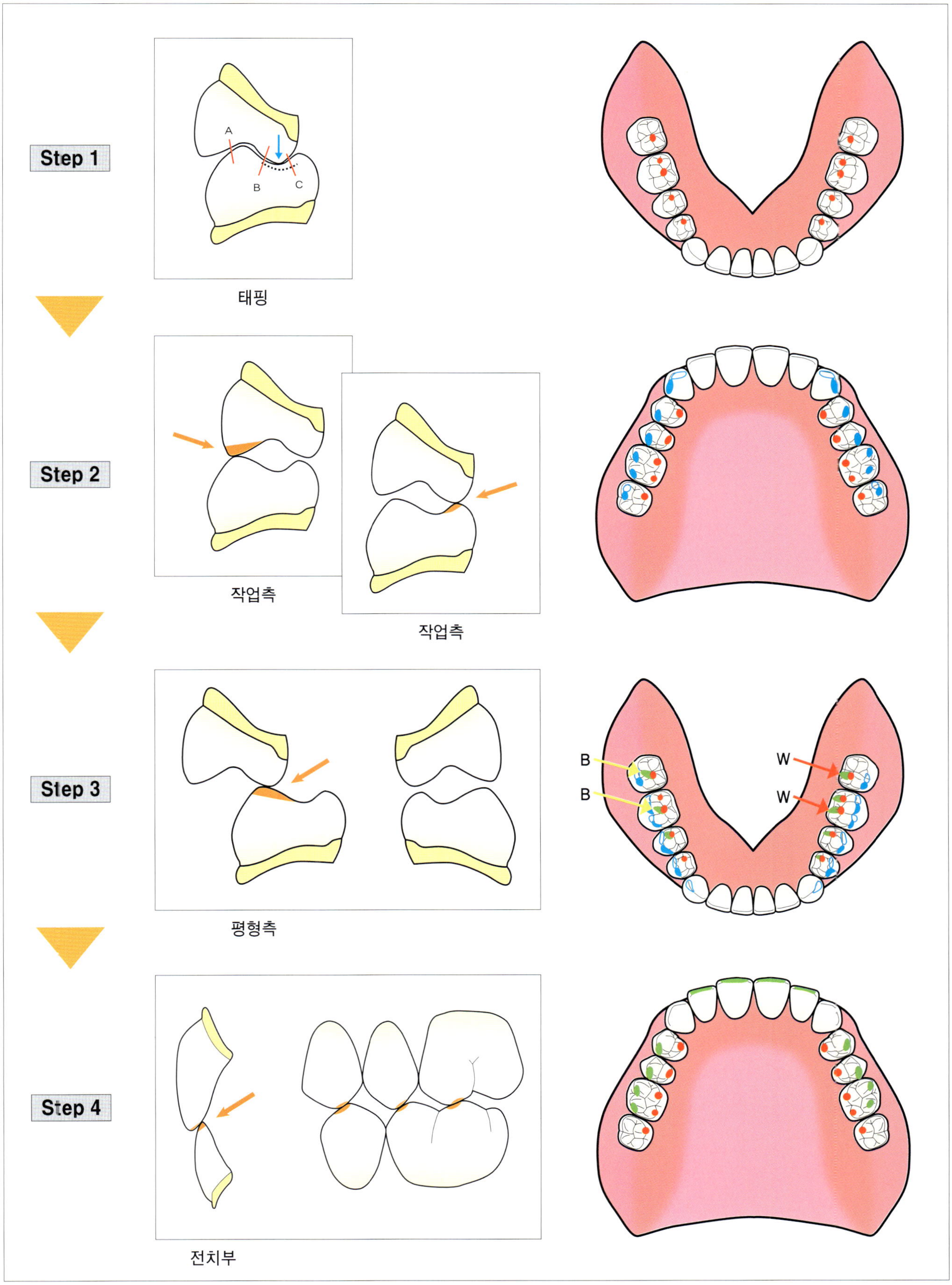

그림 3-27. 교합조정의 흐름.

Step 5: 최종 확인

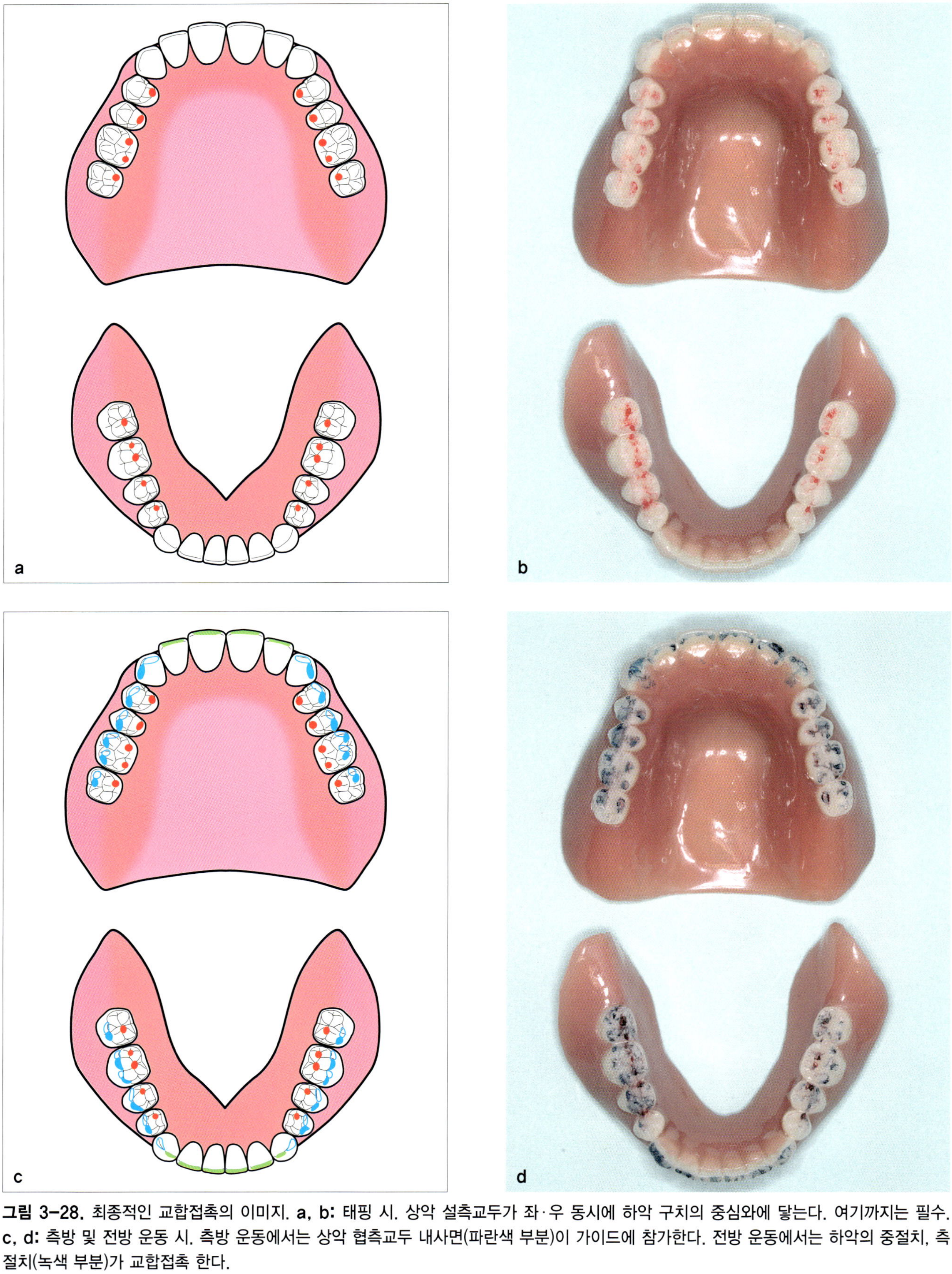

그림 3-28. 최종적인 교합접촉의 이미지. **a, b:** 태핑 시. 상악 설측교두가 좌·우 동시에 하악 구치의 중심와에 닿는다. 여기까지는 필수. **c, d:** 측방 및 전방 운동 시. 측방 운동에서는 상악 협측교두 내사면(파란색 부분)이 가이드에 참가한다. 전방 운동에서는 하악의 중절치, 측절치(녹색 부분)가 교합접촉 한다.

4 이론과 현실의 갈림길에서 인공치에 요구되는 것

Full balanced lingualized occlusion은 간편한 교합 양식이라고 했는데, 이것을 진료실이나 기공실에서 달성하기 위해서는 나름의 노력이 필요하다. 원래 인공치의 형태는 자연치를 모방하여 만들어져 왔다(그림 3-29). 유치악의 이상 교합은 견치 유도다. 따라서 시판되고 있는 대부분의 인공치에서 일반적인 방식으로 배열하면 측방 운동 시에 견치만 접촉하게 되기 쉽다. 현재 일본에서 업계 1위 제품 경질 레진 치아(Endura®, Shofu)로 배열해도, 삭제하지 않으면 반드시 측방 운동 시에 견치에서 rock된다(그림 3-30a).

따라서 발상을 바꾸어 처음부터 balanced occlusion 때문에 삭제를 끝낸 형태의 인공치를 설계하면 배열 후의 삭제가 필요 없어질 것이라 생각했다. 이러한 콘셉트로 필자가 협력해서 생산한 경질 레진치가 Veracia SA®(Shofu)다. Veracia SA를 적절히 배열하면 대부분을 삭제하지 않고 balanced occlusion을 달성할 수 있으며, 교합조정의 대폭적인 단축을 기대할 수 있다(그림 3-30b).

치과기공소에 맡기고 인공치를 지정하지 않는 치과의사가 많은 것 같은데, 인공치 종류를 재검토하는 것으로 진료 시간 단축을 도모해 보면 어떨까?

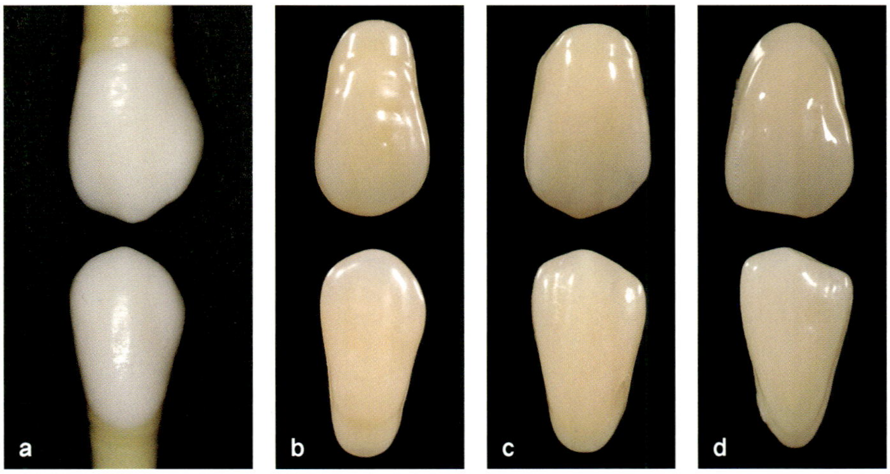

그림 3-29 상·하악 견치의 형태(모두 Shofu). **a:** 자연치 모형, **b:** Endura, **c:** NC Veracia, **d:** Veracia SA. Veracia SA는 삭제한 상태를 가정한 인공치.

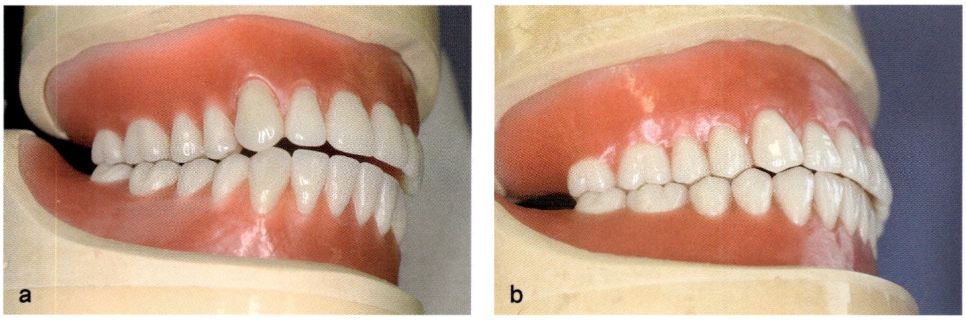

그림 3-30. 측방위에서의 교합. **a:** Endura는 견치가 닿는다. **b:** Veracia SA는 삭제하지 않아도 balanced occlusion을 쉽게 달성할 수 있다.

'우선은 실천'을 위한 필수 편
참고문헌

[Chapter 1]
1. 松本直之，市川哲雄（監修）．リンガライズドオクルージョン—義歯の咬合・インプラントの咬合—．東京：医歯薬出版，2001；10-15.
2. Korber K. Konuskronen, Das rationelle Teleskopsystem. Einführung in klinik und Technik（5 Auflage）. Heidelberg：Huthing, 1983.
3. 全国歯科技工士教育協議会（編集）．最新歯科技工教本　有床義歯技工学．東京：医歯薬出版，2017；144.
4. 深水皓三．総義歯の第1大臼歯部における咀嚼力および咬合力に関する研究．日補綴歯会誌 1974；17（4）：491-516.
5. 小林賢一，鈴木哲也．総義歯臨床のおさえどころ—義歯の装着と調整—．日歯医師会誌 1991；44（6）：662-671.
6. 市川哲雄，北村清一郎．総義歯を用いた無歯顎治療—口腔解剖学の視点から—．東京：クインテッセンス出版，2011；80-97.
7. 鈴木哲也. 全部床義歯のスキルアップ. 全部床義歯の咬合採得. 補綴臨床 2006；39（6）：648-656.
8. 藍稔, 五十嵐順正（編著）．スタンダード部分床義歯補綴学（第2版）．東京：学建書院，2010；44-48.
9. Watt DM, MacGregor AR. Designing complete dentures（2nd ed）. Bristol：Wright, 1986；111-170.
10. 西山亨，船越正也，河村洋二郎．歯牙の位置感覚について．日口腔科会誌 1965；14（4）：352-355.
11. 細井紀雄，平井敏博，長岡英一，赤川安正，鈴木哲也，大川周治（編集）．コンプリートデンチャーテクニック（第6版）．東京：医歯薬出版，2011；51-56.
12. 阿部晴彦．診査・診断に基づく総義歯の臨床．東京：クインテッセンス出版，2009；203.

[Chapter 2]
1. 鈴木哲也，古屋純一．コンプリートデンチャー 鈴木哲也のマスター1．東京：デンタルダイヤモンド，2017；201-203.
2. 小出馨(編著)．デザイニング・コンプリートデンチャー．東京：医歯薬出版，2008；10-12.
3. Seki T, Suzuki T, Hayakawa I. Influence of Midline Position and Incisal Inclination on Esthetic Evaluation of Complete Denture Wearers. Prosthodont Res Pract 2006；5（3）：150-156.
4. 市川哲雄，大川周治，平井敏博，細井紀雄（編集）．無歯顎補綴治療学（第3版）．東京：医歯薬出版，2015；126-164.
5. Abekuma H, Tokuyama H, Hamada T, Morimoto T. Comfortable zone of the mandible evaluated by the constant stimuli method. J Oral Rehabil 1996；23：330-335.
6. 森本俊文．咬合高径の生理的意義．松本歯学 2004；30：117-128.
7. Gamon J, Wright S. Perception of vertical dimension. J Oral Rehabil 1982；9（4）：307-316.
8. 安井栄．無歯顎者の下顎位置感覚を利用した全部床義歯における咬合高径測定法の開発．阪大歯誌 1997；42（1）：25-46.
9. Suzuki A, Suzuki T, Hayakawa I. Influence of Occlusal Vertical Dimension and Labiolingual Position of Artificial Anterior Teeth in Complete Dentures on Facial Appearance. Prosthodont Res Pract 2006；5（1）：44-51.
10. 小林賢一，鈴木哲也．総義歯臨床のおさえどころ—上顎の印象と咬合採得—．日歯医師会誌 1990；42（12）：1352-1360.
11. 市川哲雄，北村清一郎．総義歯を用いた無歯顎治療—口腔解剖学の視点から—．東京：クインテッセンス出版，2011；80-97.
12. 鈴木哲也. 全部床義歯のスキルアップ. 全部床義歯の咬合採得. 補綴臨床 2006；39（6）：648- 656.
13. 阿部二郎．カラーアトラス　誰にでもできる下顎総義歯の吸着．東京：ヒョーロン・パブリッシャーズ，2004；37-74.
14. 日本補綴歯科学会（編集）．歯科補綴学専門用語集（第5版）．東京：医歯薬出版，2019.
15. 田中久敏, 虫本栄子, 千葉雅之, 田邊忠輝, 山田芳夫, 長谷剛史, 中里龍彦，玉川芳春．総義歯装着者における顎関節症の臨床的特徴—顎関節内障の発生頻度—．日補綴歯会誌 1995；39（2）：396-405.
16. Hongchen L, Ning L, Jilin Z. Characteristics of temporomandibular joint disorder in edentulous patients. Orofacial Pain 1994；8：104.
17. Zarb GA, Hobkirk J, Eckert S, Jacob R. Prosthodontic Treatment for Edentulous Patients：Complete Dentures and Implant-Supported Prostheses（13th ed）. St.Louis：CV Mosby co, 2013.
18. 石鍋聡，鈴木哲也，長尾正憲．無歯顎者の水平的顎間関係の記録法ータッピングで咬合採得をする臨床的意義ならびにその方法ー．歯科ジャーナル 1993；37：997-1004.

[Chapter 3]
1. 日本補綴歯科学会(編集)．日本補綴歯科学会用語集(第5版)．東京：医歯薬出版，2019.
2. 小出馨．咀嚼機能からみた選択．日補綴歯会誌 2004;48（5)：681-690.
3. 松本直之，河野文昭．コンプリートデンチャーに与える人工歯の咬合様式とその選択．歯科ジャーナル 1990；32：657-660.
4. 鈴木哲也．咀嚼時の咬合接触からみた全部床義歯の咬合．日補綴歯会誌 2004；48（5）：664-672.
5. 古屋純一，鈴木哲也．第4章 チェアサイドでの実践的咬合調整法．In：村岡秀明（編集）．総義歯の謎を解き明かす．京都：松風，2010；100-104.
6. 菅原佳広，小出馨，佐藤利英．リンガライズド・オクルージョンにおける滑走間隙量が咀嚼機能に及ぼす影響．日補綴歯会誌 2002；46（3）：357-366.
7. 鈴木哲也．よい義歯だめな義歯　鈴木哲也のコンプリートデンチャー 17 のルール．東京：クインテッセンス出版，2011：141-143.
8. Watt DM, MacGregor AR. Designing complete dentures（2nd ed）. Bristol：Wright, 1986；99-105.
9. 西山亨，船越正也，河村洋二郎．歯牙の位置感覚について．日口腔科会誌 1965；14（4）：352-355.
10. 松本直之（編集）．無歯顎補綴の臨床 Q&A—成功のための問題点と対策—．東京：医歯薬出版，2006；147-149.

‘왜 이렇게 된 걸까?’라고
헷갈릴 때 되짚어 보는

기초·학술 편

‘왜 이렇게 된 걸까?’라고

헷갈릴 때 되짚어 보는 기초·학술 편

CHAPTER 1

현대의 총의치에 부여해야 할 교합 양식

교합 양식이란 교두감합위(중심교합위) 및 편심위에서의 교합접촉 상태를 나타내므로 동요, 이탈하기 쉬운 총의치에서는 자연치열과는 완전히 다른 교합 양식이 필요해진다. 그러나 대부분의 치과의사, 치과기공사는 양측성 균형 교합, full balanced occlusion, 치조정간선 법칙 등 총의치 교합에 관한 치과 용어를 혼동하여 사용하는 것으로 생각할 수 있다.

따라서 본 장에서는 현대 총의치에 요구되는 교합 양식에 대하여, 우선 양측성 균형 교합의 필요성에 대해, 그리고 full balanced occlusion과 lingualized occlusion의 장·단점을 정리한다. 그 결과로부터 필자가 생각하는 필요 최소한의 노력으로 최대 효과를 기대할 수 있는 교합 양식에 대해 해설한다.

1 양측성 균형 교합(balanced occlusion)은 필요한가?

1-1 양측성 균형 교합의 필요성에 대한 의문

양측성 균형 교합이란 편심 운동 시에 작업측과 평형측 양쪽에 교합접촉을 주어 의치의 안정을 도모하는 것이며, "미국치과보철용어집(GPT-9)"[1]에서는 이것을 'balanced occlusion'이라고 칭한다. 양쪽에서 의치를 눌러 주는 것으로, 확실히 음식물이 없는 상태의 맨입에서는 이치에 맞는 교합 양식이다(그림 1-1).[2] 그러나 저작할 때를 생각해 보면, 양측성 균형 교합을 주어도 음식물 덩어리가 저작측(작업측) 사이에 있으면 그 두께만큼 비저작측(평형측) 상·하 교합면 사이가 벌어진다(그림 1-2). 따라서 일부러 시간을 들여서 교합기상에서 양측성 균형 교합을 부여해도 의치의 안정이 특별히 필요해지는 저작 시에는 의미가 없다는 비판이 있다.

그것으로부터 저작할 때를 생각하면 측방 교합위에서 편측성 균형 교합, 즉 '작업측 인공치의 협·설측 교두만의 교합접촉으로 역학적인 평형상태를 만들어내 의치 전복을 방지하는 것을 의도한 교합 양식[3]'이야말로 중시해야 한다는 의견이 많았다. 따라서 생각된 것이 치조정간선 법칙이었는데, 치조정간선 법칙에는 문제[4]도 많아 적용할 수 있는 증례는 한정적이다.

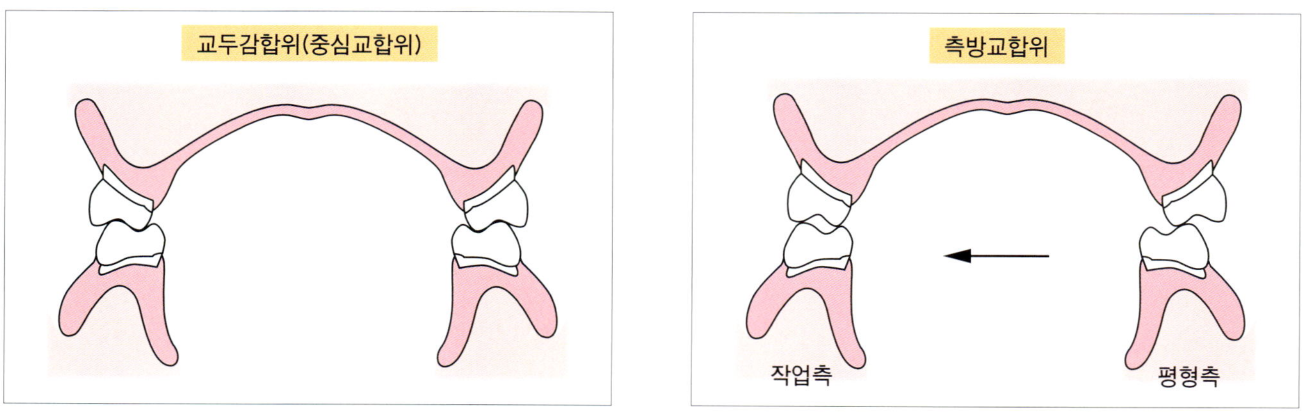

그림 1-1. 양측성 균형 교합(맨입일 때). 측방 운동 시에 작업측, 평형측 양쪽에 교합접촉을 주어 의치의 안정을 도모한다. (출처: Hayashi의 그림[2]에서 인용·변경)

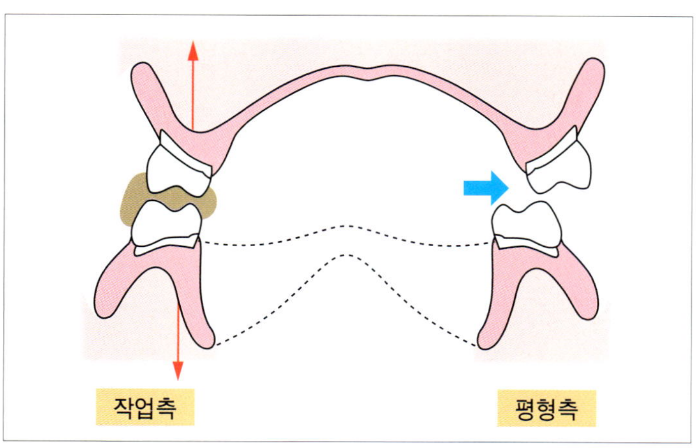

그림 1-2. 저작 시의 교합접촉. 양측성 균형 교합을 부여해도 음식물 덩어리가 저작측(작업측) 사이에 있으면 그 두께만큼 비저작측(평형측)의 상·하악 교합면 사이가 벌어진다(화살표). 따라서 저작 시에는 편측성 균형 교합이 중요하다고 생각되어 왔다. (출처: Hayashi의 그림[2]에서 인용·변경)

1-2 양측성 균형 교합의 필요성에 대한 의문의 답

위와 같이 의문이 많았던 저작 시 양측성 균형 교합의 필요성에 대해서는 동경의과치과대학의 Kobayashi(小林) 등[5-9]의 연구 그룹에서 이루어진 연구가 명쾌한 답을 주고 있다.

Kobayashi 등은 총의치의 인공치 교합면을 다양한 형태를 부여한 metal occlusal로 교체하여 의치에 telemeter 장치를 넣어 저작 시의 교합접촉을 wireless로 계측했다(그림 1-3).[6-9] 그 결과 양측성 균형 교합을 부여한 경우 저작 시에는 음식물 덩어리의 두께만큼 벌어져 있는 비저작측(평형측)이 저작측(작업측)보다 교합접촉의 빈도가 높고, 그 개시도 빠른 것을 알아냈다(그림 1-4).[5] 유치악에서는 생각하기 어려운 저작 시 비저작측에서의 교합접촉은 피압축성이 풍부한 점막상에서 기능하는 총의치의 특수성으로 인한 것이며, 음식물 덩어리가 존재하는 저작측에서는 의치의 약간의 가라앉음과 비저작측에서의 떠오름으로 인해 일어난다(그림 1-5, 1-6). 그러한 저작 시 교합접촉의 순서는 비저작측 제2대구치에서 시작해 제1대구치, 소구치로 진행하여, 마지막으로 저작측 제1대구치의 순서였다(그림 1-7).[6] 이것은 침하뿐만 아니라 음식물 덩어리를 중심으로 의치가 회전하는 모습을 나타내는 것이다.

또한 Watanabe(渡邊)[7]는 저작 시 교합력을 계측하여 저작 초기에는 저작측의 수치가 비저작측보다 크지만, 저작이 진행됨에 따라 저작측에 편재했던 교합력이 비저작측으로 이동하여 교합력이 좌·우 균등해진다는

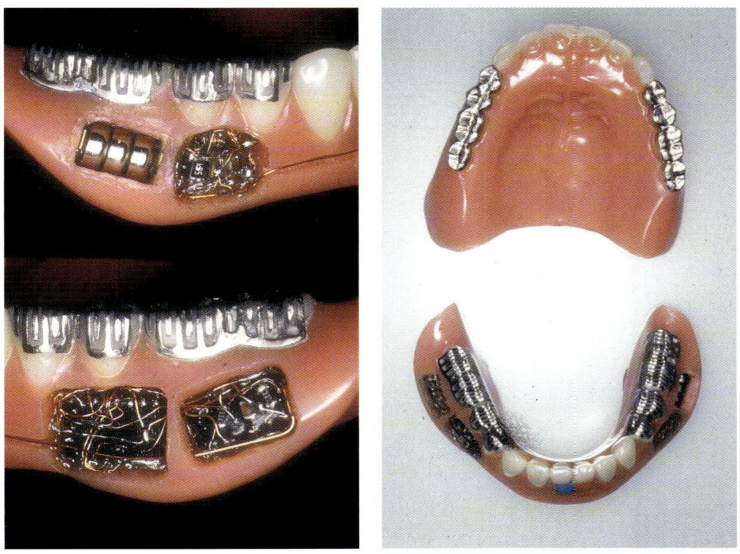

그림 1-3. Telemter 장치를 넣은 실험 의치. 인공치 교합면을 다양한 형태의 metal occlusal로 교체하여 저작 시의 교합접촉을 wireless로 계측. [사진 제공: Watanabe Tatsutomi(渡邊竜登美)]

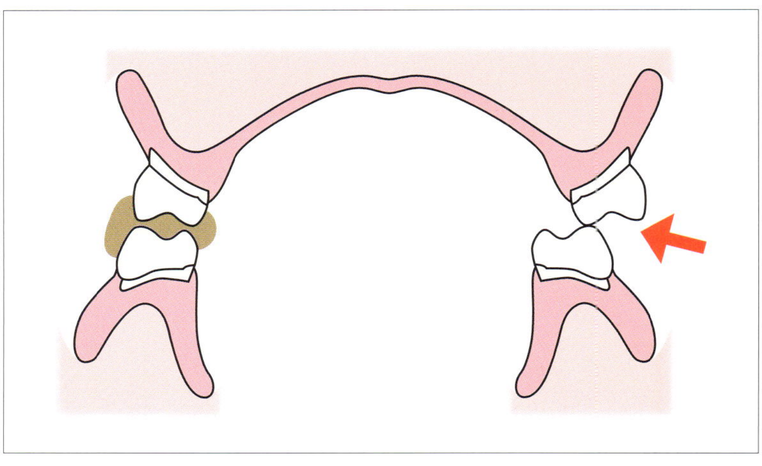

그림 1-4. 양측성 균형 교합을 부여한 경우, 저작 시에 저작측보다 빠르게 비저작측에서 리드미컬한 교합접촉을 얻었다(화살표).

것을 보고했다. 그리고 Kumagai(熊谷)[8]는 비저작측(평형측)에서의 제1대구치 교합접촉의 모습을 조사하여 하악의 협측교두 내사면을 따라 중앙와에 이르는 교합접촉의 패턴(to centric)이 가장 많다는 것을 보고했다(그림 1-8). 이 결과는 비저작측(평형측)에서 인공치의 교두경사가 의치를 중앙의 교두감합위로 이끄는 역할을 하고 있음을 나타냈으므로, 인공치에 교두치를 사용하는 것의 필요성과 동시에 역몬슨만곡(anti-Monson curve)을 그리는 치열이나 무교두치를 사용한 배열의 부적절함도 시사하고 있다.

이러한 일련의 연구 결과를 정리해 보면 총의치는 저작 시에는 교합기상과는 달리 놀랄 정도로 다이내믹하게 움직이는데, **교합기 상에서 양측성 균형 교합을 부여한 의치에서의 저작에서는 비저작측에서 저작측보다 조기에 교합접촉을 일으켜 인공치의 교두 경사에 따른 활주가 있어, 이것이 의치 안정에 기여했다**(그림 1-9).

이 연구로부터 교합기상에서 양측성 균형 교합을 부여하는 것은 입속에 아무것도 없을 때뿐만 아니라 저작 시에도 유익하다는 것이 밝혀졌다.

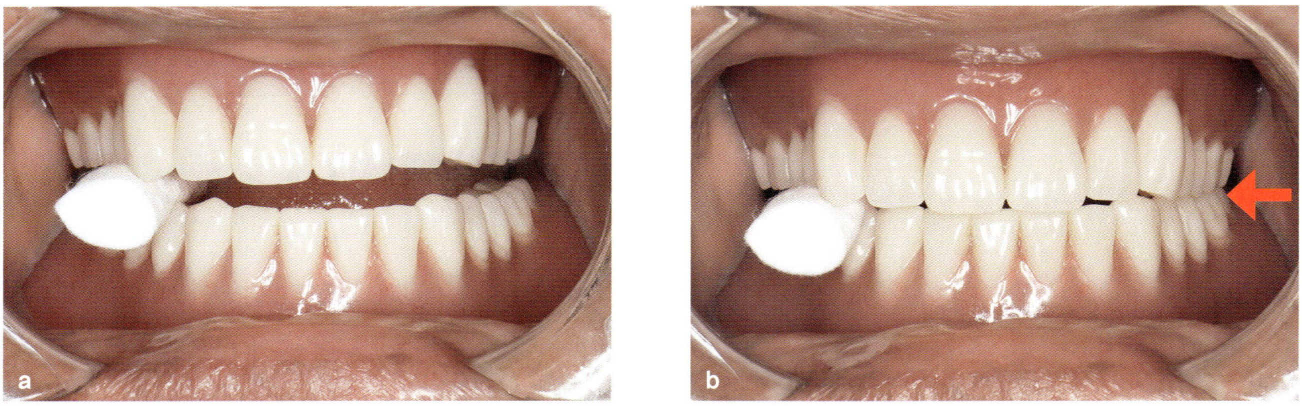

그림 1-5. 씹기 시작할 때는 비저작측(평형측)에 틈이 보이는데(a), 바로 비저작측의 교합접촉이 생긴다(b: 화살표).

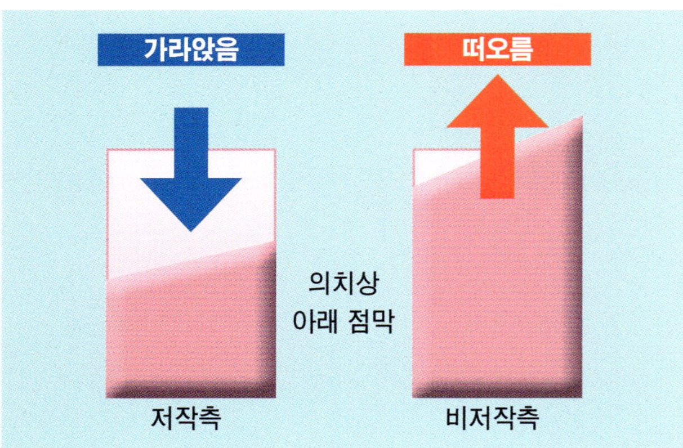

그림 1-6. 총의치에서는 저작측 점막의 가라앉음과 비저작측의 떠오름으로 인해 비저작측에서의 교합접촉이 일어난다.

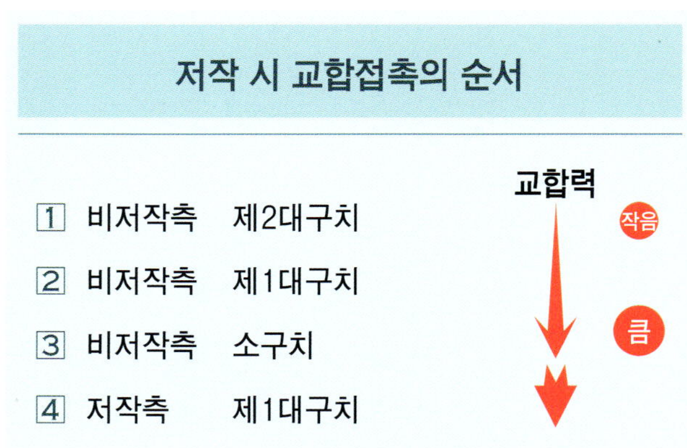

그림 1-7. 저작 시 교합접촉의 순서. 비저작측의 제2대구치로부터 서서히 앞쪽으로 진행하여 마지막에 저작측 제1대구치가 된다. 음식물 덩어리를 중심으로 의치가 침하, 회전하고 있는 모습을 나타내고 있다.

그림 1-8. 제1대구치에서 비저작측에서의 교합접촉. 협측교두 내사면을 따라 중앙와에 이르는 교합접촉의 패턴(to centric)이 가장 많다. 인공치의 교두경사가 의치를 교두감합위로 이끄는 역할을 하고 있음을 나타낸다. (출처: Kumagai의 그림[8]에서 인용·변경)

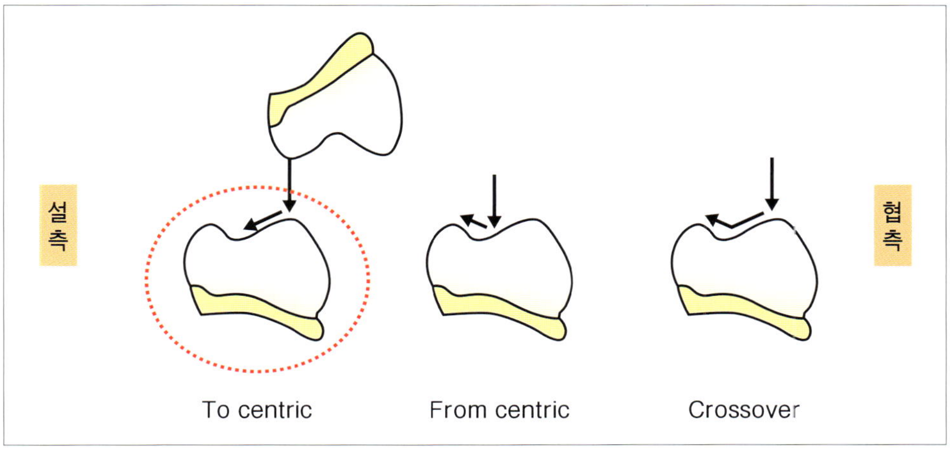

Check!! 생각해보자

1 교합접촉에서 볼 수 있는 저작 시 의치의 다이내믹한 움직임

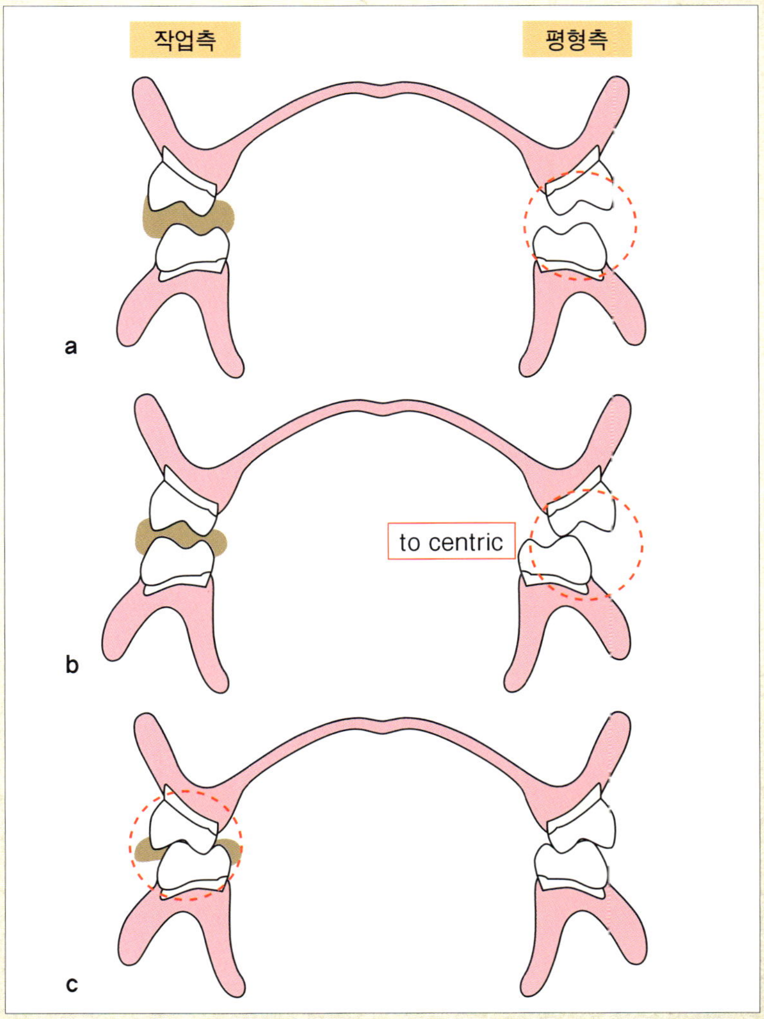

그림 1-9. a: 저작 초기에는 평형측에 틈이 있다(점선부). b: 저작 중기에는 작업측보다 빠르게 평형측에 교합접촉이 시작된다(점선부). c: 마지막으로 작업측이 교합접촉한다(점선부). 인공치의 교두경사(inclination of cusp)에 따른 활주가 의치를 중심교합위(교두감합위)로 이끌어, 이것이 의치의 안정에 기여하고 있다.

2 Full balanced occlusion이냐, lingualized occlusion이냐

총의치에 부여하는 교합 양식으로서는 full balanced occlusion[3]과 lingualized occlusion이 대표적인 교합 양식인데(그림 1-10), 임상에서는 어느 쪽을 선택해야 할까? 양측성 균형 교합이 중요해지면 full balanced occlusion이 우위라고 생각되지만 사실 lingualized occlusion은 Pound[10]가 제시한 편측성 균형 교합뿐만 아니라 양측성 균형 교합이 될 수도 있다(그림 1-11). 실제로 lingualized occlusion을 권장하고 있는 Koide(小出)[11] 등도 "lingualized occlusion에는 양측성 균형 교합을 부여해야 한다."는 견해를 나타내고 있다.

따라서 full balanced occlusion과 lingualized occlusion은 모두 양측성 균형 교합, 즉 balanced occlusion을 부여한다는 전제하에 양자를 비교해 보고 싶다.

2-1 Full balanced occlusion과 lingualized occlusion의 비교

1) 대응하기 쉬움의 차이

Lingualized occlusion은 교합접촉 면적을 감소시켜 음식물 덩어리를 자르는 능력을 증대시키는 것으로 의치상 아래 점막의 부담을 줄이는 것을 의도한 교합 양식이다(그림 1-12).[11,12] 교합면 사이에 압착 공간이 생기지 않으므로, 의치를 기울어지게 하는 측방 분력이 작아 감합위에서의 자유도도 크므로 교합의 변화에 대응하기 쉽다. 또한 상악 설측교두에 의한 교합접촉점을 하악의 교합면 위에 좌·우 5개씩 좇기만 하면 되므로 알기 쉽고 기술적으로 숙달되기 쉽다는 장점이 있다(그림 1-13).[13]

그에 비해 full balanced occlusion은 조건이 까다로운 '양측성 전면 균형 교합'으로 대체할 수 있는 교합 양식인데, 3개 교합소면(전방 교합소면, 후방 교합소면, 균형 교합소면)의 구축은 이해가 어려우며 접촉 면적이 넓어 감합관계가 엄격히 규제되므로 복잡하고 높은 기량이 필요하다(그림 1-14). 또한 교합기상이 아니면 달성하기 어려운 등의 과제가 많다.

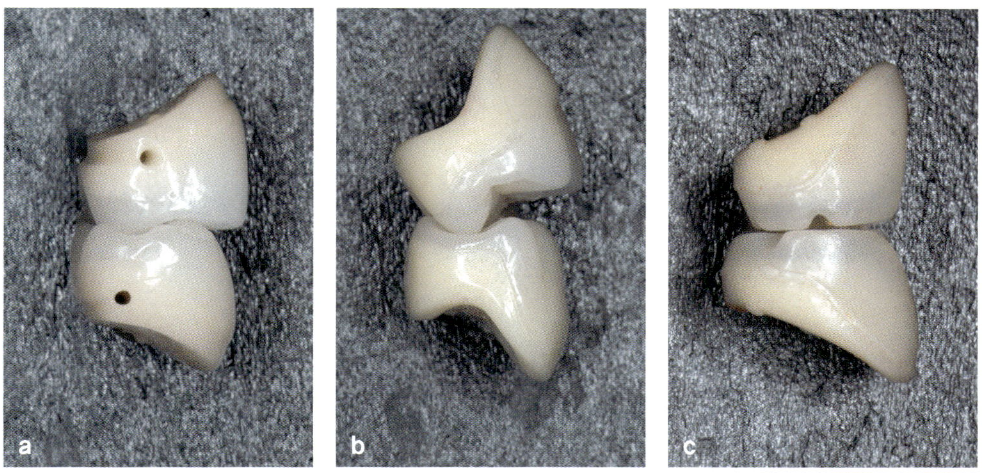

그림 1-10. 교합 양식에 따른 인공치의 교합관계. **a:** full balanced occlusion, **b:** lingualized occlusion, **c:** monoplane occlusion.

Check!! 생각해보자

2 총의치의 교합 양식

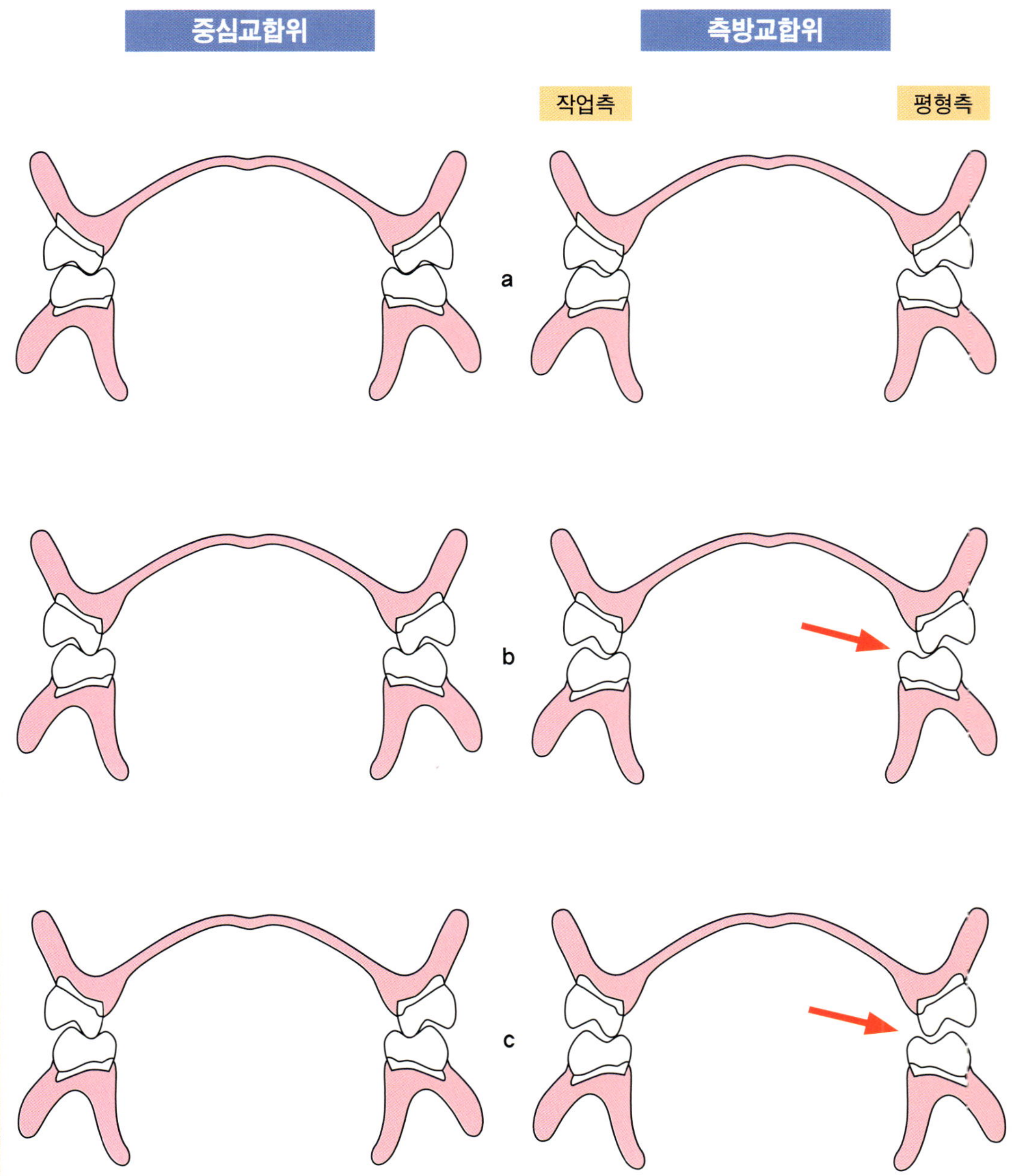

그림 1-11. a: full balanced occlusion, **b:** 양측성 균형 교합의 lingualized occlusion, **c:** 편측성 균형 교합의 lingualized occlusion. 평형측에서 교합접촉의 유·무(화살표)로 양측성인지, 편측성인지 나누어진다. 측방 교합위에서 보면, a에서는 작업측에서 두 군데, 평형측에서 한 군데의 교합접촉이 있는데, b에서는 작업측과 평형측 각각 한 군데의 교합접촉이 확보된다. c에서는 작업측에서 평형측의 교합접촉은 없다.

2) '맛있음'의 차이

그러나 한편 lingualized occlusion에 대한 불만으로서 교합접촉 면적이 작아 저작 능률 저하로 이어지는 것, 협측에 틈이 있어서 음식물의 흐름이 협측을 향하므로 협측 전정에 음식물이 쌓이기 쉬운 것, 음식물을 씹고 있다는 느낌이 잘 들지 않는 것 등의 의견도 있다(그림 1-15, 1-16).[13] **압착 공간이 없는 lingualized occlusion은 음식물을 '자르는' 교합 양식인 데 비해 full balanced occlusion은 음식물을 '갈아 으깨는' 교합 양식이라고 생각한다.**[14] 협측교두끼리 찧어 으깨는 운동에 적극적으로 참가하는 full balanced occlusion에서는 다이내믹한 저작 운동이 전개되어 음식물에서 맛을 짜내어 씹는 느낌까지 포함한 맛을 만들어낸다고 생각된다. 일본의 식문화는 '식감', '씹는 맛'을 중시하여 서양의 식문화와는 다르다. 개인적으로는 '맛있음'이라는 점에서 full balanced occlusion을 적절히 부여한 의치가 더 뛰어나다고 느끼고 있다.

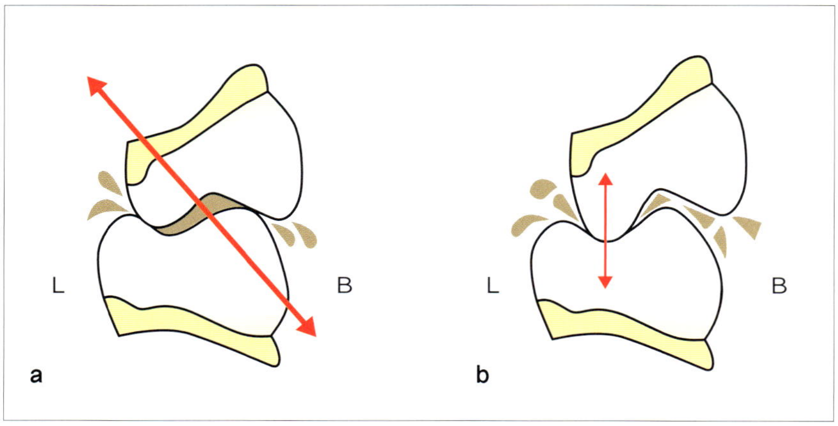

그림 1-12. 저작 시에 생기는 측방분력. **a:** full balanced occlusion, **b:** lingualized occlusion. Lingualized occlusion은 압착 공간이 생기기 쉽다. 교합접촉 면적이 작으므로 음식물을 자르는 능력이 뛰어나다. (출처: Koide의 그림[11]에서 인용·변경)

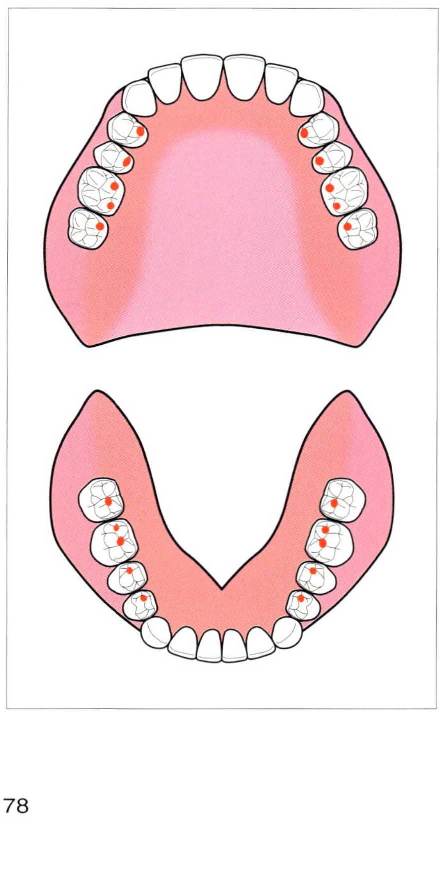

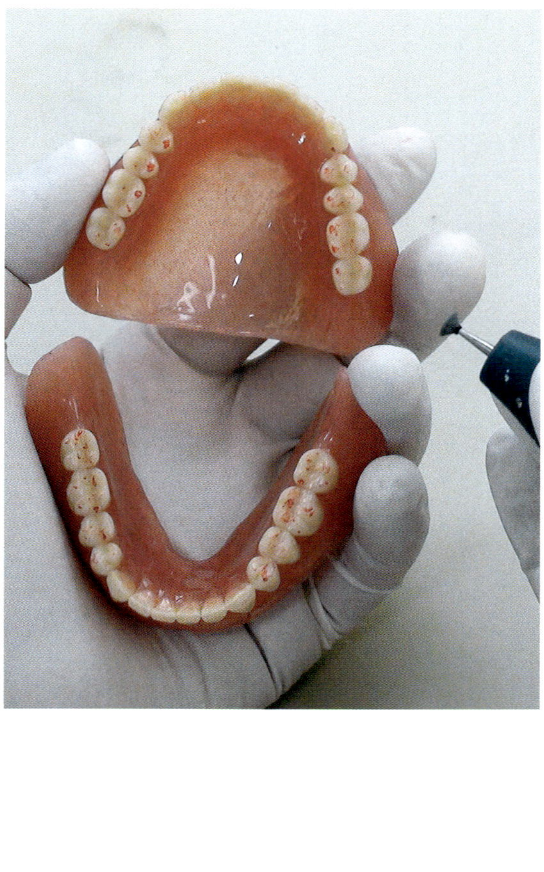

그림 1-13. Lingualized occlusion. 상악 설측교두에 의한 교합접촉점을 좌·우 5개씩 따라가면 되므로 기술적으로 수월하다.

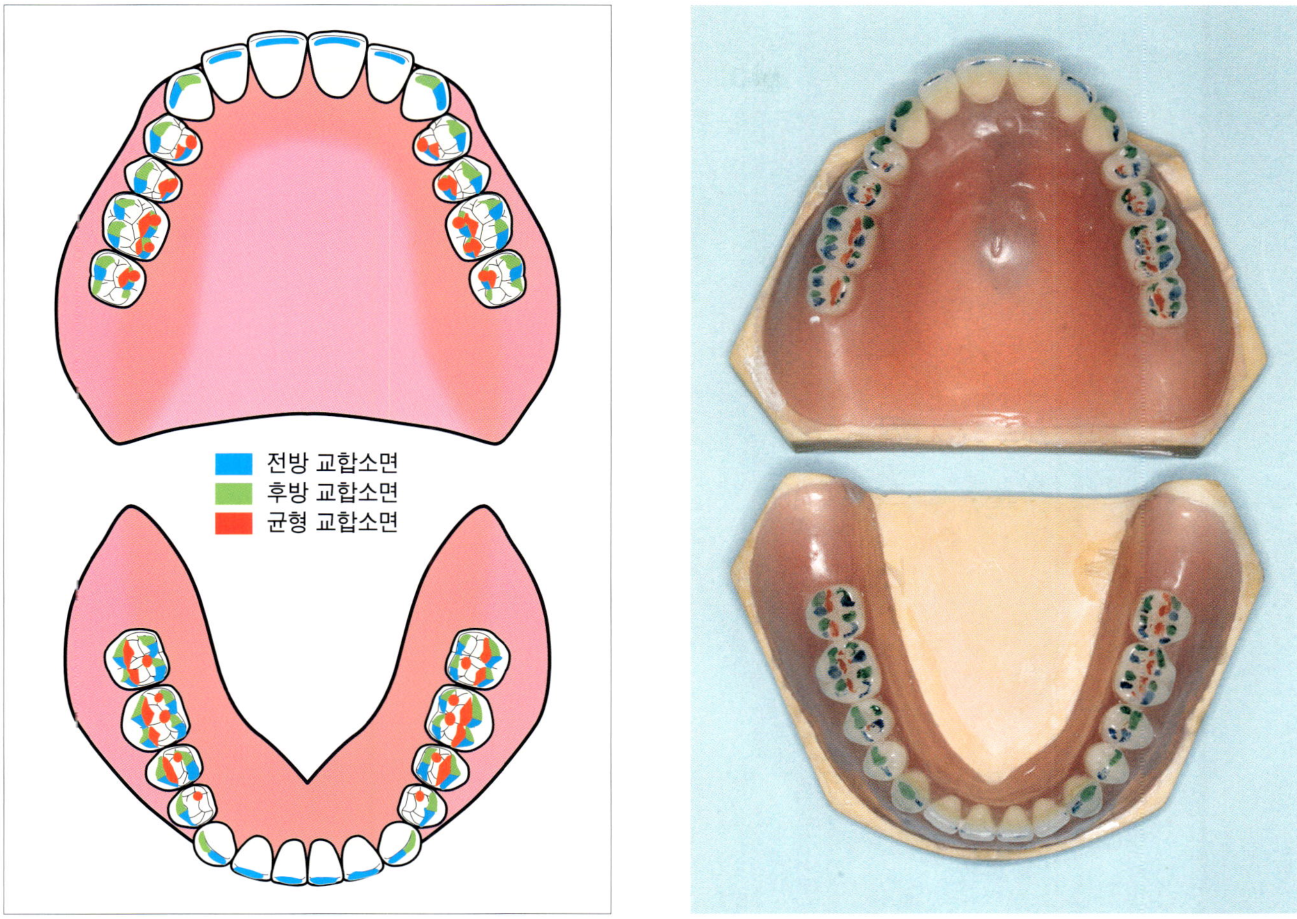

그림 1-14. Full balanced occlusion. 3개 교합소면의 구축은 이해하기 어려우며 접촉 면적이 넓어 감합관계가 엄격히 규제되므로 높은 기량이 필요하다.

Lingualized occlusion의 장·단점

장점

1. 잔존 치조제의 부담 경감
2. 식품 분쇄능이 높다.
3. 감합위에서 자유도가 커 교합의 변화에 대응하기 쉽다.
4. 기술적으로 숙달되기 쉬워 교합조정이 수월하다.

단점

1. 교합접촉 면적이 작아 저작 능력이 저하된다.
2. 음식물 봉입 효과가 낮아 음식물을 갈아 으깨기 어렵다.
3. 음식물이 협측 방향으로 흘러 협측 전정에 쌓이기 쉽다.

그림 1-15. Full balanced occlusion과 비교한 lingualized occlusion의 장·단점.

3) 측방 가이드에 따른 차이

또한 lingualized occlusion은 작업측 구치부 인공치의 상악 협측교두 내사면을 측방 가이드로서는 전혀 참가시킬 수 없는 교합 양식이 된다. 협측에서 보면 견치만 접촉하며 마치 유치악자의 견치 유도와 같은 교합 양식으로 보여 위화감을 느낀다(그림 1-17). 물론 상악 구치부 설측교두가 접촉 활주한다는 설명은 있지만, 앞서 이야기한 저작 시의 침하나 회전을 수반하는 의치의 다이내믹한 운동을 생각하면, 적어도 소구치만이라도 협측교두를 측방 가이드에 참가시켰으면 좋겠다. 또한 lingualized occlusion의 일인자인 Matsumoto(松本)[15]는 심미성이나 교합평형을 고려하여 "제1소구치의 협측교두는 접촉시키고 뒤로 감에 따라 이개도를 증가시킨다."고 이야기하고 있어 매우 흥미롭다.

4) 결론

결국 어느 쪽을 선택할지는 ① **잔존 치조제의 조건**, ② **악위의 안정성**, ③ **술자의 기량**, ④ **교합조정이 구강 내만인지 아니면 교합기에 재장착하여 실시하는지**의 4항목을 감안하여 결정하게 된다. 그러나 잔존 치조제 흡수가 심한 증례나 하악위가 불안정한 증례가 대부분인 일본의 무치악자는 잔존 치조제에 대한 부담이 적어, 달성이 쉬운 lingualized occlusion을 대부분의 증례에서 제1선택으로 해야 한다.

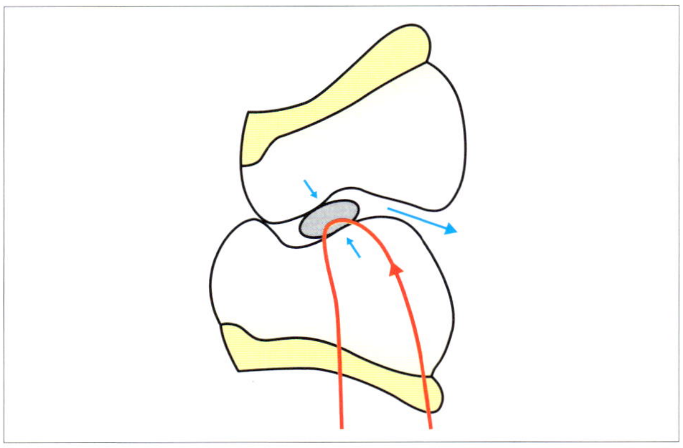

그림 1-16. Lingualized occlusion에서는 협측에 틈이 있으므로 측방분력을 만드는 압착 공간이 생기지 않는다. 그러나 음식물 덩어리의 흐름이 협측을 향하여 협측 전정에 쌓이기 쉽다.

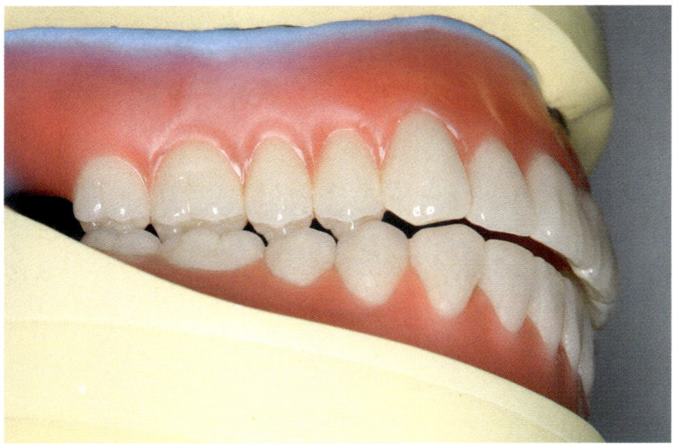

그림 1-17a. Lingualized occlusion. 중심교합위.

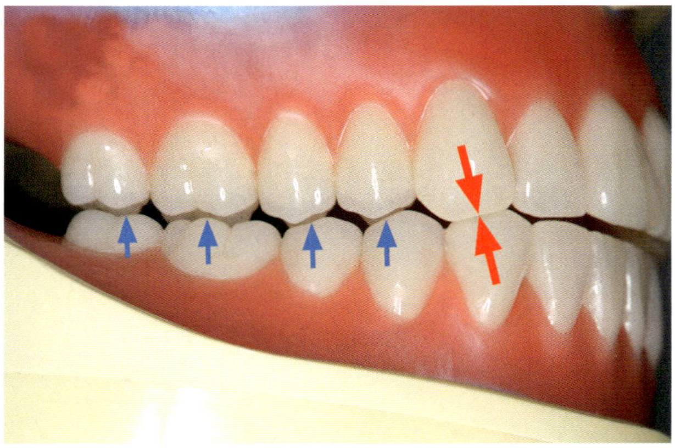

그림 1-17b. 측방 운동 시 작업측의 교합접촉. 협측에서 보면 견치만 접촉되어 있어, 마치 유치악자의 견치 유도처럼 보인다. 기능 시의 교합평형을 생각하면 적어도 소구치는 접촉시켰으면 좋겠다.

CHAPTER 1

3 Full balanced lingualized occlusion이라는 제안

3-1 Full balanced lingualized occlusion이란

지금까지의 논의를 근거로, 필자는 lingualized occlusion의 간편함에 full balanced occlusion의 뛰어난 저작 감각과 교합평형 향상을 더한 다음과 같은 교합 양식을 생각하여, 'full balanced lingualized occlusion'이라고 부르며 제창하고 있다.[16] Lingualized occlusion에서는 일반적인 상·하악 협측교두 사이의 거리를 잔존 치조제 조건이 나쁘면 넓고, 좋으면 좁아지도록 조정하여 약 0.5~2mm 정도 띄운다고 되어 있다.[11,17] 필자가 제창하는 것은 이 상·하악 협측교두 사이의 거리를 최대한 0mm에 가깝게 한 교합 양식이다(그림 1-18).

기본은 lingualized occlusion이므로 가장 중요한 중심교합위의 태핑에서는 상악 설측교두정이 편측 5점씩, 하악 중심와에 교합접촉한다. 한편, 약간 측방으로 하악을 비켜 놓으면 작업측에서는 구치부 협측교두가 접촉 활주한다(그림 1-19). 즉, balanced occlusion은 필수로 하고 lingualized occlusion이면서 편심위에서는 의치의 교합평형이나 씹는 느낌, 음식물 덩어리의 압착 공간을 고려하여 상·하악 작업측 협측교두에 full balanced occlusion에 준한 접촉, 활주를 부여하는 것이다(그림 1-20). 단, 작업측 협측교두의 접촉 활주는 반드시 제1소구치에서 제2대구치까지의 전부가 아니라도, 제1대구치 아니면 소구치까지도 상관없다. 난증례가 많은 일본의 현상을 보면 타당한 대응으로, 임상적으로는 좋은 결과를 얻고 있다.

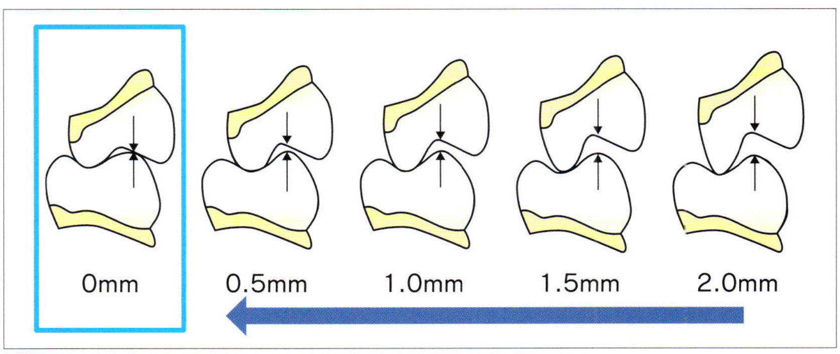

그림 1-18. Full balanced lingualized occlusion의 이미지. 협측의 교두 사이 거리를 최대한 0mm에 가깝게 한다. (출처: Sugawara, Koide 등의 그림[17]에서 인용·변경)

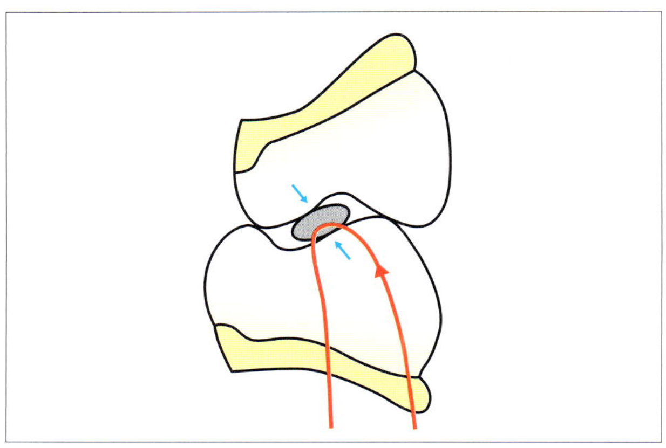

그림 1-19. Full balanced lingualized occlusion. 의치의 교합평형이나 씹는 느낌, 압착 공간을 고려하여 편심 운동 시에 작업측 협측교두 내사면을 접촉시킨다.

Check!! 생각해보자

3 교합 양식의 장점만 모으자!

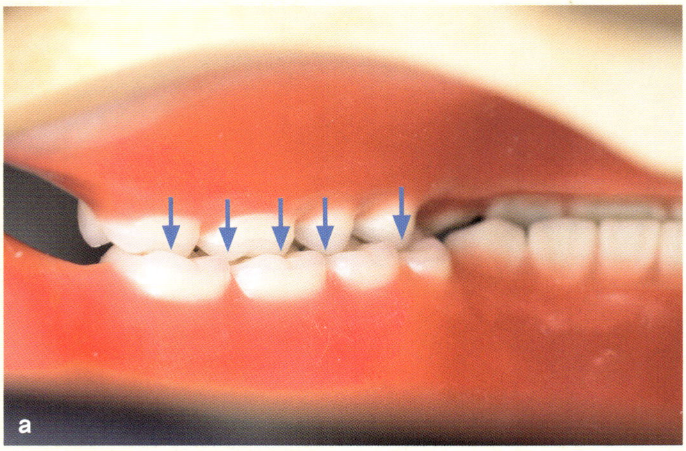

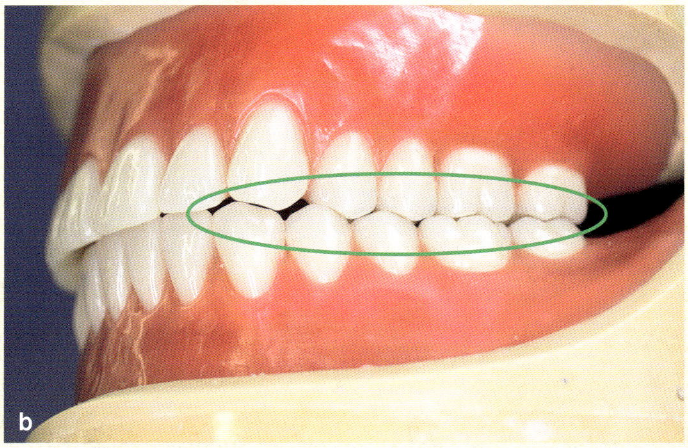

그림 1-20. Full balanced lingualized occlusion. **a:** 중심교합위에서의 설측면. 상악 설측교두가 하악 중심와에 교합접촉 하고 있다(화살표). **b:** 편심위에서의 작업측 협측면. 구치부 협측교두도 측방 가이드에 가담하고 있다(○).

Rule 7 ‘Full balanced lingualized occlusion’ 은 교합 양식의 장점만 모은 것

- 태핑 시는 lingualized occlusion
- 편심위에서는 작업측 협측교두에 full balanced에 준한 접촉, 활주를 부여한다.

4 무교두치, '어디로도 씹을 수 있다'는 어디로도 씹을 수 없다는 것

무교두치(0° 구치)를 사용한 monoplane occlusion[18]은 미국이나 유럽에서는 아직 어느 정도 인기가 있는 듯하고, 일본에서도 oral dyskinesia 등 교합이 불안정한 환자에게 적용한다는 글을 본 적도 있다(그림 1-21). 하악 대구치의 뒤쪽에 balancing ramp를 부여하는 일도 많은데 무교두치에서는 감합위의 자유역이 넓어 편심 교합위에서의 측방분력(수평력)이 생기지 않으므로, 교합채득도 간편하게 끝낼 수 있다는 선택 이유를 들고 있다. 따라서 퇴행성 신경질환이나 파킨슨병 환자 등에서 교합이 불안한 증례에 적응하고 있다고 생각되고 있다. 저작 능력이나 심미성의 문제는 있지만 다소 감합위가 틀어져 있어도 어디로도 씹을 수 있다는 인식일 것이다.

그러나 이것은 무교두치를 이차원의 평면으로서 떠올린 것에 따른 것으로, 적절하다고는 생각할 수 없다. 이차원이라면 전후좌우가 다소 틀어진 것은 문제가 되지 않지만 실제로 무교두치는 삼차원의 입체로서 생각해야 한다. 입체 블록을 조립하는 것처럼 하면 양자를 딱 맞추는 것이 얼마나 어려운지 이해할 수 있을 것이다(그림 1-22). '감합위의 자유역을 넓게'라고 한다면 monoplane occlusion보다 lingualized occlusion이 뛰어나다. 한 걸음 나아가려면 치료용 의치에 사용되고 있는 것처럼 하악은 평면이라 해도 상악에서는 설측교두만으로 교합접촉할 수 있는 lingualize용 인공치 구치를 사용해야 할 것이다.

'무치악자가 어디로도 씹을 수 있다고 하는 것은 어디로도 씹을 수 없다는 것'이다. 필자는 무교두치의 사용 의의를 전혀 인정할 수 없다.

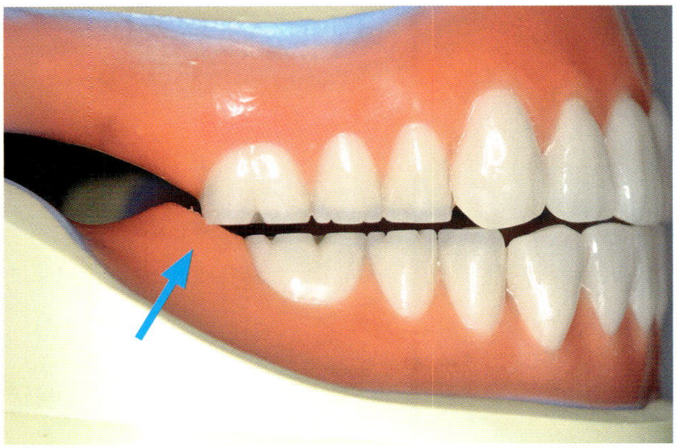

그림 1-21. 무교두치를 사용한 monoplane occlusion. 전방 운동 시에 전치와 좌·우 밸런싱 램프(화살표)의 3점에서 접촉하여 교합평형을 얻는다.

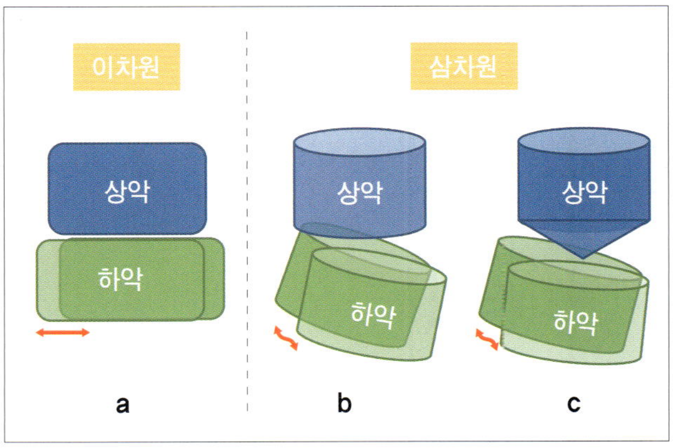

그림 1-22. Monoplane occlusion의 개념도. **a:** 이차원으로 생각하면, 교합면이 평면끼리면 좌·우로 틀어져도 어디로도 씹을 수 있을 것이다. **b:** 삼차원의 입체로 생각하면 무교두치의 평탄한 상·하를 맞추는 것은 매우 어렵다. **c:** Lingualized occlusion과 같이 상악을 뾰족하게 하고 하악을 평면으로 하면 교합접촉의 조정은 수월해진다.

5 인공치의 재질

인공치의 재질은 이전의 레진치에서 경질 레진치로 가장 많이 바뀌어 사용되고 있다. 그러나 경질 레진치라고 해도 장기적으로는 교모가 발생하여 교합에 차질이 생긴다. 교모가 발생하면 하악이 앞쪽으로 기울어진다. 전치부 피개가 사라져 하악 전치로 인해 상악 전치에 압력이 가해진다(그림 1-23, 임상 증례 1-1). 필자가 권장하는 Veracia SA에는 도재치도 추가되어 있다(그림 1-24). 도재치는 교합관계를 장기간 유지할 수 있으므로 레진치에 비해 훨씬 뛰어나다. 따라서 도재치를 사용하여 재제작을 했다. 일반적으로 도재치는 삭제의 어려움이나 구강 내에서 교합지의 교합점 표시가 불명료하다는 이유로 사용을 피하는 경우가 많다. 그러나 Veracia SA와 같이 삭제 작업이 적어도 된다면, 도재의 사용 빈도도 높아지는 것 아닐까? 필자의 연구 결과[19]로부터도 Veracia SA 도재치는 다른 시판 도재치에 비해 교합조정 시의 삭제량이 의미 있게 작았다는 것이 확인되었다(그림 1-25). 이것을 알게 되면 도재치도 사용해보려는 마음이 생길 것이다.

임상 증례 1-1 경질 레진치에서도 교모는 일어난다

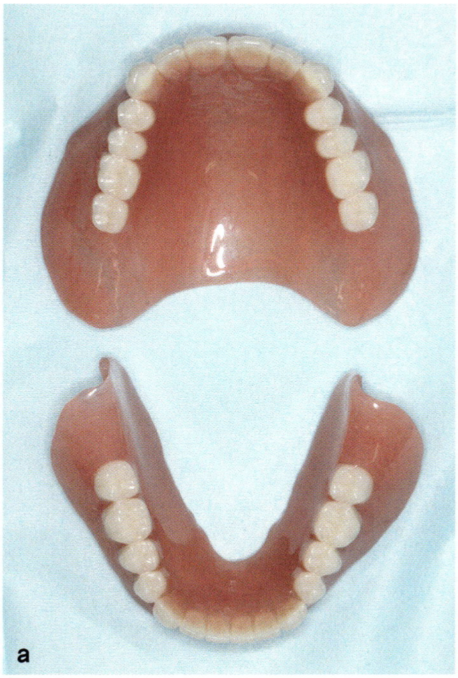
a

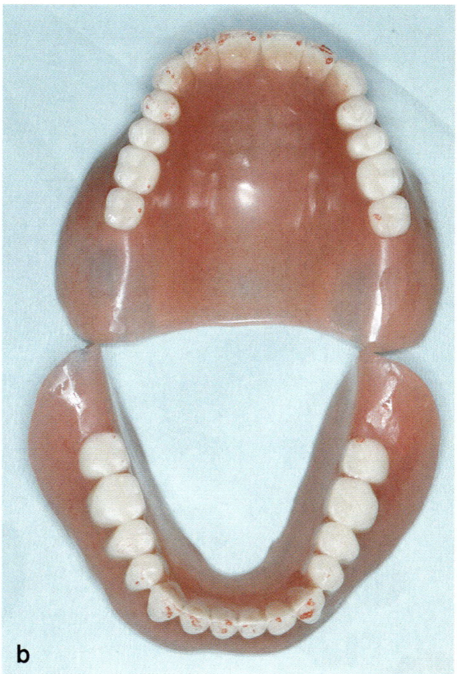
b

그림 1-23a,b. a: 의치 장착 시, **b:** 3년 후의 인공치 교합면. 구치의 교모가 진행되어 태핑 시에 전치만 접촉하고 있다.

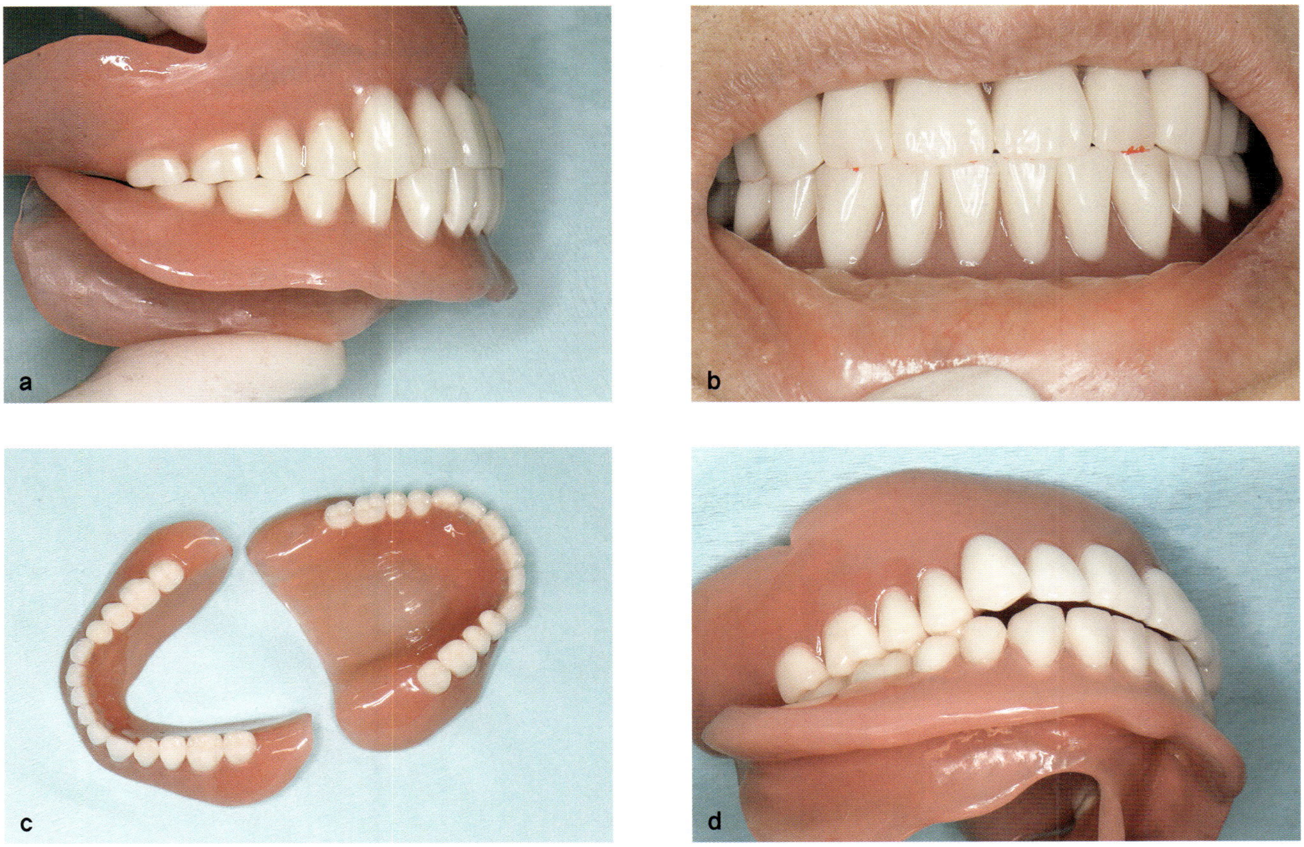

그림 1-23c~f. c: 교모로 인해 하악이 앞쪽으로 기울어져 피개가 사라졌다. **d:** 중심교합위에서 전치부가 닿아 있다. **e, f:** Veracia SA 도재치로 재제작한 의치.

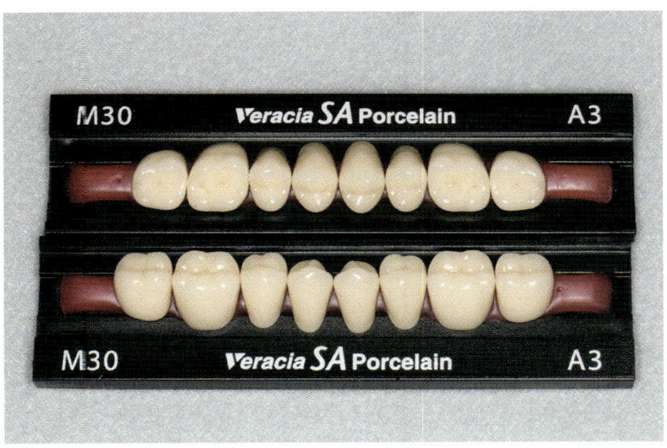

그림 1-24. Veracia SA 도재치.

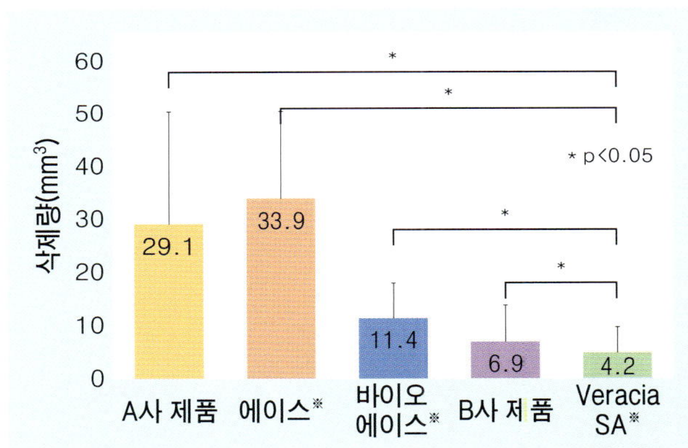

그림 1-25. 시판 도재치의 교합조정 시 삭제량 평균값(※: Shofu 제품).

칼럼 2 플랜지 테크닉(flange technique)은 시도할 가치가 있는가?

Neutral zone을 기능적으로 구하는 수법의 하나로서 '플랜지 테크닉'이 있다. 필자도 일찍이 다수의 증례에서 시도했다. 플랜지 테크닉이란 ① 교합상을 사용한 인공치 배열 위치의 결정(덴처 공간의 채득), ② wax denture를 사용한 의치상 연마면 형태 결정(기능적 치은 형성)의 2단계로 나누어진다.

최초의 단계에서는 'keel'이라는 교합고경 유지 장치(그림 1-26)에 융점이 낮은 플랜지 왁스를 감아, 환자의 바깥쪽으로부터 볼, 입술로 인한 근압과 안쪽으로부터 혀로 인한 근압이 기능적으로 평형하는 위치(neutral zone)를 찾아(그림 1-27~1-29) 여기에 인공치를 배열한다(그림 1-30, 1-31). 다음 step에서는 연마면에 플랜지 왁스를 똑같이 올리고, 구강 기능 시에 연마면과 주위 연조직의 접촉 관계를 생리학적으로 기록하여 기능적인 치은 형성을 한다.

위와 같이 하여 neutral zone을 채득한다 해도 실제로는 하나의 지시 운동으로 볼, 혀의 근압이 평형하는 zone이 찾아지는 것은 아니다. 예를 들어, 입술을 핥는 운동에서는 혀가 활동하고, 구각을 당기는 운동에서는 볼이나 입술이 주로 활동한다. 따라서 다수의 지시 운동을 조합하여 그것을 단시간에 실시할 필요가 있다. 그리고 운동 강도나 플랜지 왁스의 연화 정도에 따라서도 형성되는 형태는 크게 달라진다. 하루 24시간의 근압을 모두 평균으로 하면 좋을지도 모르지만, 결국은 술자가 생각하는 배열 위치나 연마면 형태와 비슷해질 때까지 반복하는 것이 실정이었다.

플랜지 테크닉은 개념으로서는 매우 뛰어나지만, 거기에 들인 수고에 비해 얻는 것이 적은 느낌이며, 지금은 임상에서 사용하는 일은 없다.

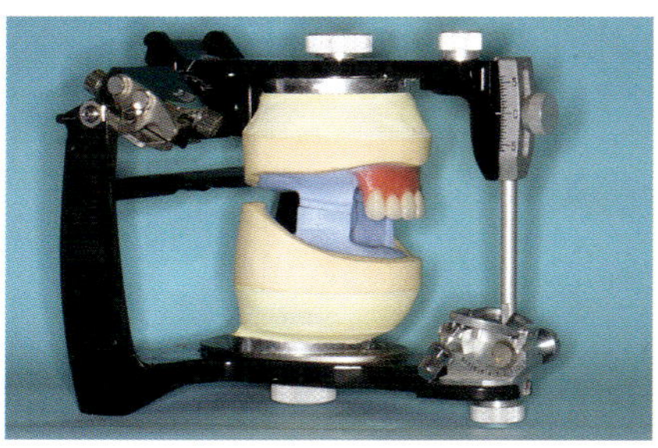

그림 1-26. 교합고경 유지 장치(keel)의 설치.

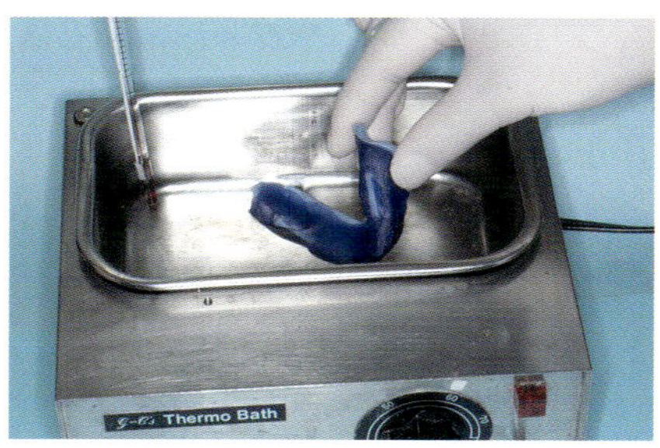

그림 1-27. 플랜지 왁스를 뜨거운 물로 연화.

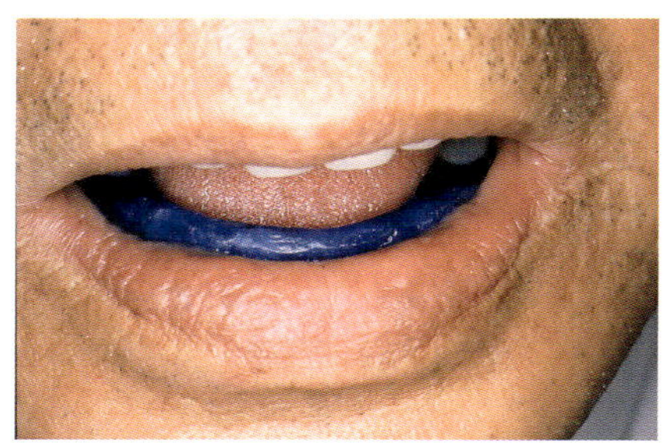

그림 1-28. 구강 내에서 기능 운동을 지시.

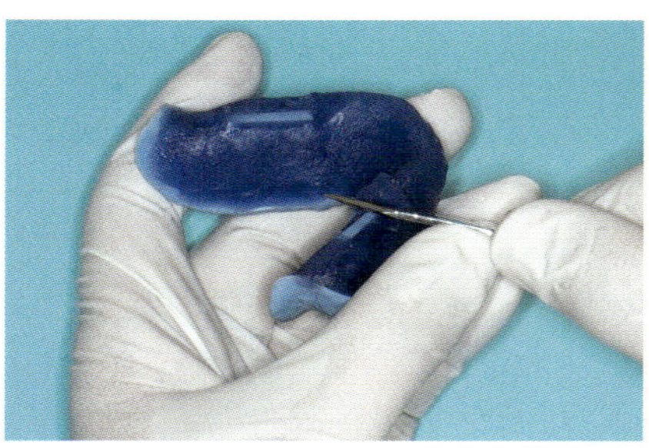

그림 1-29. 과잉 왁스를 삭제.

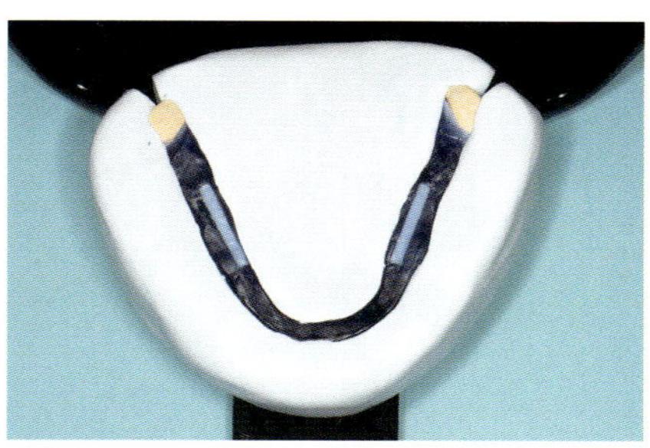

그림 1-30. 구해진 neutral zone의 코어를 채득.

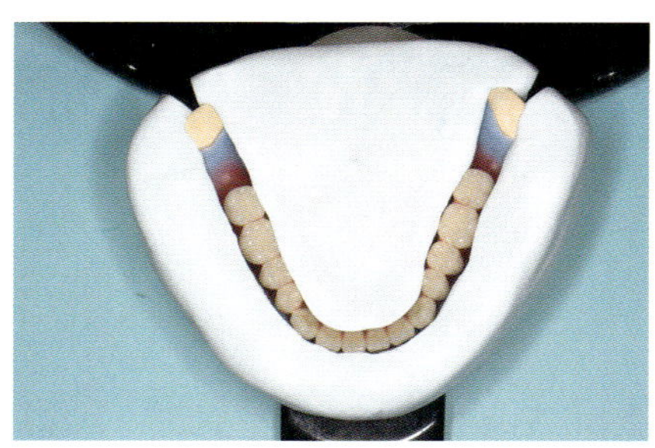

그림 1-31. 코어를 따라 인공치 배열.

'왜 이렇게 된 걸까?'라고
헷갈릴 때 되짚어 보는 기초·학술 편

CHAPTER 2

배열하는 사람과 하지 않는 사람 공통으로 인식하는 인공치 배열

인공치 배열을 실시할 때는 인공치열의 협·설적 위치와 상·하적 위치 그리고 인공치 교합면에 부여하는 교합 양식을 삼차원적으로 생각할 필요가 있다. 인공치의 배열 위치는 교과서에서는 교합채득 시 wax rim의 위치에 따라 결정한다고 되어 있지만, 제한된 진료 시간 내에 치과의사가 모든 것을 정확하게 wax rim에 기록할 수 있다고는 생각할 수 없다. 그리고 인공치 배열은 전제가 되는 인상채득의 좋고 나쁨에 제약을 받는 점도 많다. 따라서 현재 상황에서 인공치 배열을 담당하는 것은 대부분 치과기공사이므로 치과기공사만으로는 해결할 수 없는 문제도 생긴다. 문제 해결을 위해 치과의사와 치과기공사의 공통 인식에 근거한 협업이 반드시 필요하다.

이 장에서는 인공치 배열은 어때야 하는지, 그것을 실천하기 위해 필요한 정보는 무엇인지에 대해 치과의사와 치과기공사가 반드시 알아 두어야 할 지식을 정리하여 인공치 배열의 순서에 따라 기재했다. 오히려 인공치 배열을 하지 않는 사람일수록 읽었으면 하는 내용을 선택해 다루었다.

1 상악 전치의 배열 위치

상악 전치는 심미성이 최우선이다. 본래는 교합채득 시에 wax rim 순측면에 인공치의 위치가 기록되어 있어야 하는데, 절치 유두라는 알기 쉬운 해부학적 랜드마크가 있으므로 기공실에서도 배열 위치를 확인하기 쉽다. Watt[1]에 따르면 무치악이 되면 절치 유두는 약간 앞으로 이동하므로 **그 이동 폭 2~3mm를 고려하여 절치 유두 중앙으로부터 6~8mm의 위치에 상악 중절치를 배열하는 것이 좋다**(그림 2-1). 이 **'중절치의 규칙'**은 널리 인식되고 있지만, '유치악에서 양측 견치 첨두를 연결한 직선은 절치 유두 중앙을 통과한다'라는 규칙은 잊어버리기 쉽다. 강한 립 서포트를 얻으려고 중절치만 순측으로 내밀면, 첨형 치열궁이 되어 견치가 규칙에서 벗어난다.

심미적으로는 정중에 가까울수록 좌우대칭인 것이 아름다우며, 정중에서 멀어지면 비대칭도 선호된다. 따라서 인공치 배열의 시작점이 되는 중절치의 대칭성에는 특히 유의해야 한다. **필자는 좌·우 중절치를 교합면에서 보아 일렬로 순측면이 정중에 대해 직교하도록 배열하고 있다**(그림 2-2). 이렇게 하면 대칭성이 확보되기 쉬워, 중절치가 보이는 면적도 넓어지고 밝으면서 생기있는 이미지를 만들기 쉽다.[2] 또한 다음으로 배열하는 측절치로의 단계도 밟기 쉽다. 한편 여성스러움을 요구하여 중절치의 원심을 안쪽으로 회전시키면 단조롭고 약한 이미지가 된다. 또한 중절치의 원심을 순측으로 튀어나오게 하면 측방에서 봤을 때 품위 없는 인상을 주므로 피하는 것이 좋다. 또한 그 밖에 전치부의 심미성이나 개성 배열에 대해서는 전문가 편 제1장에서 자세히 이야기한다.

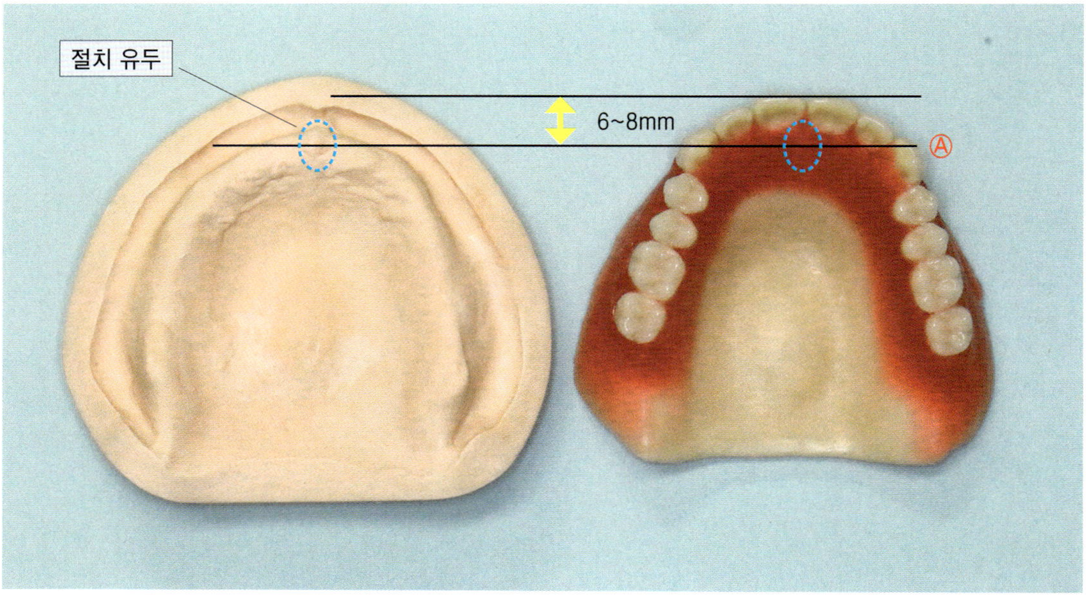

그림 2-1. 절치 유두 중앙으로부터 6~8mm 앞쪽에 중절치 순면이 위치하도록 배열한다(노란색 화살표). 양측 견치 첨두를 연결한 직선(Ⓐ)은 절치 유두 중앙을 통과한다.

Check!! 생각해보자

1 시작점이 되는 상악 중절치의 배열로 이미지가 달라진다

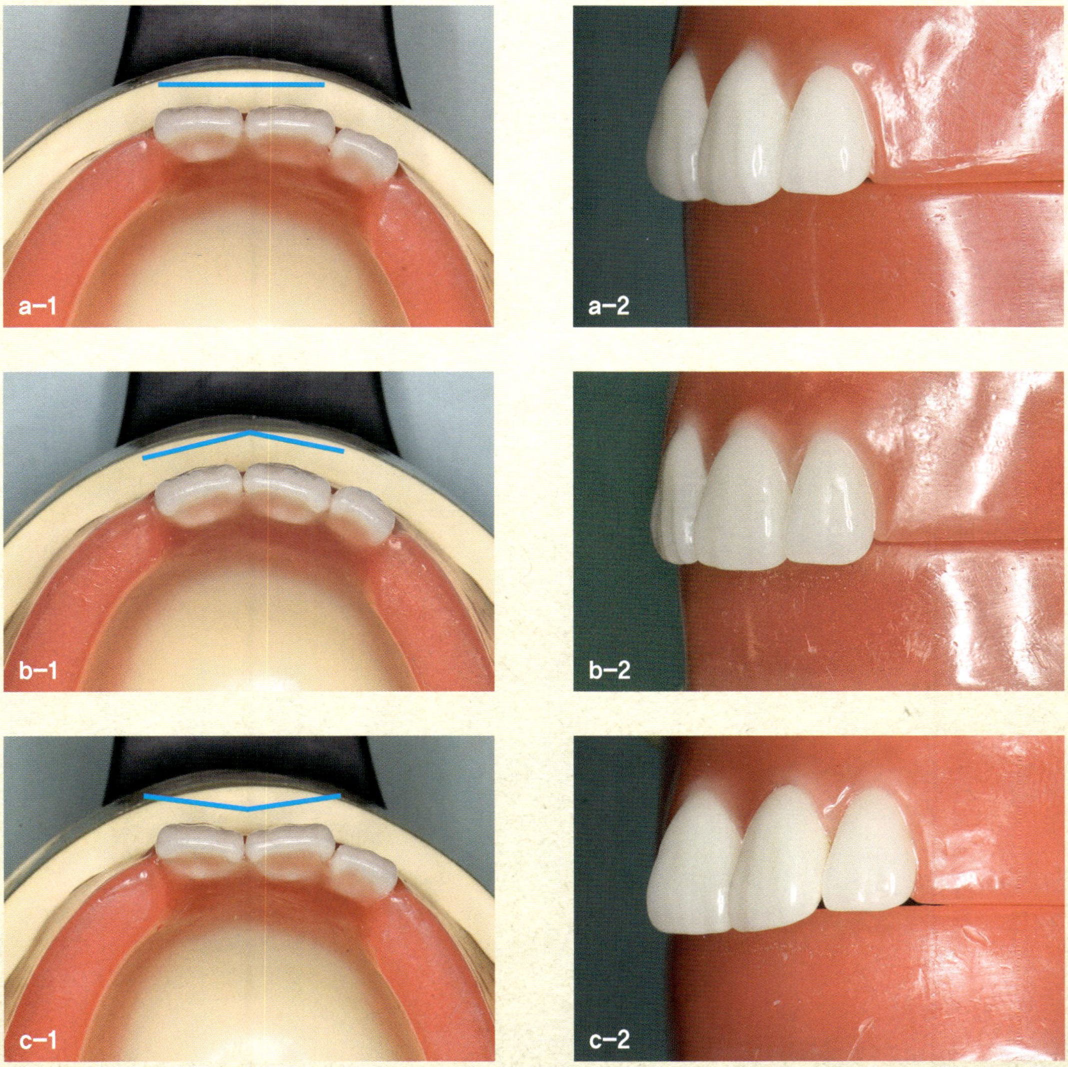

그림 2–2. 교합면에서 본 중절치의 배열 위치. **a:** 정중에 직행하는 것처럼 일렬로 한다. 대칭성 확보나 생기있는 이미지를 만들기 쉽다. **b:** 원심을 안쪽으로 회전한다. 약간 단조로우며 약한 이미지가 된다. **c:** 원심을 순측으로 내보낸다. 측방에서 보면 품위 없는 느낌을 주므로 피한다.

2 하악 전치의 배열 위치

하악 전치에 대해서는 심미적 요소보다 기능적 요소가 우선된다. 따라서 하악 운동에 조화되도록 상악 전치에 대해 수직피개(오버바이트)와 수평 피개(오버젯)를 설정하여, **앞아래쪽에서 보아 상·하악 6전치의 간극이 균등하도록 하악 전치를 배열**하게 된다.

2-1 하악 전치의 하악 운동에 조화된 위치

전치부의 피개를 생각하는 데에는, 전방 운동 시의 접촉 활주를 이해할 필요가 있다. Hayashi(林)[3]는 전방 운동 시의 접촉 활주를 다음 3타입으로 나누고 있다(그림 2-3).

> 타입 1: 상악 전치부 설측면에 하악 전치 절연이 활주하면서 앞으로 나오는 타입(그림 2-3a)
> 타입 2: 절연에서 약간 접하고 전방 활주하는 타입(그림 2-3b)
> 타입 3: 전치부의 접촉을 피하는 타입(그림 2-3c)

이들 타입마다 피개관계는 다르며, 시상절치로 경사각(시상절치로각)이 변화한다. 타입 1에서는 시상절치로 경사각이 크며, 마치 유치악의 교합과 같다. 건강한 유치악자에서는 시상과로 경사각(시상과로각)보다 시상절치로 경사각을 0~20°의 범위에서 크게 함으로써 전방 운동 시에 전치부의 anterior guidance에 따라 구치부의 이개교합(disocclusion)이 완성된다(그림 2-4).[4] 그러나 기초·학술 편 제1장에서 설명한 것처럼 **총의치는** balanced occlusion이다. 전방 운동 시에는 구치부에도 교합접촉이 요구된다. 따라서 **유치악과는 정반대로 시상과로 경사각보다 시상절치로 경사각을 작게 하지 않으면 전방 운동 시에 구치부에서의 교합접촉은 얻을 수 없다**(그림 2-5).[5]

시상 절치로 경사각이 큰 타입 1과 같은 피개관계를 부여한 의치에서는 전방 운동 시에 하악 전치의 압력으로 인해 의치가 빠져, 외관상 구치가 교합접촉 하는 것뿐이다(그림 2-6). 따라서 시상절치로 경사각을 작게 설정하여 절연에서 약간 접하여 전방 활주하는 타입 2의 피개관계로 하면 balanced occlusion이 달성하기 쉬워 의치는 안정된다(그림 2-7).

한편 전치부의 접촉을 피하는 타입 3은 전문가 편 제2장에서 해설하는 flabby gum 증례의 적용을 떠오르게 한다. 그러나 구치부에서만 전방 활주를 유도시키게 된다. 전치가 접촉하지 않으면 하악이 앞으로 나온 것을 환자 본인이 인식할 수 없으므로, 이것이 저작 리듬의 혼란을 만든다. 필자들의 연구[6]로부터도, 전치가 닿지 않으면 저작 운동이 흐트러져 오히려 의치가 불안정해지는 것이 확인되었다.

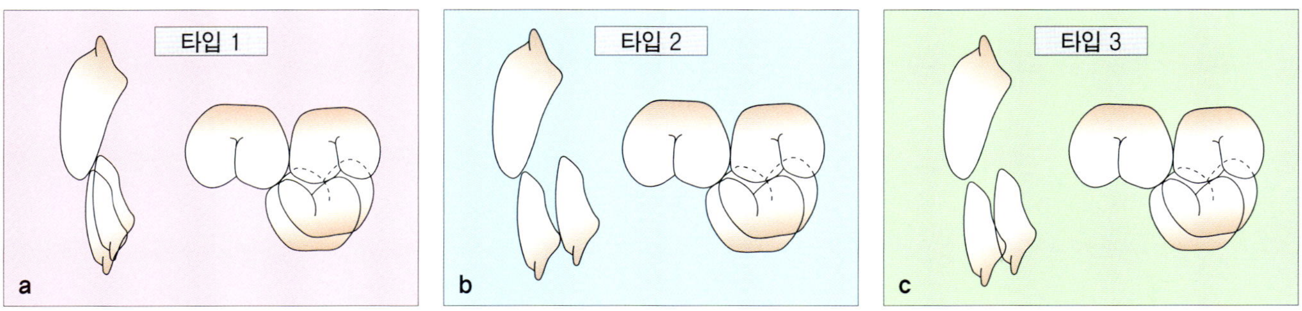

그림 2-3. 전방 운동 시의 접촉 활주(출처: Hayashi의 그림[3]에서 인용·변경). **a:** 상악 전치부 설측면에 하악 전치 절연이 활주하면서 앞으로 나오는 타입. **b:** 절연에서 약간 접하여 전방 활주하는 타입. **c:** 전치부의 접촉을 피하는 타입.

Check!! 생각해보자

2 총의치는 balanced occlusion

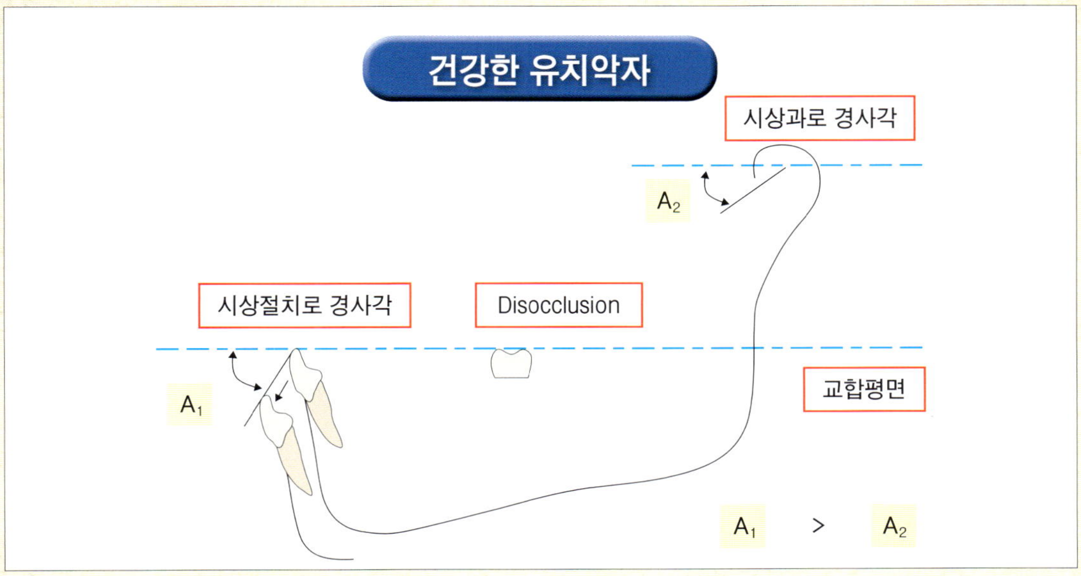

그림 2-4. 건강한 유치악자에서는 시상절치로 경사각(A_1)이 시상과로 경사각(A_2)에서 0~20°의 범위에서 크다. 이에 따라 전방 운동 시에 anterior guidance보다 구치부의 이개교합(disocclusion)이 일어난다. (출처: Kono의 그림[4]에서 인용·변경)

총의치는 balanced occlusion이므로
전방 운동 시에 구치부에도 교합접촉이 요구된다.

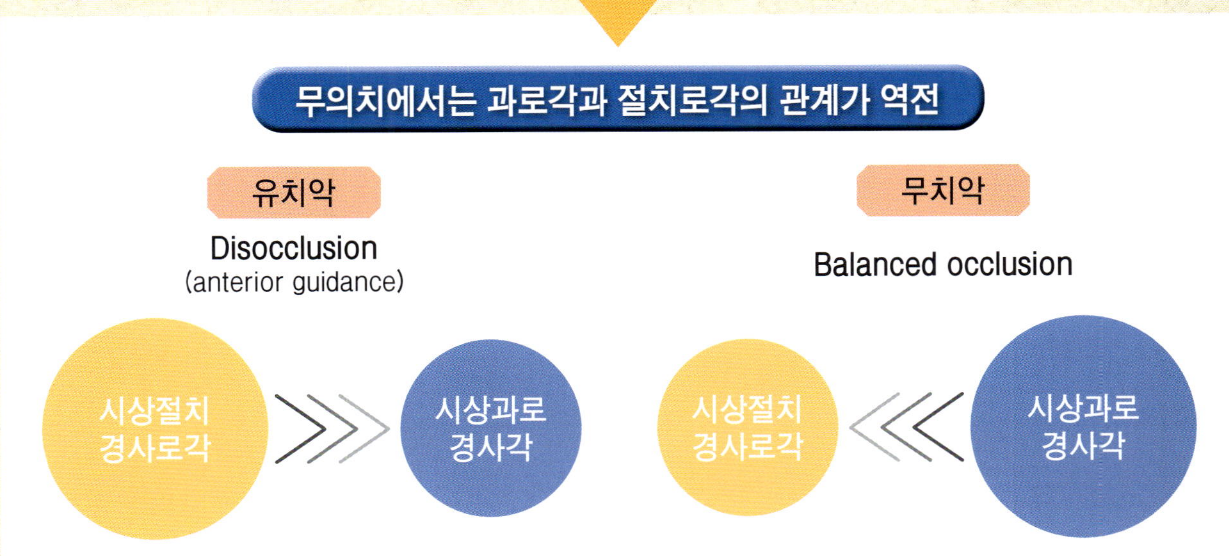

그림 2-5. 유치악과 무치악에서는 과로각과 절치로각의 관계는 역전된다. 무치악에서는 시상절치로 경사각을 작게 설정한다.

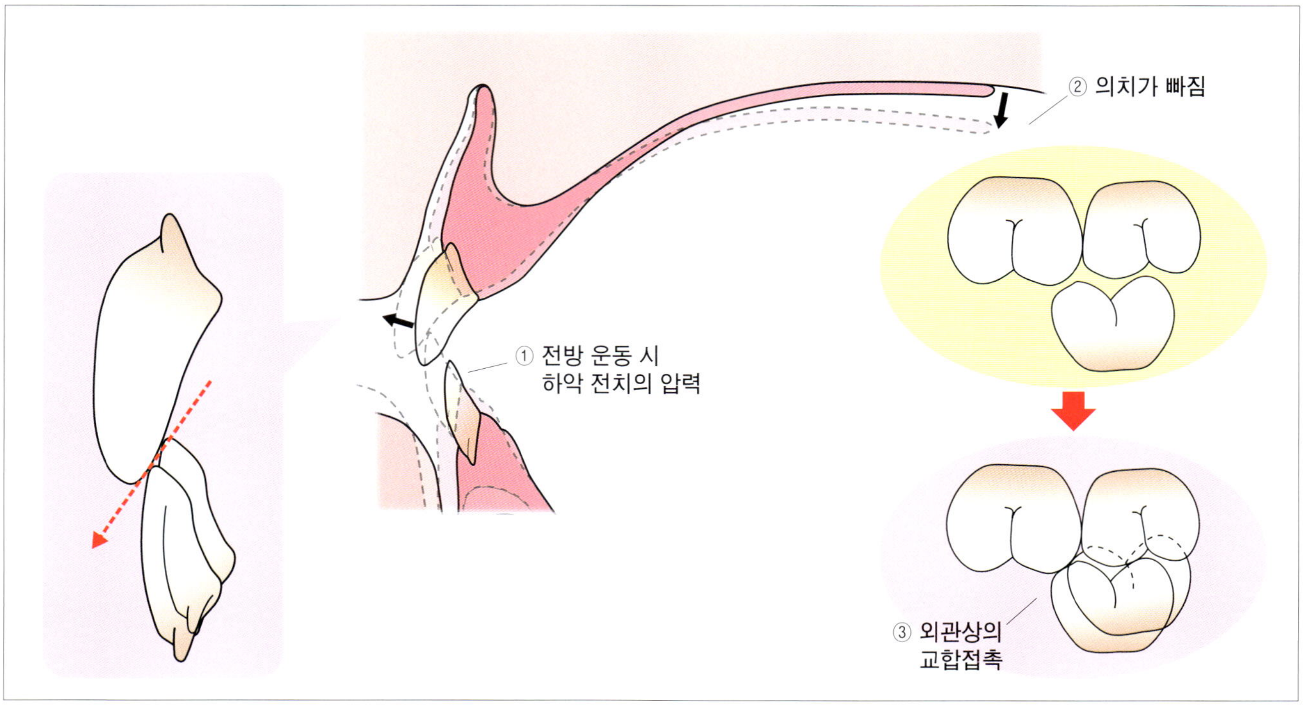

그림 2-6. 피개가 깊어 시상절치로 경사각이 큰 타입 1에서는 전방 운동 시에 하악 전치의 압력으로 인해 의치가 빠져 외관상 구치가 교합접촉한다.

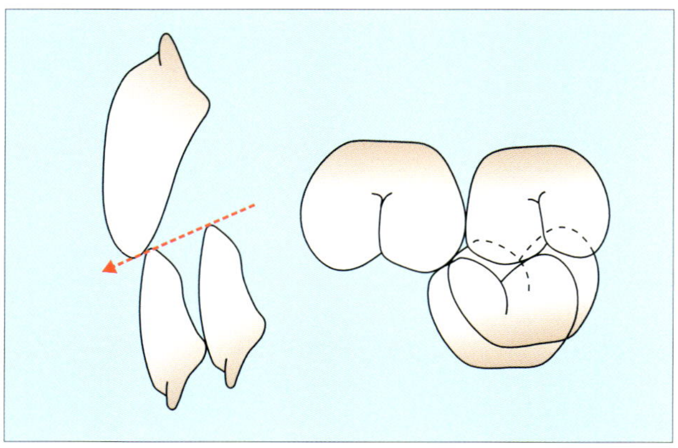

그림 2-7a. 총의치에는 타입 2의 배열이 적합하다. 절치로 경사각을 작게 설정하여 절연에서 약간 접해 전방 활주한다. 이것으로 balanced occlusion이 달성하기 쉬워진다.

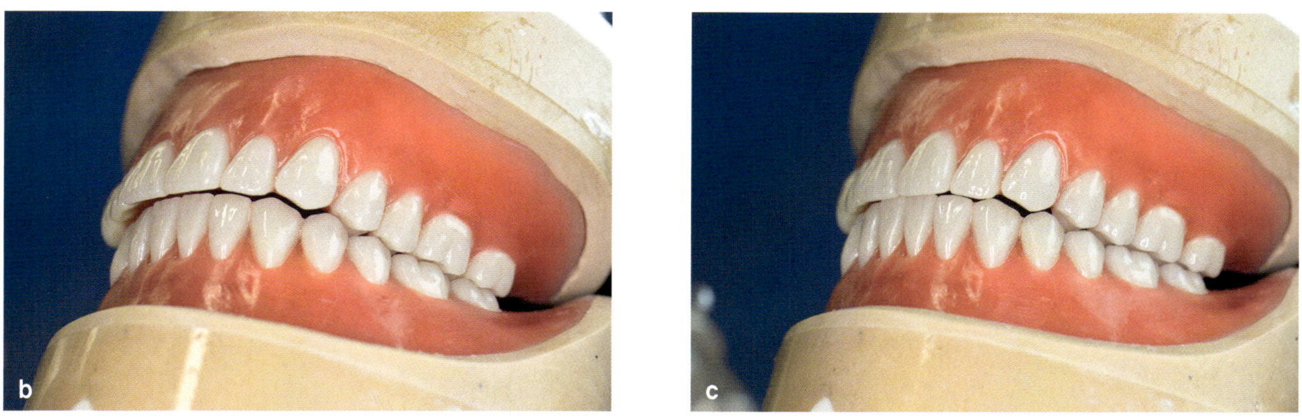

그림 2-7b,c. 타입 2에서의 배열. **b:** 교두감합위. 전치는 접촉하지 않는다. **c:** 전방위. 전치는 절연에서 가볍게 접촉하여 구치에서의 교합접촉도 나타난다.

2-2 악간관계에 따른 차이

악간관계가 달라도 시상절치로 경사각은 모두 똑같다(그림 2-8). 수직피개에 수평피개의 수치를 연동하여 조절한다. 상악 전돌(Angle Class Ⅱ Div. 1) 증례라면, 자연치였을 때 전치부로 잘라 끊을 때 하악이 앞으로 이동한 거리는 컸을 것이다. 따라서 총의치가 되어도 수평 피개를 크게 설정한다(그림 2-9). 단, 유치악자의 상악 전돌 증례에서는 수직피개도 매우 크며, 절치로 경사각은 크다. 무치악에서는 **상악 전치를 약간 위쪽으로 이동하는** 등으로 하여 시상절치로 경사각이 작아지도록, 수평피개에 맞춰 수직피개의 크기를 조절한다.[7]

한편 하악 전돌(Angle Class Ⅲ)이라면 전치로 잘라 끊는 데에는 하악이 앞으로 이동하는 거리는 얼마 되지 않으므로, **수평피개, 수직피개 모두 작게 절단 교합형으로 배열한다.**[7] 또한 **하악 전치를 설측으로 경사시켜 치경부를 순측으로 나가도록 배열**하는 것으로 설방을 확보하여 하순부의 함요를 막아 심미성을 개선하는 것이 좋다. 단, 원래 유치악 시에 하악 전돌이었던 것인지, 아니면 상악의 골흡수가 진행하여 치열궁이 작아져서 하악 전돌로 보이는 것인지 확인하는 것은 중요하다.

조금이라도 상악 전치를 순측으로 보내면 배열은 쉬워진다(그림 2-10). 그 때문에라도 하악 전돌에서는 인상채득 시에 상악 순측 전정부의 두께를 충분히 확보하는 데 힘쓰기 바란다. 그리고 교합고경을 조금 높은 zone으로 설정할 수 있으면 하악 전치 치축의 경사를 억제할 수 있게 된다(그림 2-11, 임상 증례 2-1).

Check!! 생각해보자

3 상악 전돌과 하악 전돌 모두 시상절치로 경사각은 똑같다

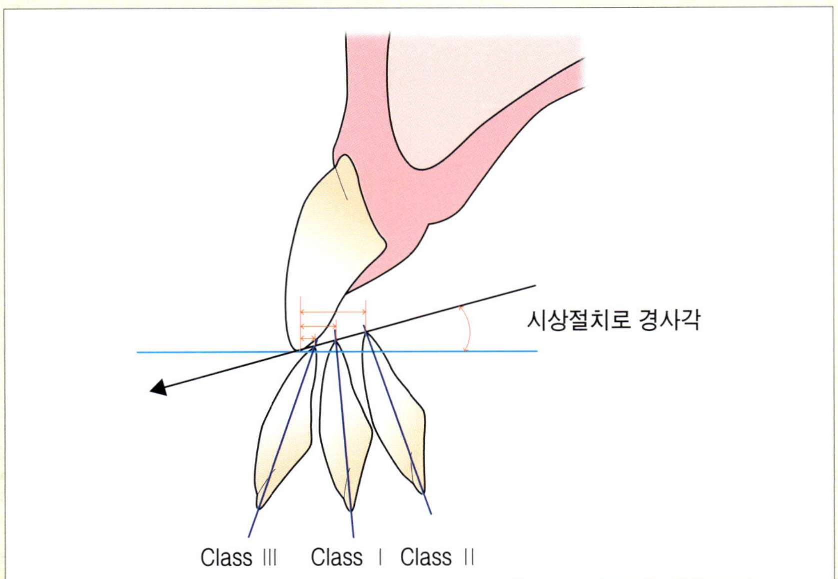

그림 2-8. 악간관계가 다르다 해도 시상절치로 경사각은 같다. 수평피개와 수직피개의 값을 연동하여 조절한다.

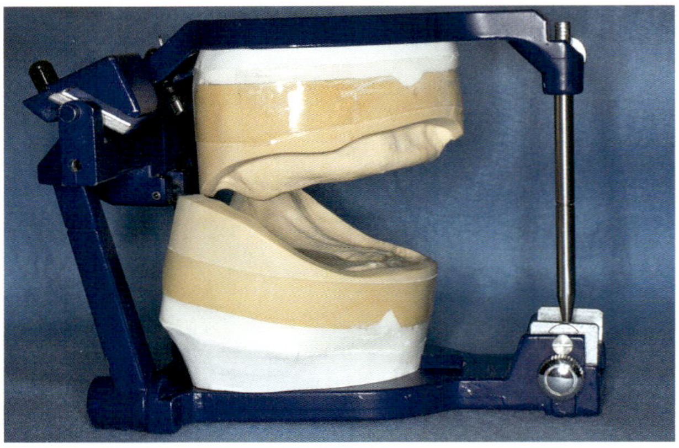

그림 2-9. 상악 전돌의 경우는 수평피개는 커도 상관이 없다.

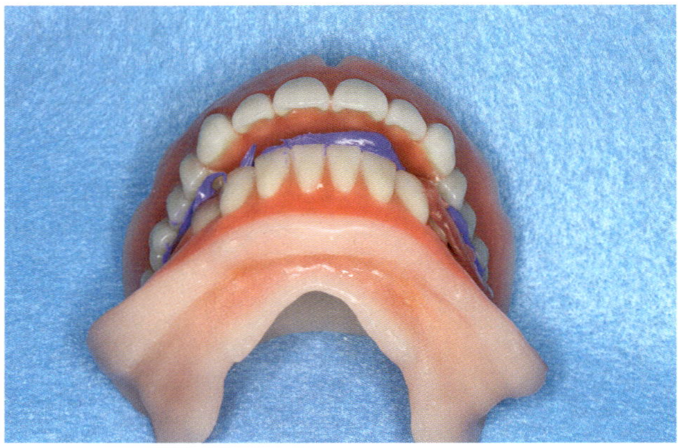

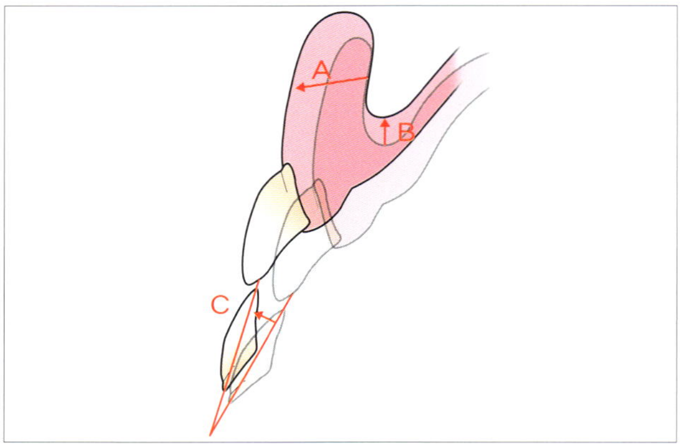

그림 2-10. 하악 전돌 대응 규칙. 상악 구강 전정부의 폭을 충분히 두껍게(A) 그리고 교합고경을 높은 zone으로 설정한다(B). 그렇게 하면 상악 전치를 약간 순측에 가깝게 배열할 수 있으며, 또한 치축의 경사를 완만하게 하는 것(C)이 가능해진다.

임상 증례 2-1 하악 전돌의 교합고경은 높은 zone으로

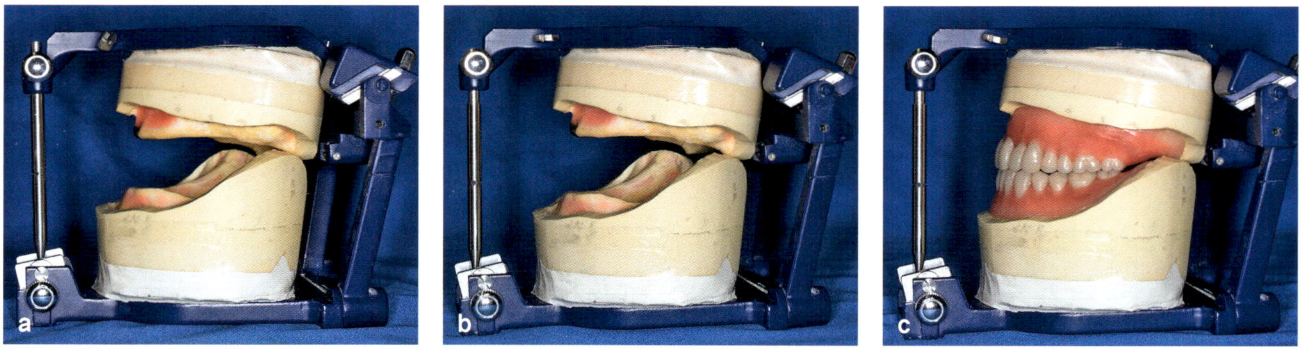

그림 2-11. 하악 전돌의 증례. a: 교합고경은 약간 낮은 zone에서 설정되어 있다. b: 교합고경을 약간 높게 되도록 변경했다. c: 교합고경을 거상하니 하악 전치 치축의 경사가 완만해져 인공치 배열이 쉬워졌다. 단, 거상 가능 여부는 시적 시 검토한다.

2-3 하악 전치의 역학적으로 안정된 위치

하악 전치는 앞에서 말한 '하악 운동에 조화된 위치'라는 관점 외에, '역학적으로 안정된 위치'라는 관점도 있다. 하악 전치는 자연치에서는 약간 순측으로 경사져서 맹출되어 있다(그림 2-12).[8] 따라서 일반적인 1급 악간관계에서는 인공치도 약간 순측으로 경사져서 배열하는 것이 바람직하다. 이러한 일반적인 증례에서의 순측경사는 문제없다고 인정되고 있지만, 잔존 치조제가 흡수된 증례에서는 아랫입술로부터의 힘에 저항할 수 있는 잔존 치조제의 높이가 확보되어 있지 않으면 의치의 이탈을 막을 수 없다고 생각하였다(그림 2-13).[9] 따라서 역학적으로 안정된 위치로서 "하악 전치는 교합평면에 대하여 90°를 넘어 순측으로 경사시켜 배열해야 하는 것은 아니다."라는 규칙을 다른 책에서도 볼 수 있다.[10]

그러나 심미성으로부터 상악 전치의 위치를 결정하고 잔존 치조제 흡수가 진행되고 있다고 해서 이 규칙에 따라 하악 전치만 뒤쪽으로 내리면 수평피개만 훨씬 커져 버린다(그림 2-13b). 이렇게 되면 국수조차 씹어 끊을 수 없다. 플랜지 테크닉으로 근압 중립대를 조사하면, **상악 전치의 립 서포트가 적절히 확보되어 있는 경우 하악 전치를 앞으로 내도 문제없다**는 것을 알 수 있다(그림 2-14).[11] 그리고 그림 2-15의 증례와 같이 아랫입술의 긴장이 매우 심하여 하악 의치가 떠오르는 경우는 **순측 연마면을 크게 오목한 형태로 도려내는 것**으로 해결할 수 있는 경우도 많다(그림 2-15).[12] 배열위치를 바꾼 것이 아니라 절연의 위치는 변하지 않으므로 교합접촉 관계에 변화는 없다.

단, 배열이 완료된 상악 전치에 대해 통상적인 수평피개를 부여했을 때 하악 중절치의 순측경사가 과도하게 커지는 일이 있다. 그러한 경우에는 상악 중절치를 뒤로 내릴 수밖에 없다. 그러나 상악 중절치를 뒤로 내리면 립 서포트가 부족하다. 사실 립 서포트에 대한 영향은 중절치보다 견치가 크다.[13] 상악 중절치는 뒤로 내려도 견치를 치경부를 포함하여 약간 앞으로 내보내는 것처럼 배열하면 립 서포트는 크게 달라지지 않는다(그림 2-16). 이렇게 상악의 인공치열궁을 약간 사각형이 되도록 배열을 바꾸는 것으로 과도한 하악 전치의 순측경사를 억제할 수 있다.

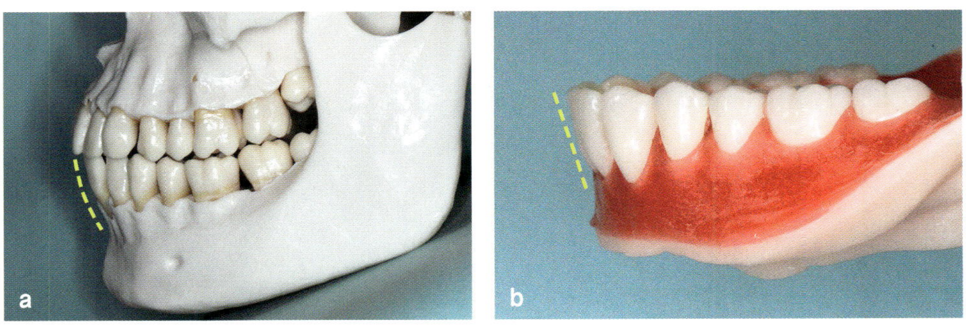

그림 2-12. 자연치에서는 하악 전치 절단과 순면은 하악 전치를 지지하고 있는 치조골보다 순측에 있다(**a**). 총의치에서도 마찬가지로 하악 전치는 순측으로 기울인다(**b**).

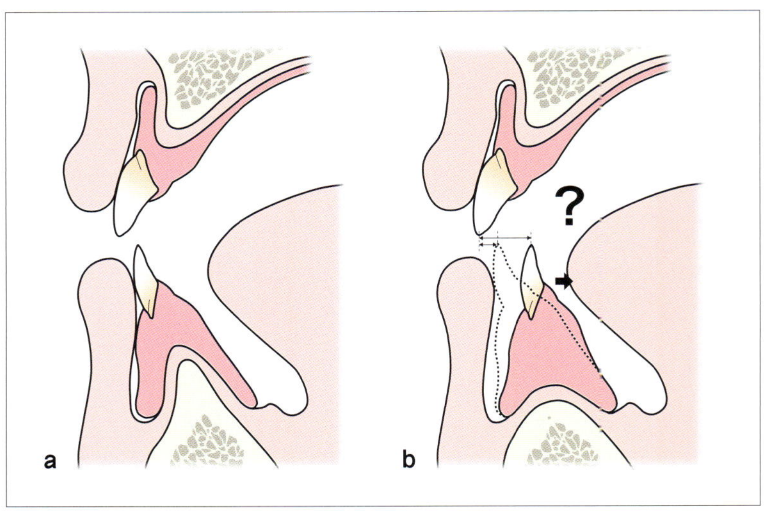

그림 2-13. 잔존 치조제가 양호한 경우(**a**)는 기울여도 좋지만 잔존 치조제 흡수가 뚜렷한 경우(**b**)는 하악 전치는 교합평면에 대하여 90°가 넘도록 배열하지 않는다는 생각이 있는데, 그에 따라 하악 전치를 안쪽으로 내리면 수평피개가 너무 커진다. (출처: Beresin 등의 그림[9]에서 인용·변경)

Check!! 생각해보자

4 상악의 립 서포트가 있으면 하악 전치를 앞으로 배열할 수 있다

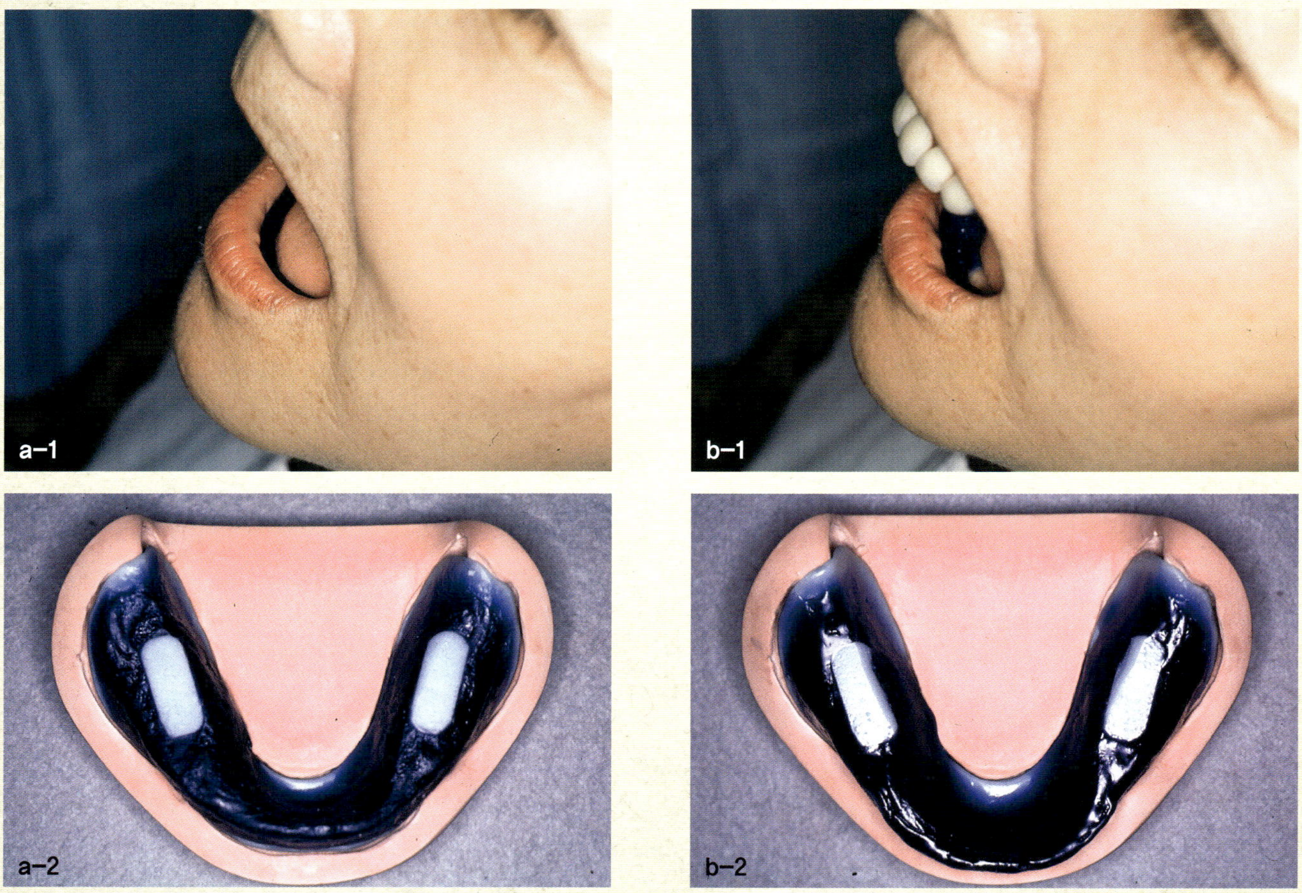

그림 2–14a,b. 플랜지 테크닉으로 조사한 상악 전치부 립 서포트의 유·무에 따른 하악 전치부 근압 중립대의 변화. **a:** 상악 전치가 없으면 하악 전치의 근압 중립대는 뒤로 내려간다. **b:** 상악 전치부의 립 서포트가 확보되면 하악 전치부의 근압 중립대는 앞으로 이동하여 하악 전치가 앞쪽에 배열할 수 있음을 알 수 있다.

상악 전치의 립 서포트가 있으면 하악 전치를 앞쪽으로 내어도 좋다

"하악 전치는 교합평면에 대하여 90°를 넘어서 순측으로 경사시켜 배열해야 하는 것은 아니다."라는 규칙은 상악 전치의 적절한 립 서포트가 있으면 그렇지 않다.

그림 2–14c. 립 서포트의 유·무에 따른 하악 전치부 근압 중립대에 대한 영향.

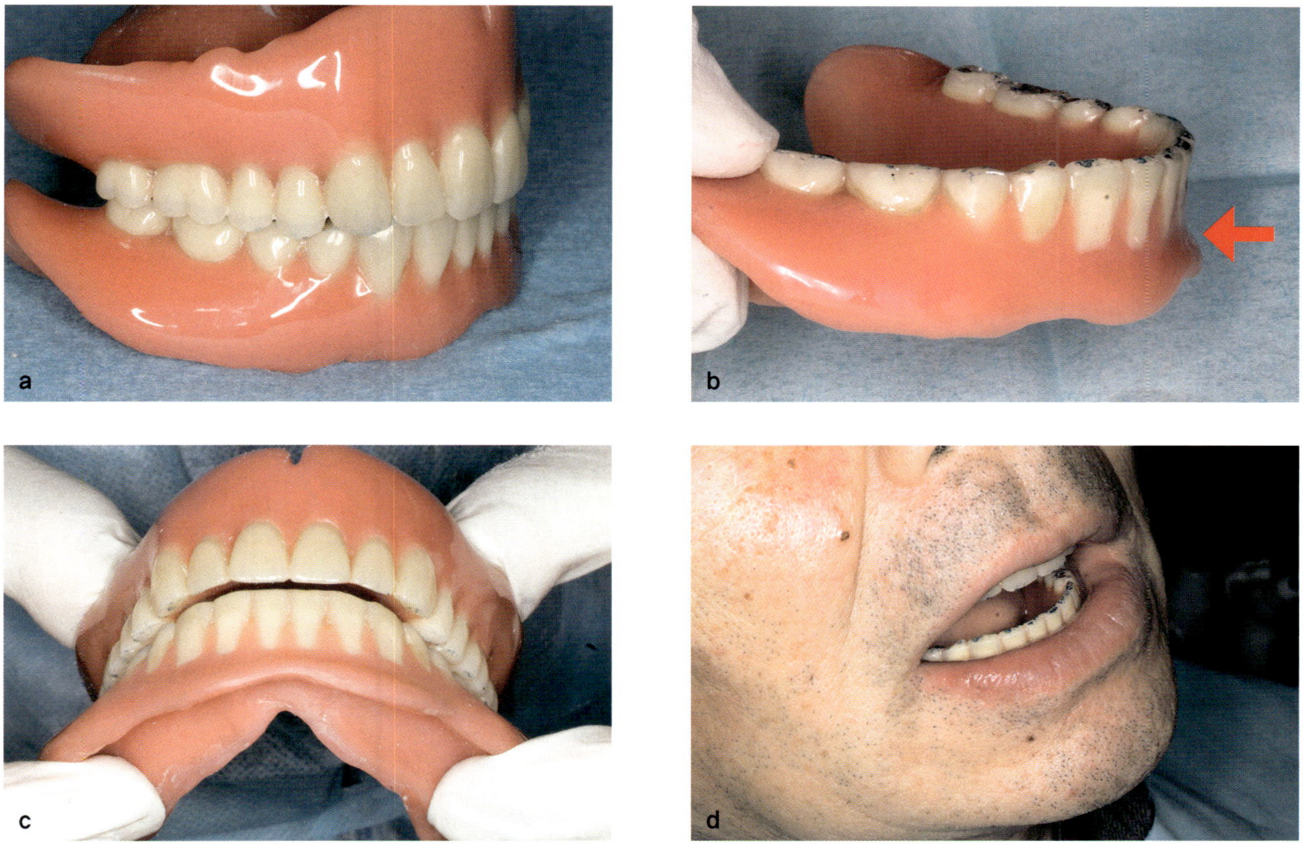

그림 2-15. 순측 연마면이 삭제로 인해 떠오르는 것의 개선. 아랫입술의 긴장이 매우 심하여 하악 의치가 떠오르는 경우(**a**)에는 순측의 연마면을 크게 오목한 형태로 도려내는(**b:** 화살표) 것으로 해결할 수 있는 경우도 있다. 절연의 위치는 달라지지 않으므로 교합관계는 변하지 않는다(**c**). 의치는 구강 내에서 안정되었다(**d**).

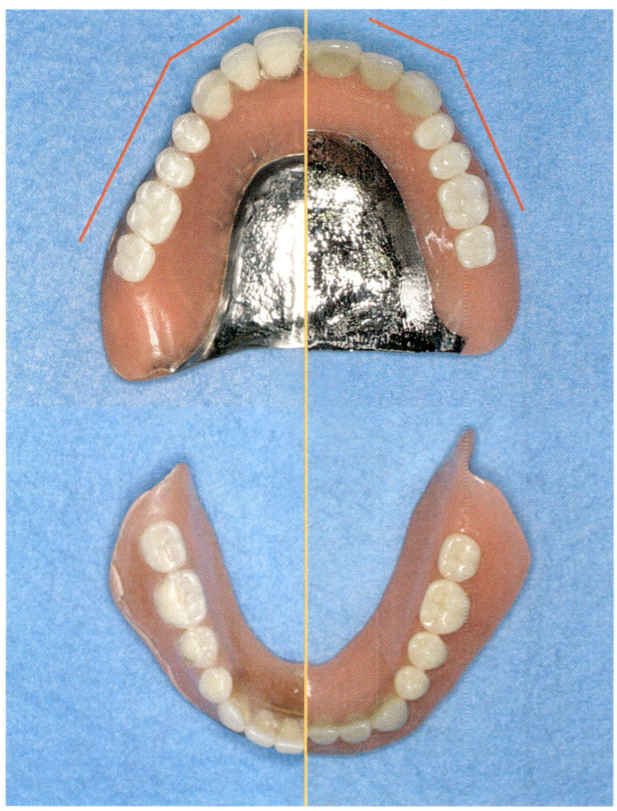

그림 2-16. 새 의치에서 배열 위치의 차이. 립 서포트를 강하게 하려고 중절치를 너무 앞으로 내면 하악 중절치의 순측경사도 매우 심해진다(왼쪽). 중절치를 내려도 견치를 뻗치게 하여 사각으로 배열함으로써 동일한 립 서포트를 확보할 수 있어, 하악 중절치의 과도한 순측경사도 억제할 수 있다(오른쪽).

3 구치의 배열 위치

3-1 하악 구치를 우선하여 파운드 라인을 지표로

구치부 인공치의 배열 순서에 대해서는 심미성을 고려하면 견치와의 이행이 원활한 상악법이 되지만, **잔존 치조제 조건이 엄격한 하악의 안정을 우선해야 한다는 이유로, 하악 구치로부터 배열하는 하악법이 바람직하다.** 파운드 라인(Pound's line)[14]이 중요 지표가 된다(그림 2-17). 최대한 설방을 확보하고 싶지만, 협·설적 배열 위치는 채득된 인상 영역에 좌우된다. 교합력의 지지 영역인 협붕(buccal shelf)이 적절하게 확보되어 있으면 협측으로 넓게 배열할 수 있지만 그렇지 않으면 설측에 가까워진다. **우선은 채득된 인상역의 중앙에 하악 제1대구치를 배열하는 것이 기준이 된다**(그림 2-18). 그 후에는 설측 한계가 되는 파운드 라인을 지표로 하여 하악 구치부 인공치를 배열한다.

다음으로 하악 구치에 교합하도록 상악 대구치를 배열하는데, 상악 대구치만 상연에서 보아 바깥으로 튀어나와 있는 것 같이 되면 의치가 빠져버린다. **상악 구치부 연마면의 규칙**[15]에 따라 상연과 제1대구치 치경부를 연결한 선이 수직보다 밖으로 나와 협측 연마면이 위바깥쪽을 향하는 것 같으면 그것을 피하기 위해 하악 구

Check!! 생각해보자

5 파운드 라인은 중요한 지표

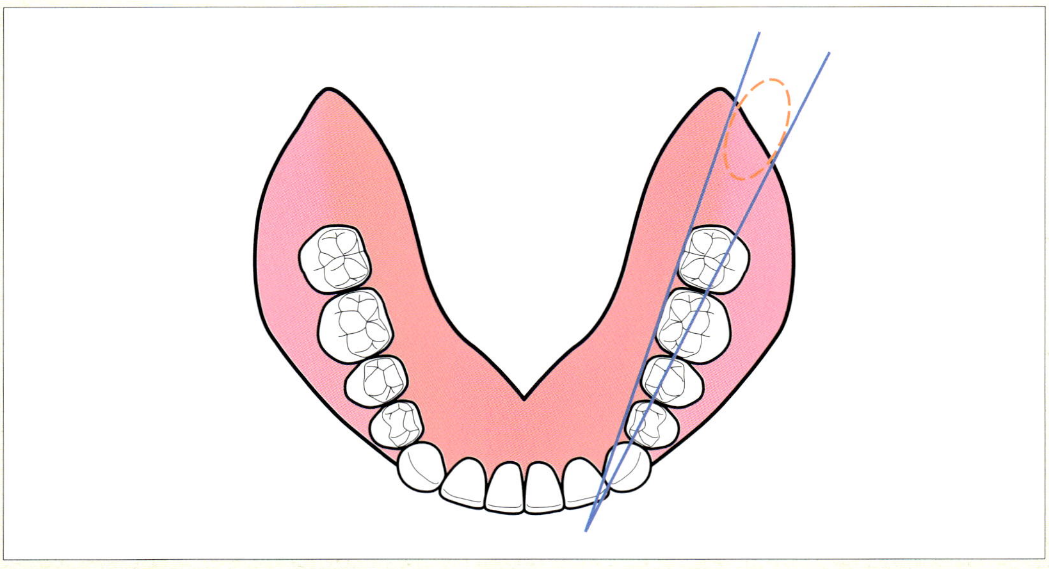

그림 2-17. 파운드 라인(파란색 선). 자연치에서는 하악 견치의 근심과 후구치삼각융기(retromolar pad: 점선) 안쪽 및 바깥쪽을 연결하여 생기는 삼각형 안에 하악 설측교두가 위치한다. 의치에서는 설측의 배열 한계를 나타내는 가상선.

치의 위치를 설측 방향으로 수정한다(그림 2-19).

다른 관점에서 상악 치열의 위치를 생각했을 때 상악 치열궁과 구개 연마면 형태가 혀의 형태와 비슷하면 발음을 하거나 음식물을 보내는 데 유리해진다. **혀는 삼각형이 아니라 U자형에 가깝다.**[16] 따라서 좌·우의 제1소구치 사이를 넓게, 제2대구치 사이를 약간 좁게 하면 혀의 형태와 비슷해진다(그림 2-20).

또한 좌·우의 hamular notch 사이는 음식물이 인두로 통하는 길이 된다. 대구치의 원심을 향하는 방향이 hamular notch 사이를 벌려 협측으로 크게 넓어져 있는 것은 음식물 덩어리의 흐름으로부터 생각한다 해도 삼키는 데 불리하다. 치열궁이 삼각형으로 넓어진 경우(그림 2-21)에는 하악의 배열 위치도 고려하여 수정 가능한지 아닌지를 고려해 보기 바란다.

앞과 같이 진행하면 제1소구치가 견치의 위치에 따라 제한을 받는 일도 있으며 구치부의 인공치 배열은 의외로 변화(variation)가 적다.

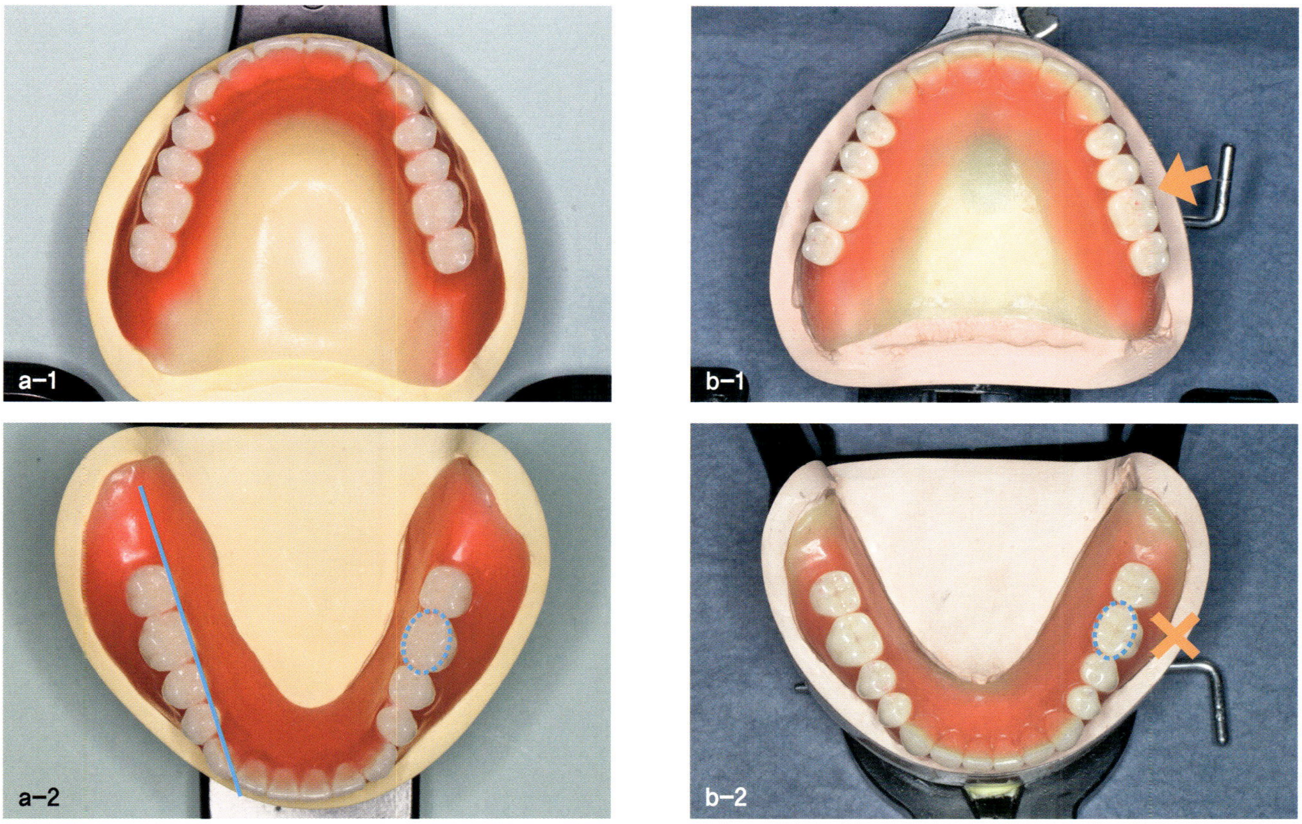

그림 2-18. 교합면에서 본 배열 위치의 비교. 기본은 채득된 인상 영역의 중앙에 하악 제1대구치를 배열한다. 그밖에는 파운드 라인을 따라 가듯 배열한다. **a:** 적절한 인공치 배열. **b:** 하악 제1대구치가 협측에 너무 가깝다(점선). 거기에 맞물리는 상악 대구치도 협측의 배열 한계를 넘고 있다(화살표).

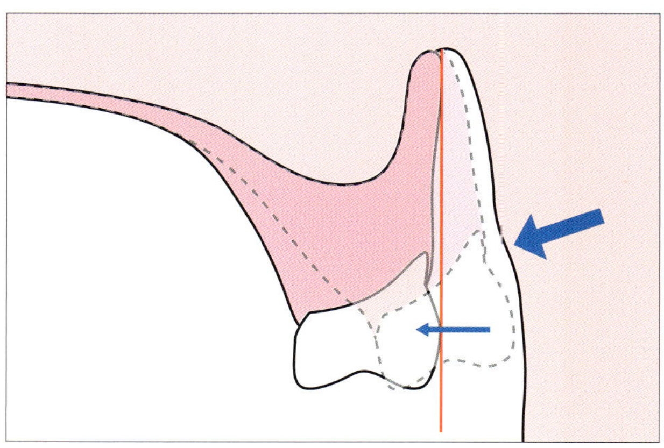

그림 2-19. 상악 제1대구치의 협측 연마면이 상연으로부터 내려갔다면, 수선보다 밖으로 나가면 협근에 눌려 의치가 빠지므로, 그것을 피하려고 인공치를 구개측 방향으로 이동한다.

Check!! 생각해보자

6 상악의 치열궁은 혀를 떠올리며 U자형으로

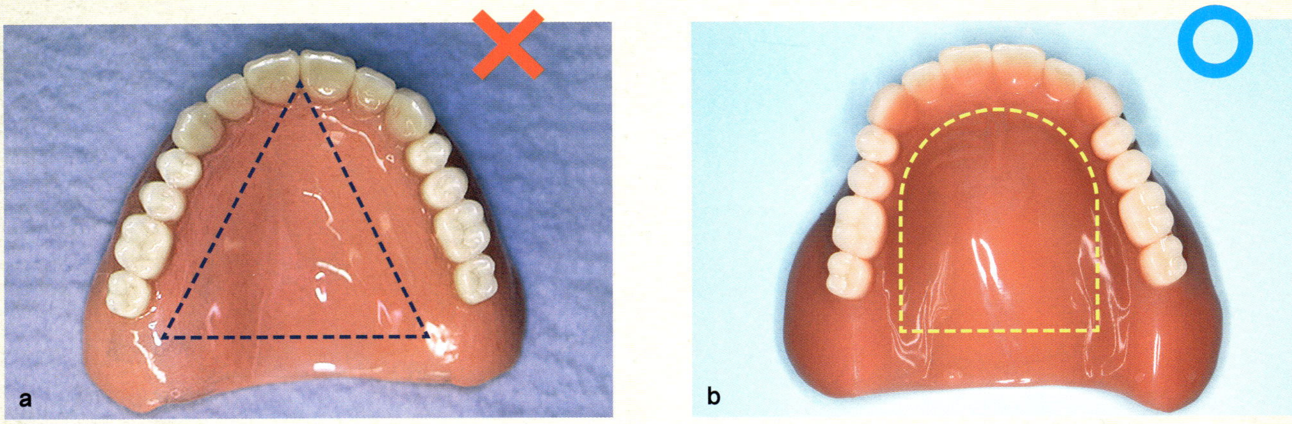

그림 2-20. 치열궁 형태와 혀 형태의 이미지. 혀는 삼각형이 아니라 U자형이다. b의 의치가 혀와의 접촉에는 바람직하다.

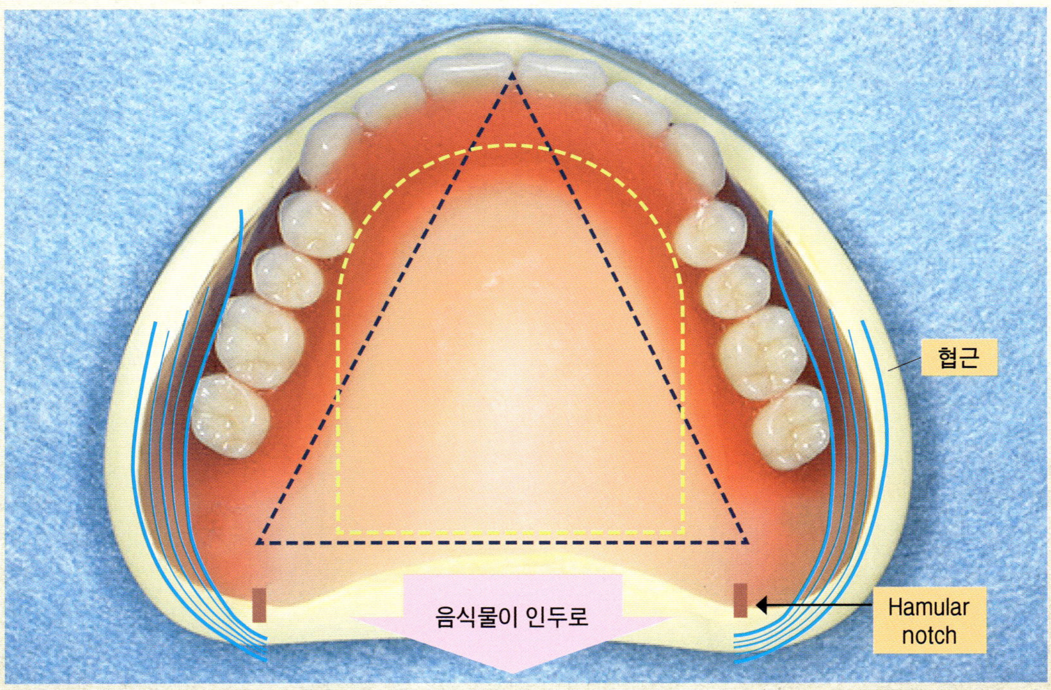

그림 2-21. 치열궁의 형태가 삼각형에 가깝다. 혀의 형태에 맞추어 제1소구치 사이를 넓히고, 반대로 제2대구치 사이를 줄일 수 없는지 검토한다.

3-2 제2대구치를 나란히 놓을 수 없는 이유는 전치에 있다

하악 구치부의 근·원심적 배열 위치의 후방 한계로서 하악 잔존 치조제의 후구치삼각융기에 연속되는 원심 경사면을 고려해야 한다는 의견이 있다. 이 사면이 급한 경우 거기에 인공치를 배열하면 교합 시 의치가 앞으로 미끄러져 기울어진다고 되어 있다. Yamamoto (山本)[17]는 이곳에 **'스키 존'**이라고 이름을 붙였다(그림 2-22). 이 스키 존에 배열하는 것을 피하려고 하여 제2대구치 또는 제1소구치가 빠진 총의치를 종종 본다(그림 2-23). 그러나 원래 인공치의 크기는 자연치의 크기에 비해 훨씬 작다. **자연치가 원래 있었던 위치를 목표로 배열했다면 인공치가 가지런하지 않을 것이다.** 사실 구치부 인공치는 전치부 인공치에 이어서 배열되므로 시작점이 되는 전치의 위치가 구치부 인공치의 위치를 제한한다. 인공치가 가지런하지 않을 때는 '스키 존'을 논하기 전에 **전치의 위치를 확인**해야 한다.

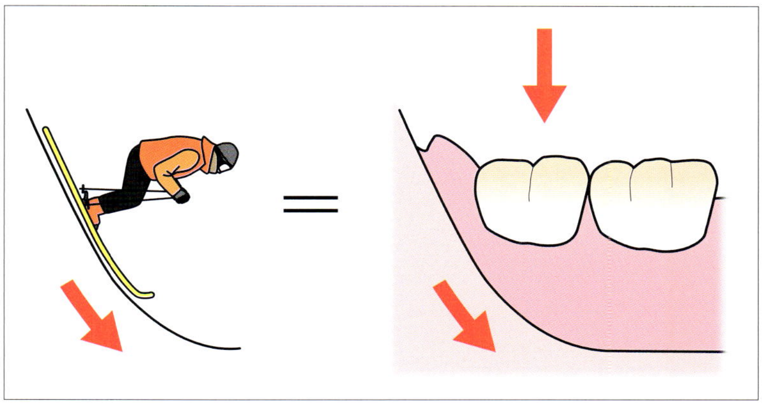

그림 2-22. 스키 존. 하악 후방 급경사면에 인공치를 배열하면 의치가 앞으로 기울어질 것이라는 견해. (출처: Yamamoto의 그림[17]에서 인용·변경)

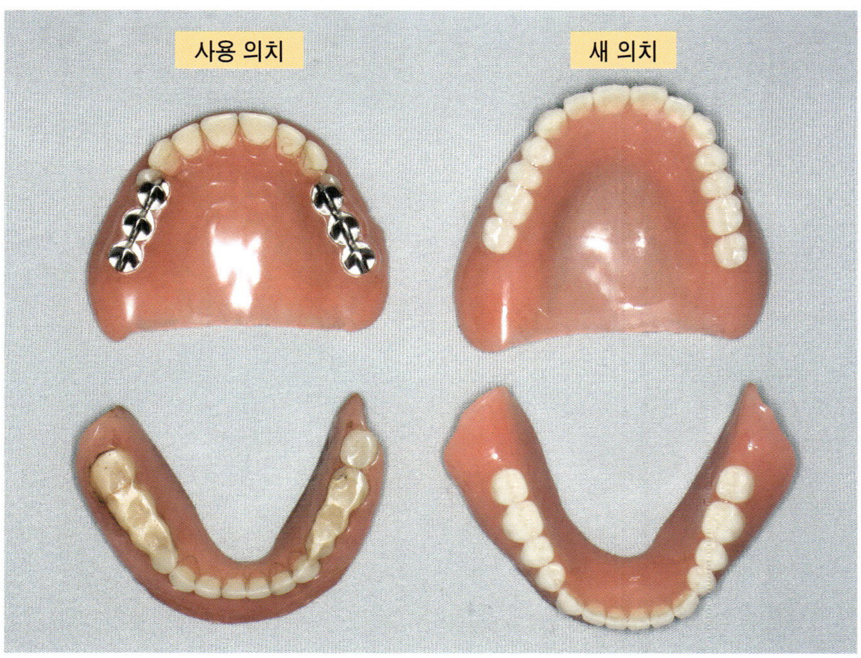

그림 2-23. 사용 의치는 구치가 1개 적다. 전치부의 인공치를 앞으로 배열한 새 의치에서는 구치부 배열 공간에 여유가 있는 것이 보인다.

그림 2-24에 제시한 증례에서, 상악 전치의 위치가 미치는 영향을 종합적으로 시뮬레이션해 보자. 그림 2-24에서는 좌·우에서 배열 위치가 다르다. 적절한 배열의 오른쪽에 비해 왼쪽 상악 전치는 뒤쪽에 배열되어 있다. 상악 전치가 뒤쪽이라면 거기에 맞물리는 하악 전치도 뒤쪽으로 내려가고, 거기에 이어서 구치도 뒤쪽에 배열된다. 그 결과 좌·우 모두 파운드라인에 따라 배열되어 있음에도 불구하고, 하악 전치의 위치 차이에 따라 설방이 크게 달라진다(그림 2-25a).

정면에서 보면 왼쪽 중절치가 내려가 있는 것을 알 수 있다(그림 2-25b). 중절치 절연의 위치는 상순 하연에 거의 일치하는 것처럼 배열된다. 상악 중절치를 안쪽으로 내리면 립 서포트가 부족하므로 치아가 잘 보이지 않게 된다. 따라서 심미성을 고려하여 절연을 상순 하연에 맞추기 위해서는 중절치를 아래로 내려야만 한다.

상악 전치가 안쪽에 배열되면 어떤 문제가 생기는가?

문제

배열의 시작점이 되는 상악 전치가 안쪽에 배열된 경우에 어떠한 문제가 생기는지, 적절히 앞쪽에 배열된 경우와의 차이를 우측과 좌측을 비교해서 생각해 보자.

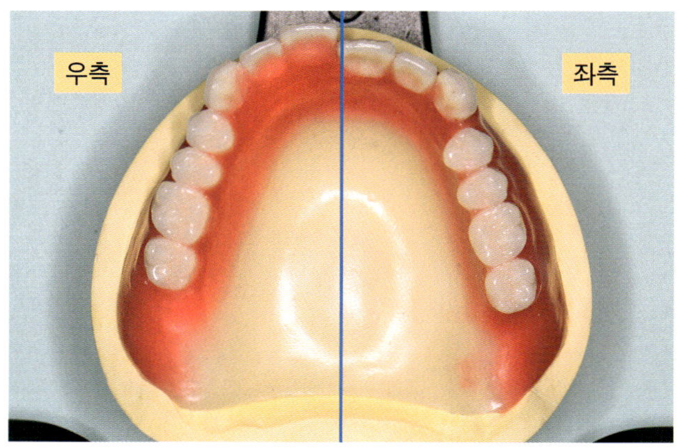

그림 2-24. 상악 전치를 안쪽으로 배열한 경우의 영향.

답

하악 설방이 침해되어 교합평면도 낮게 설정되기 쉽다

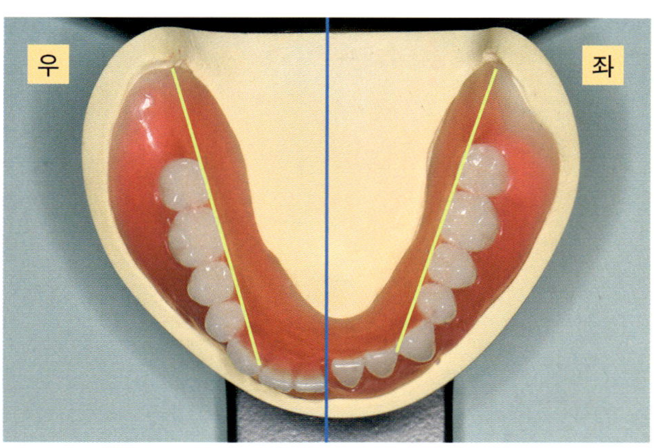

그림 2-25a. 좌측 전치와 그에 이어지는 구치가 아래로 내려간다. 좌·우 모두 파운드 라인을 참고로 배열되어 있는데, 설방이 크게 다르다.

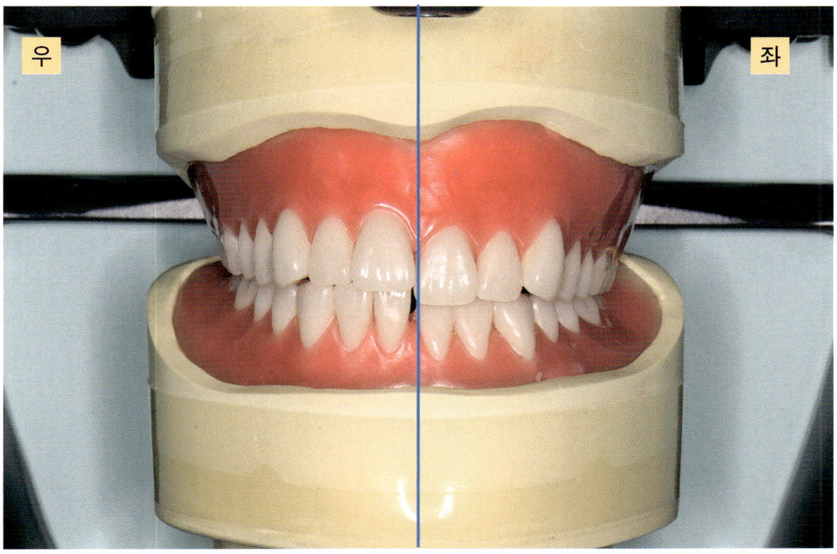

그림 2-25b. 전치가 뒤쪽이라면 윗입술로부터 중절치 절연을 보여주기 위해서는 아래쪽으로 내려야 한다.

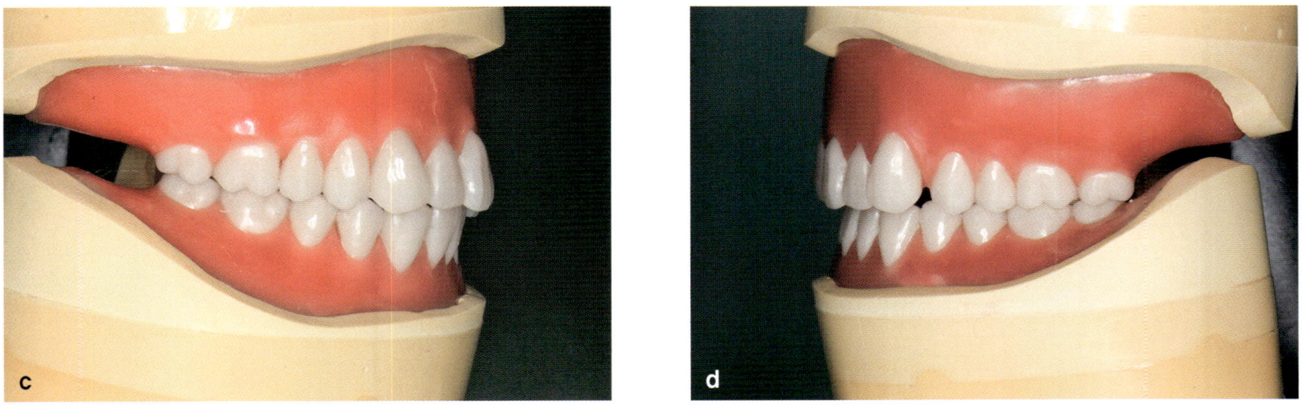

그림 2-25c,d. 중절치 절연 위치에 영향을 받아 교합평면은 내려간다(d).

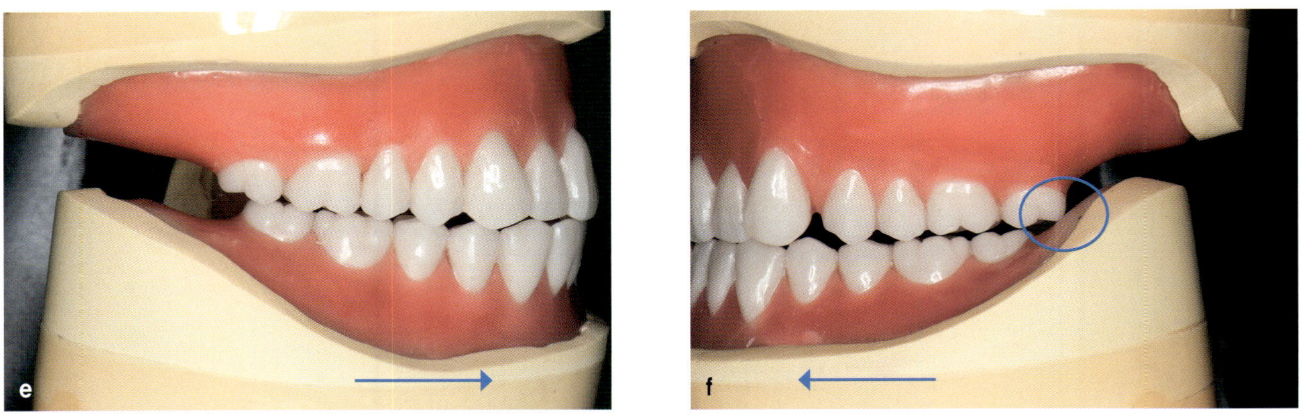

그림 2-25e,f. 교합평면이 낮으면 전방 운동이 방해된다(f).

중절치 절연의 위치가 내려가면, 거기를 전연으로 하여 캠퍼 평면에 평행해지도록 교합평면을 설정하므로 교합평면이 낮아진다. 낮은 교합평면에서는 저작이 힘들며, 이 증례와 같이 전방 운동 시에 상악 제2대구치의 원심이 하악 후연에 부딪혀 앞으로 움직이는 것이 방해되는 일도 있다. 이렇게 생각하면 **시작점이 되는 상악 전치의 배열 위치가 얼마나 중요한지** 알 수 있다.

마지막으로 인공치 배열의 순서를 그림 2-26에 정리했다.

인공치 배열의 순서

- Step 1 상악 전치를 자연치가 원래 있던 위치로 되돌린다.
- Step 2 하악 전치는 하악 운동을 고려하여 배열한다. 이미지로서는 치조정보다 훨씬 앞으로 온다.
- Step 3 하악 제1대구치는 인상 영역의 거의 중앙으로 한다.
- Step 4 파운드 라인을 참고로 하악 구치를 배열한다.
- Step 5 상악은 제1대구치 연마면 형태를 확인하고, 경우에 따라서는 하악 구치의 위치를 수정한다.
- Step 6 인공치 교합면이 완만한 교합만곡을 띠며, 상 · 하악 잔존 치조제 중앙 부근에 교합면이 위치하는지를 확인한다.

그림 2-26. 인공치 배열의 정리.

Rule 8 '제2대구치를 배열할 수 없는 경우는 상악 전치의 위치를 확인한다'

- 자연치가 있었던 위치에서 배열해 나가면 자연치보다 작은 인공치가 배열되지 않을리 없다.
- 인공치 배열의 시작점이 되는 전치의 위치가 구치부의 위치를 제한한다.

칼럼 3 인공치 배열도 디지털 시대로

Digital dentistry의 동향은, 마침내 denture 부문으로도 다가왔다. 그중에서도 Mitsui Chemicals INC.에 의한 클라우드 베이스의 3D 프린터용 디자인 플랫폼 서비스는 실용화된 최첨단 서비스의 하나로서 주목된다. 이것을 사용하면 스패출러도 파라핀 왁스도 사용하지 않고 인공치를 배열할 수 있으며, 의약품 승인을 받은 레진 잉크를 사용하여 3D 프린터로 총의치를 완성할 수 있다.

인공치 배열은 'Dentca Design(DENTCA)'이라는 웹 브라우저에서 기능하는 소프트웨어로 실시한다. 인공치의 종류, 전치의 피개, 치열궁의 형태 등 임의로 선택할 수 있는 항목은 많다. 전치는 하나씩 수정할 수도 있다. 인공치 배열 종료 후에는 post dam과 치은 형태를 선택하면 자동으로 치은 형성이 이루어진다. 최종적으로 3D 프린터(cara Print 4.0, Kulzer)로 조형된다. 이러한 디지털 시스템 전개에 따라 작업 효율 향상, 작업 시간의 대폭적인 단축을 기대할 수 있다. Brush up도 진행되고 있는 것 같으니 계속 주시하기 바란다.

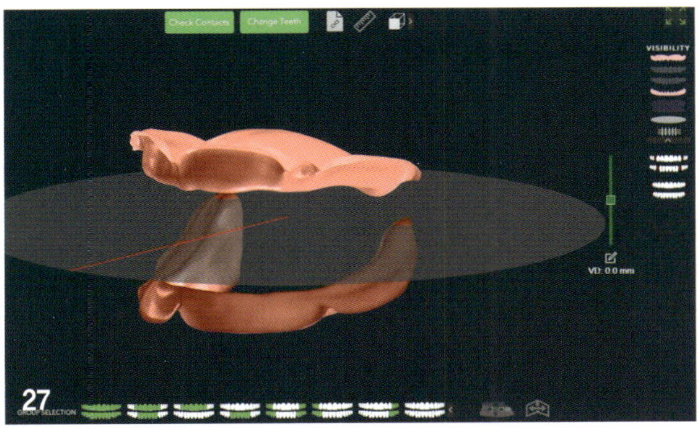

27

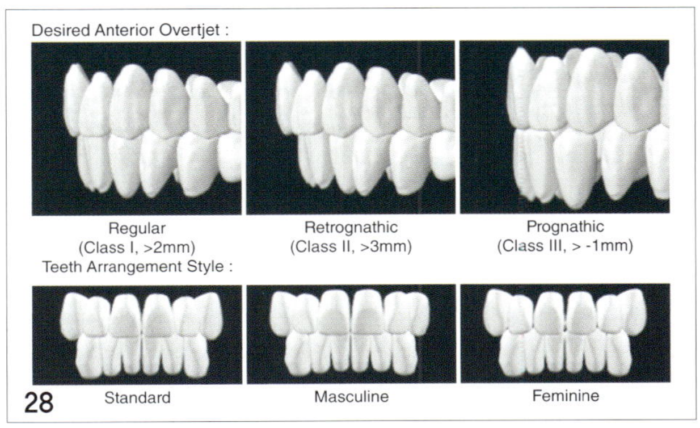

28

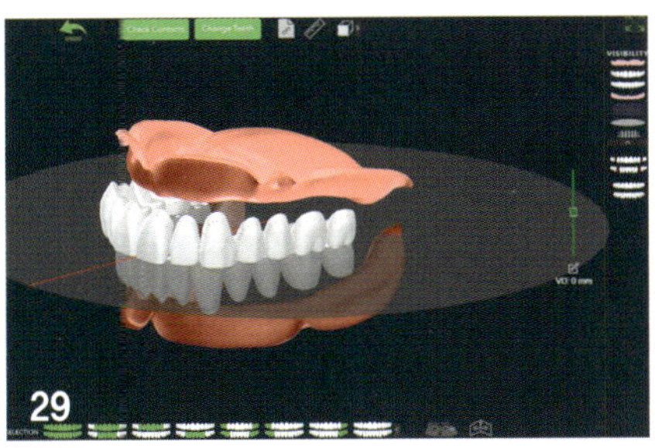
29

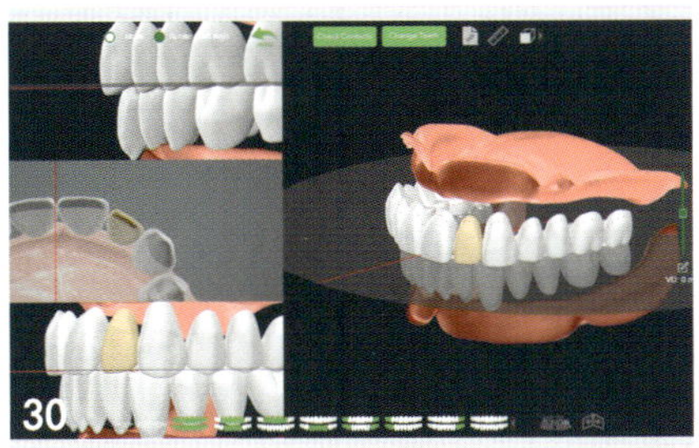
30

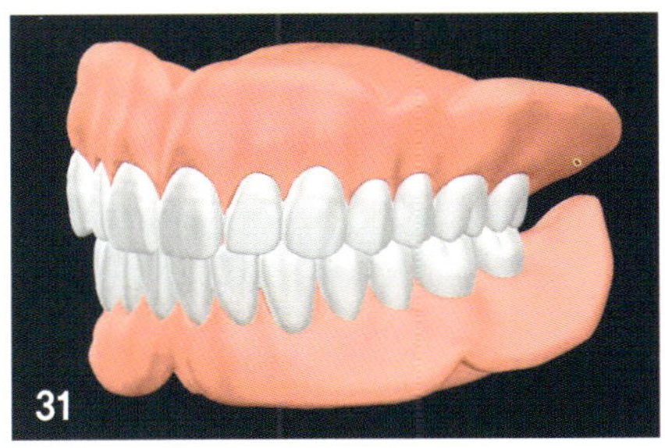
31

그림 2-27. 상·하악 잔존 치조제의 STL 데이터를 소프트웨어(Dentca Design, DENTCA)에 입력한다.
그림 2-28. 원하는 인공치의 종류, 전치의 피개, 배열 형태 등을 선택한다.
그림 2-29. 설정한 교합평면을 따라 자동으로 인공치가 배열된다.
그림 2-30. 수정하고 싶은 인공치가 있으면 그곳을 클릭하여 수동으로 수정한다.
그림 2-31. 인공치 배열이 완성되면 자동으로 치은 형성이 이루어진다.
그림 2-32. 3D 프린터(cara Print 4.0, Kulzer)로 인공치와 의치상이 각각 프린트된다. 서포트재를 제거하고 인공치를 접착하여 후처리를 하면 의치가 완성된다. [사진 제공: 동경의과치과대학, Takahashi Hidekazu(高橋英和) 명예교수]

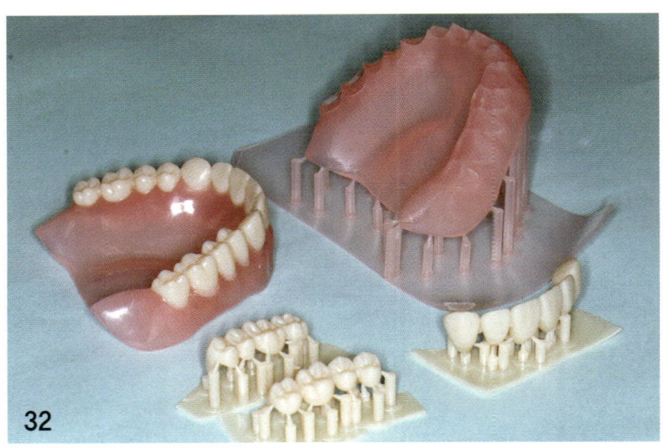
32

'왜 이렇게 된 걸까?'라고 헷갈릴 때 되짚어 보는 기초·학술 편 참고문헌

[Chapter 1]

1. The Academy of Prosthodontics. Glossary of Prosthodontic Terms. Ninth Edition(GPT-9). Journal of Prosthetic Dentistry 2017；117(55)：1-105.
2. 林都志夫．全部床義歯補綴学（第３版）．東京：医歯薬出版，1993；239-258.
3. 日本補綴歯科学会（編集）．歯科補綴学専門用語集（第５版）．東京：医歯薬出版，2019.
4. 早川巖．コンプリートデンチャーの理論と臨床．総義歯をイメージする．東京：クインテッセンス出版，1995；65-70.
5. 小林賢一．全部床義歯の咀嚼時における咬合接触の動態一特に，非咀嚼側についてー．日補綴歯会誌 1983；27：150-167.
6. 小林賢一,守澤正幸,渡邊竜登美,関田俊明,長尾正憲．テレメータリングによる全部床義歯の咬合接触．日補綴歯会誌 1989；33：94-105.
7. 渡邊竜登美．全部床義歯咀嚼時咬合力に関する研究．口腔病会誌 1990；57（1）：16-31.
8. 熊谷宏．全部床義歯装着者の咀嚼運動に関する臨床的研究―咀嚼運動経路と咬合接触について―．口腔病会誌 1993；60（1）：15-34.
9. Kumagai H，Watanabe T，Kobayashi K，Suzuki T，Nagao M，Nikawa H，Hamada T. Incidence of occlusal contacts with complete dentures during mastication using a 6-channel telemetry system：preliminary measurements. J Oral Rehabil 1999；26（11）：918-922.
10. Pound E. Utilizing speech to simplify a personalized denture service. J Prosth Dent 1970；24（6）：586-600.
11. 小出馨(編著)．デザイニング･コンプリートデンチャー．東京：医歯薬出版，2008；134-160.
12. 小出馨．咀嚼機能からみた選択．日補綴歯会誌 2004;48（5）：681-690.
13. 鈴木哲也．咀嚼時の咬合接触からみた全部床義歯の咬合．日補綴歯会誌 2004；48（5）：664-672.
14. 鈴木哲也．総義歯補綴にみる歯科技工の落とし穴．人工歯排列と咬合様式に関して．日歯技工会誌 2019；40（1）：4-8.
15. 松本直之，市川哲雄（監修）．リンガライズドオクルージョン―義歯の咬合・インプラントの咬合―．東京：医歯薬出版，2001；52-53.
16. 古屋純一，鈴木哲也．第４章 チェアサイドでの実践的咬合調整法．In：村岡秀明（編集）．総義歯の謎を解き明かす．京都：松風，2010；94-130.
17. 菅原佳広，小出馨，佐藤利英．リンガライズド・オクルージョンにおける滑走間隙量が咀嚼機能に及ぼす影響．日補綴歯会誌 2002；46（3）：357-366.
18. 松田謙一．全部床義歯臨床のビブリオグラフィー．時代を映した材料・手技・コンセプトに見る教育・臨床の変遷．東京：医歯薬出版，2019；106-115.
19. 増田夢子，鈴木哲也，大木明子，羽田多麻木，土田優美，安江透，上條真吾，池田正臣，高橋英和．陶歯を用いたリンガライズドオクルージョンの再現性とその作業効率．日補綴会誌 2017；126 回特別号：175.

[Chapter 2]

1. Watt DM, MacGregor AR. Designing complete dentures（2nd ed）. Bristol：Wright，1986；14-43.
2. 中込敏夫，向井道夫．義歯に血が通うまで．アルプス歯科の総義歯製作技法．東京：サンバレー書房，2012；168-184.
3. 林都志夫．全部床義歯補綴学（第３版）．東京：医歯薬出版，1993：278-280.
4. 河野正司．咀嚼機能を支える臨床咬合論．欠損補綴とインプラントのために．東京：医歯薬出版，2010.
5. 鈴木哲也，古屋純一．コンプリートデンチャー 鈴木哲也のマスター１．東京：デンタルダイヤモンド，2017；206-210.
6. 吉富信幸．咀嚼時における全部床義歯前歯部咬合接触が下顎運動に及ぼす影響．口腔病会誌 1997；64（3）：436-453.
7. 早川巖.コンプリートデンチャーの理論と臨床 総義歯をイメージする．東京：クインテッセンス出版，1995；79-81.
8. Zarb GA，Bolender CL. Prosthodontic Treatment for Edentulous Patients：Complete Dentures and Implant-Supported Prostheses（12th ed）. St.Louis：CV Mosby co, 2004；348-354.
9. Beresin V，Schiesser F. The neutral zone in complete dentures. Principles and technique. St. Louis：CV Mosby co, 1973；1-14.
10. 阿部晴彦．診査･診断に基づく総義歯の臨床．東京：クインテッセンス出版，2009；176-183.
11. 鈴木哲也，小林賢一．難症総義歯への対応―フランジテクニックを再検討する．日歯医師会誌 1992；45（2）：100-109.
12. 鈴木哲也．よい義歯だめな義歯 鈴木哲也のコンプリートデンチャー 17 のルール．東京：クインテッセンス出版，2011；81-82.
13. 鈴木哲也．上顎中切歯，犬歯唇側面における筋圧．日補綴歯会誌 1985；29（1）：1-14.
14. Pound E. Esthetic dentures and their phonetic values. J Prosthet Dent 1951；1：98-111.
15. 鈴木哲也．よい義歯だめな義歯 鈴木哲也のコンプリートデンチャー 17 のルール．東京：クインテッセンス出版，2011；30-31.
16. 小林賢一，鈴木哲也．総義歯臨床のおさえどころ―人工歯配列と研磨面形態―．日歯医師会誌 1990；43（6）：654-662.
17. 山本為之．総義歯臼歯部人工歯の配列について（その１）．補綴臨床 1972；5：133.

‘한 단계 상승을 목표로 하기’ 위한

전문가 편

'한 단계 상승을 목표로 하기' 위한

전문가 편

C H A P T E R 1

교합과 심미의 정밀도를 높이는 시적

적절한 의치상 외형이나 충분한 교합고경이 확보되면 환자 고유의 자연스러운 하악위로 돌아가려는 현상이 나타나므로, 새 의치를 장착했을 때 갑자기 하악이 후퇴하여 교합채득의 오류를 알아채는 일도 겪는다. 의치가 완성되고 나서부터는 대처할 수 있는 사항이 제한된다. 이를 피하기 위해서라도 wax denture 시적 시 오류를 얼마나 찾아내 수정할 수 있는지가 총의치 성공의 열쇠가 된다.

이 장은 'wax denture 시적 단계'가 주제이지만, 보다 넓은 범위에서 교합과 심미를 어떻게 판단하여 수정할 것인지, 총의치 전문가를 목표로 하는 데 요구되는 지혜와 기술까지 다룬다.

CHAPTER 1

1 교합 체크의 진행 방법

시적 시에 체크해야 할 항목(그림 1-1)은 많지만, 처음에 교합관계를 확인한 후 심미성의 점검 및 수정을 한다.[1] 또한 마지막으로 절대로 빠뜨려서는 안 되는 것이 환자의 승낙을 구하는 일이다.

교합의 체크는 사실 wax denture를 구강 내에 장착하기 전부터 이미 시작되고 있다. 치과기공소에서 받은 wax denture를 시적하기 전에 충분히 관찰하여 치열 위치나 피개 등에 부자연스러운 부분이 없는지를 중시하여 환자를 대하면 좋겠다. 그림 1-2의 배열을 보면 왠지 위화감이 들지 않는가? 상악 중절치의 위치는 상·하악 잔존 치조제 사이를 딱 이등분한 중앙에 배열되고 있다. 사실 대화할 때 상악 중철치는 보여도 하악 중절치는 잘 보이지 않는다. 그렇게 생각하면 하악 치경부에서 상연까지의 거리에 여유가 너무 많은 것 같은 느낌이 든다. 앞의 장까지 교합평면은 상·하 잔존 치조제 사이의 중앙이라고 설명해 왔지만, 레벨을 한 단계 높인 전문가의 눈으로 판단해 보자. 수직피개라는 절연의 겹쳐짐을 생각하면, 사실 그림 1-3b와 같이 상악이 상연으로부터의 거리가 약간 긴 것이 타당한 경우가 많다. '어쩌면 윗입술에 가려져 중절치 절연이 잘 보이지 않을 수 있다'는 인식을 사전에 가지고 있으면 구강 내에서의 판단을 빠르게 할 수 있다.

Wax denture의 시적은 2회째의 교합채득이라고 생각한다. **교합상의 교합채득에서는 반드시 어딘지에 오류가 있을 것이라는 의심을 가지고 진료를 진행하면 좋겠다.** Wax denture를 구강 내에 장착해 바로 태핑을 명령해도 교합관계의 적합 여부는 판단할 수 없다. 설령 교합이 어긋나도 인공치의 교두경사에 유도되어 의치가 외관상 감합하는 것만으로는 좀처럼 오류를 알아챌 수 없다. **갑자기 "이를 딱딱 부딪쳐 주세요."라며 요**

시적 시에 확인해야 할 포인트

- ☐ 교합고경
- ☐ 교두감합위(중심교합위)
- ☐ 립 서포트와 안모의 조화
- ☐ 교합평면의 위치
- ☐ 치열궁의 형태와 설방의 넓이
- ☐ 인공치의 색조와 형태
- ☐ 정중선
- ☐ 수평피개와 수직피개
- ☐ 상악 전치의 절연 위치
- ☐ 미소선
- ☐ 환자의 개성과 희망에 대한 고려
- ☐ 발음
- ☐ 연하
- ☐ 의치상의 색조
- ☐ 후연의 위치
- ☐ Relief 부위

환자의 승낙

- ☐ 동반자(유 · 무 ______________)
- ☐ 색조나 치열에 불만은 없는지
- ☐ 최종적으로 지불하는 비용

그림 1-1. 시적 시의 체크 리스트.

이 교합평면을 어떻게 생각하는가?

문제

교합평면은 상·하 잔존 치조제의 중앙으로 간주된다. 그러나 정면에서 보았을 때 정확히 1/2이면 좋은 것일까?

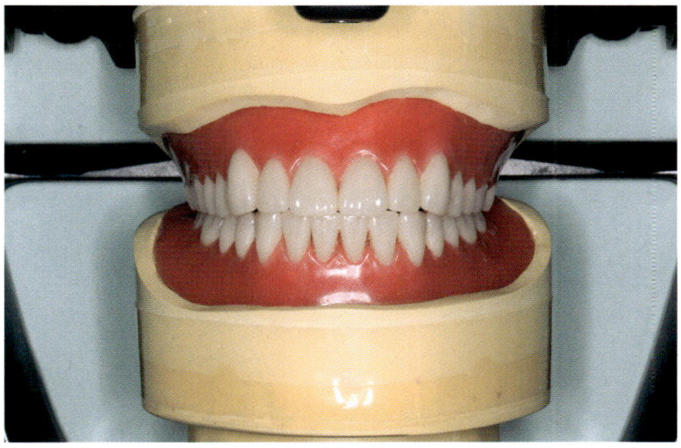

그림 1-2. 의문이 생기는 교합평면.

답

하악 치경부에서 상연까지의 길이가 길고 교합평면이 약간 높다

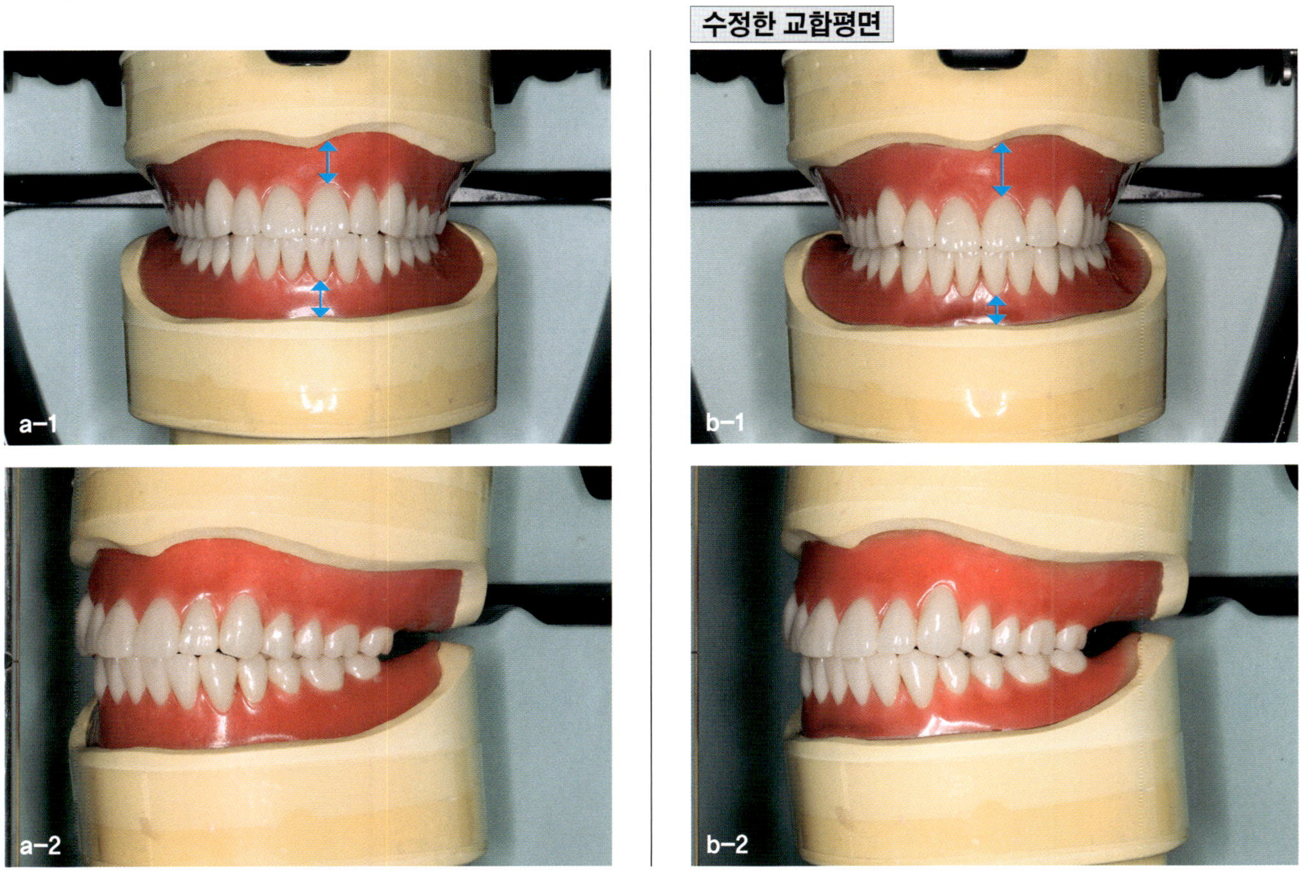

그림 1-3. a: 상악 중절치 절연의 위치가 상·하악을 딱 이등분한 중앙에 있다. 하악 전치부의 왁스 부분이 넓다. 구강 내에서 상악 중절치 절연이 잘 보이지 않는다는 것에 의문이 생긴다. **b:** 수정된 적정한 교합평면. 중절치 절연은 중앙보다 약간 아래에 있다.

청하지 말고, 우선은 상·하악 정중선이 어긋나 있는지 점검하는 것부터 시작한다(**체크 1** : 그림 1-4). Wax denture를 구강 내에 삽입했다면 "입을 살짝 다물어 주세요."라고 지시한다. 이렇게 가볍게 다문 상태에서 상·하악 정중선이 틀어져 있으면 하악위 편위를 의심한다.

다음으로 전치부 인공치의 피개를 체크한다. Wax denture를 **앞 아래쪽에서 들여다보아** 구강 내에서의 전치부 인공치의 피개와 교합기상에서 설정한 전치부 피개에 차이가 없는지 체크한다(**체크 2** : 그림 1-5).

마지막으로 하악을 유도하여, 교합기상에서 설정한 중심교합위(교두감합위)와 차이가 없는지를 피개관계로부터 확인한다(**체크 3** : 그림 1-6). 시적 시에는 인공치 각각에 교합접촉관계에 연연하지 말고 전체로서의 악간관계, 중심교합위만 체크하면 충분하다. **편심위는 조사하지 않는다.** Wax denture에서 측방 운동이나 전방 운동을 실시하면 인공치의 이동이나 이탈의 우려가 있다. 편심 운동을 포함한 상세한 인공치의 교합접촉관계 수정 및 확인은 교합기상에서 실시하는 것으로, 시적 후 나아가 중합 후의 삭제이나 완성된 의치에서의 교합조정에 맡긴다.

위와 같은 순서를 따랐는데도 만약 중심교합위에 의심이 든다면 반드시 check bite를 채득하여 교합기에 재장착해 교합 수정을 한다. 귀찮다고 생각할지도 모르지만 check bite를 **하는지, 하지 않는지에 따라 완성된 의치의 좋고 나쁨이 크게 좌우된다.**

체크 1: 정중선

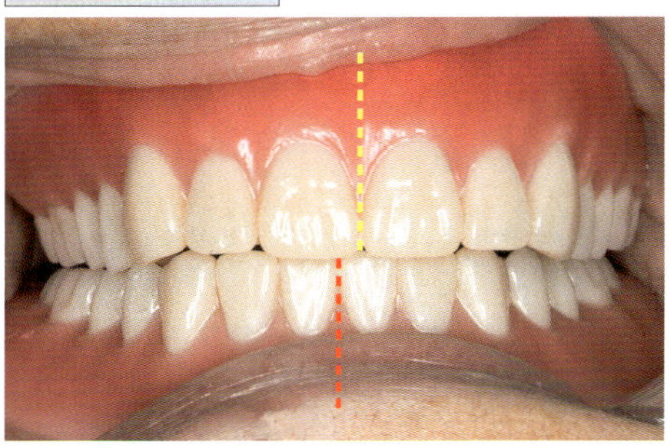

그림 1-4. 가볍게 입을 다물게 하여 상·하악 정중선이 틀어지지 않았는지 체크한다.

체크 2: 피개

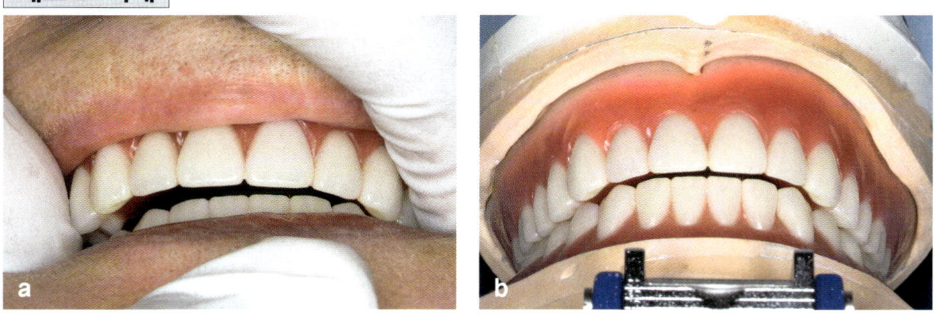

그림 1-5. 앞 아래쪽에서 보아 구강 내에서 전치부 인공치의 피개(a)와 교합기상에서 설정한 전치부의 피개(b)에 차이가 없는지를 체크한다.

체크 3: 하악의 유도

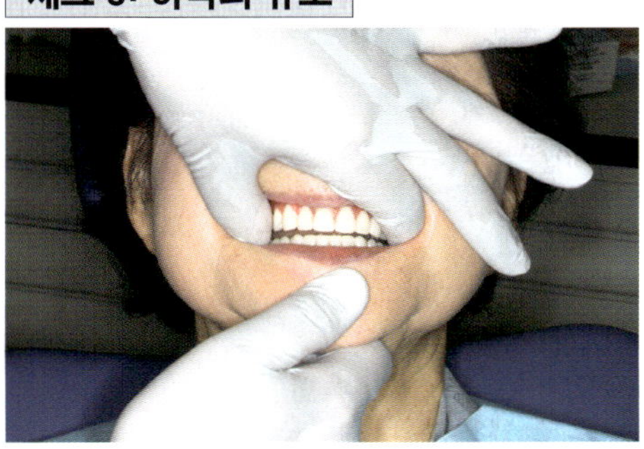

그림 1-6. 하악을 유도하여 교합기상에서 설정한 중심교합위와 차이가 없는지 체크한다. 여기에서 편심위는 조사하지 않는다.

2 무치악자의 하악 유도법

무치악자의 경우 악관절부에서 결정하는 중심위를 의치 감합위 검사의 기준으로 삼아야 한다. 중심위로의 하악 유도법으로서, 유치악자에서는 Dawson[2]에 의한 bilateral manipulation technique(통칭 'Dawson 테크닉')이 절대표준(gold standard)이다(그림 1-7). 한편 Dawson은 chin-point guidance에서는 하악이 뒤로 너무 밀려서 중심위보다 더욱 후방으로 유도되어 버린다고 경고하였다(그림 1-8).

그러나 환자를 수평위로 하여 실시하는 Dawson 테크닉으로는 무치악자의 의치상 동요를 피할 수 없고 적절하게 유도하는 것이 어렵다. 따라서 선 자세로 실시하는 chin-point guidance법에 의지할 수밖에 없다. Chin-point guidance법을 사용하는 술자는 하악이 앞으로 나오지 않도록 하기 위해 턱끝 부위를 무리하게 뒤쪽으로 누르기 쉽다. 한편 환자 입장에서 보면 '밀리면 되받아치는' 것이 자연의 이치이므로, 반사적으로 전방위를 취하거나 술자가 서 있는 위치, 즉 오른쪽 앞으로 약간 기울어진 위치를 잡기 쉽다. 심지어 교합상이 뒤로 미끄러지기도 한다. 그래서 무리 없이 하악을 뒤로 유도하는 테크닉이 요구된다.

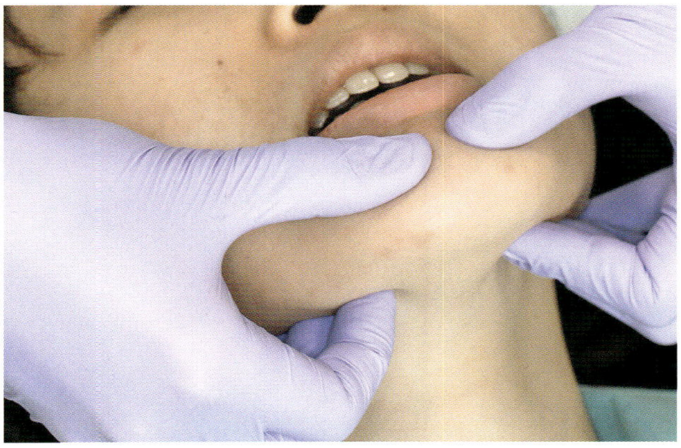
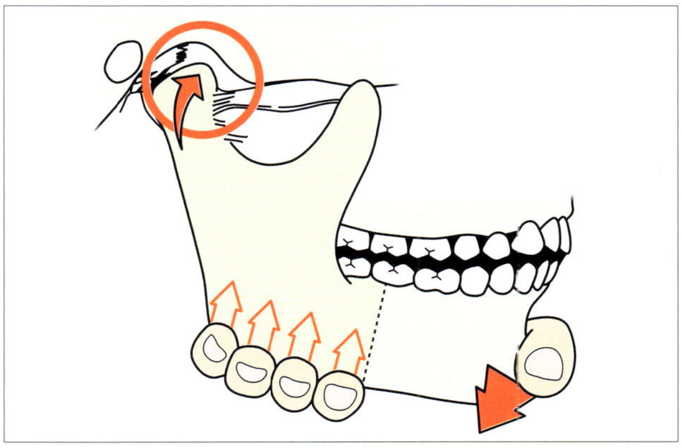

그림 1-7. Bilateral manipulation technique(Dawson 테크닉). 유치악자의 경우 수평위에서 실시하는 이 방법이 중심위로 유도하는 절대표준이다. (오른쪽: Dawson의 그림[2]에서 인용·변경)

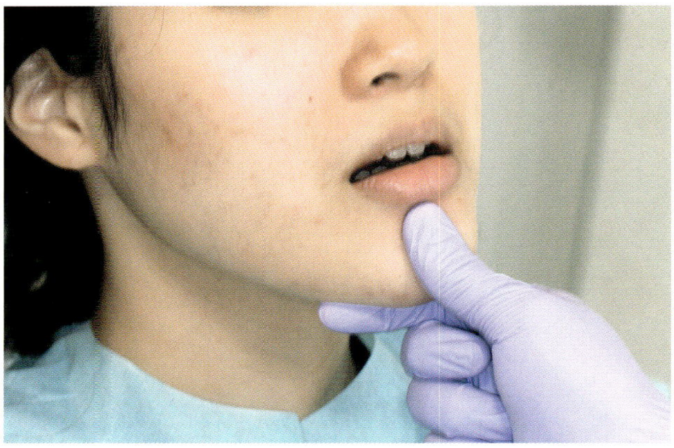
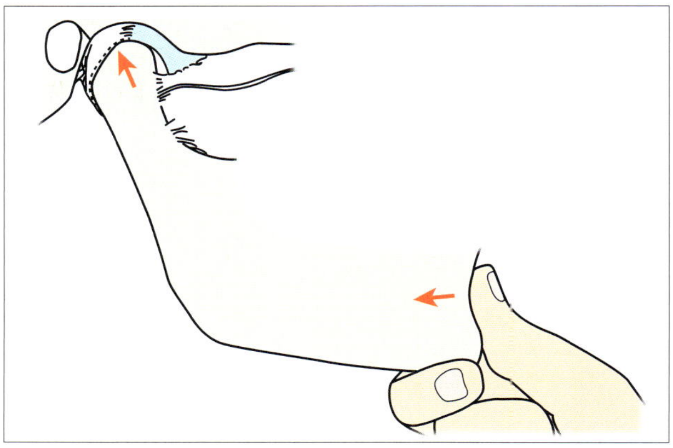

그림 1-8. Chin-point guidance법. 선 자세에서 실시하는 이 방법에서는 하악이 중심위보다 더 후방으로 유도되기 쉽다. (오른쪽: Dawson의 그림[2]에서 인용·변경)

3 하악 유도의 테크닉

총의치 환자에 대한 하악 유도 시의 손가락 사용법을 그림 1-9에 나타낸다. 상악 의치가 확실히 잔존 치조제에 들어갈 수 있도록 왼손의 엄지와 검지로 상악의 구치부 협측면에서부터 의치를 꾹꾹 누른다(그림 1-9a). 다음으로 상악을 누르고 있었던 엄지와 검지를 왼쪽 손목을 약간 회전시켜 아래로 내리고, 손가락 끝으로 하악 의치의 구치부 인공치 협측 연마면을 누른다(그림 1-9b). 한편 오른손 검지를 턱끝 아래에 대고 엄지와 함께 턱끝 부위를 사이에 끼우듯이 가볍게 누른다. 이렇게 하면 좌·우 손가락의 감각으로 하악 의치가 확실히 잔존 치조제에 들어간 것을 확인할 수 있다. 왼손의 손가락 끝은 하악 의치를 누르고 있으나 손가락 중간 정도에서는 상악 의치의 협측면에 일부 닿아 있어, 손목을 약간 위로 회전시키면 언제든지 상악을 누를 수 있다.

긴장하여 하악을 전방위로 취하는 환자에서는, 일단 크게 입을 벌리게 하고 오른손 엄지손가락으로 턱끝 부위를 뒤로 누르면서 입을 다물게 하면 하악이 덜컥하고 뒤로 밀리는 것을 알 수 있다(그림 1-9c). 단, 여기서 단번에 끝까지 물게 해서는 안 된다(그림 1-9d). **상·하 치아가 접촉하기 직전에 멈추게 한다**(그림 1-9e).[3] **도중에 멈추는 것이 임상의 중요한 포인트다.** 이것은 하악 안정위에 가까워, 하악의 긴장이 풀리면 턱끝 부위에 댄 엄지손가락 끝에서 저항이 없어지는 감각을 느낄 수 있다. 딱 상·하악 인공치 협측면 사이에 왼손의 손가락 바닥 부분을 끼우는 듯한 느낌으로, 상·하악 의치 양쪽에 닿아 있는 셈이다. **이 도중에 멈춘 위치에서 정중선의 어긋남이나 피개관계로부터 하악위를 검사한다.** 마지막으로 오른손 엄지손가락의 힘을 빼고 환자에게 "가볍게 치아를 물어 주세요."라고 지시한다(그림 1-9f). 왼손 손가락 바닥을 미끄러트리듯이 해서 입을 다물게 한다. 일단 멈춘 위치에서부터 하면 어떤 인공치부터 교합접촉해 나가는지를 관찰하기 쉽다. 감합위를 잘못하면 씹는 순간에 의치가 옆이나 앞으로 어긋나는 것을 알 수 있다.

임상 테크닉 총의치에서의 하악 유도법

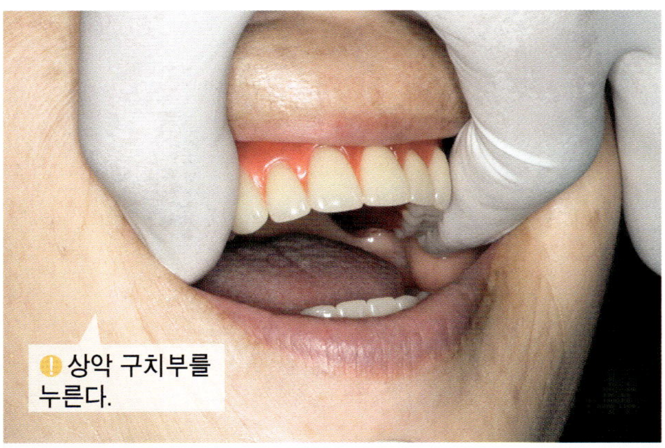

그림 1-9a. 왼손 엄지와 검지로 상악 구치부를 누른다.

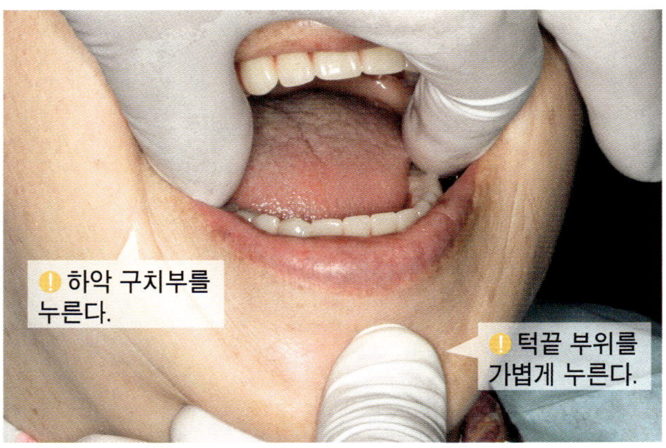

그림 1-9b. 왼손 엄지와 검지를 내려 하악 구치부를 누른다. 오른손 검지와 엄지로 턱끝 부위를 사이에 끼우듯이 해서 가볍게 누른다.

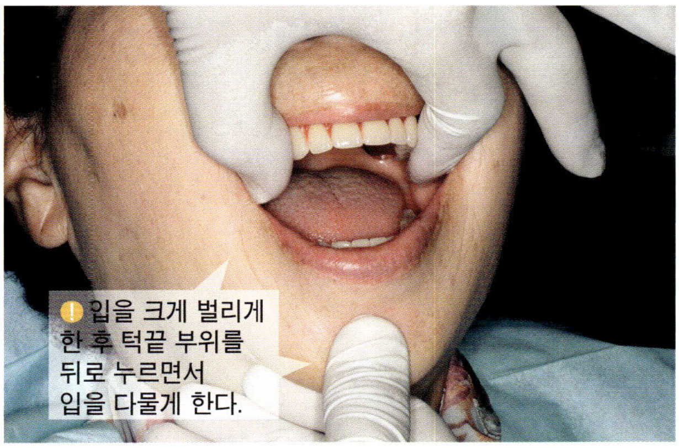

그림 1–9c. 일단 크게 입을 벌리게 하여 오른손 엄지로 턱끝 부위를 뒤로 누르면서 입을 다물게 하면 하악이 덜컥하고 뒤로 밀리는 것을 알 수 있다.

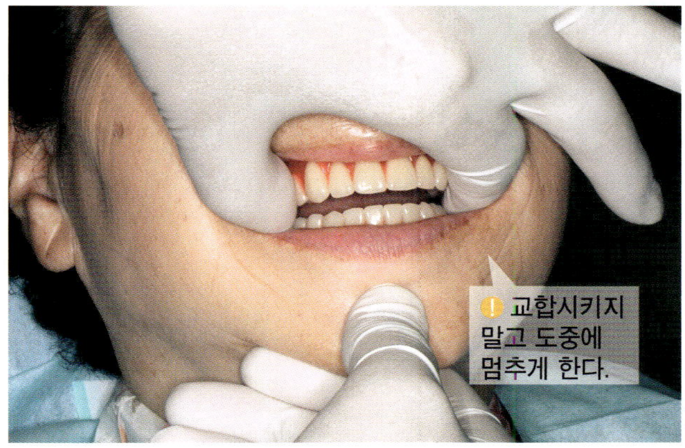

그림 1–9d. 단번에 마지막까지 교합시키지 말고 도중에서 멈추게 한다.

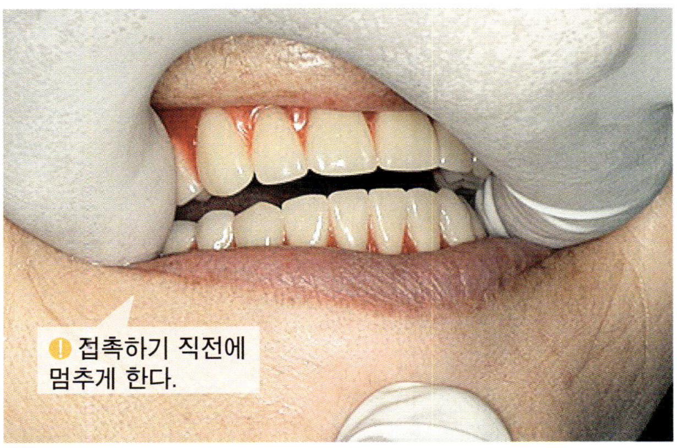

그림 1–9e. 상·하 치아가 접촉하기 직전의 위치에서 멈추게 한다. 여기가 중요 포인트이다.

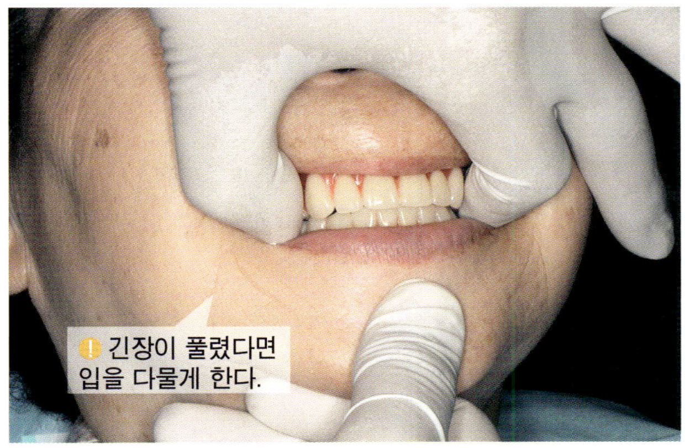

그림 1–9f. 긴장이 풀렸다면 오른손 엄지의 힘을 빼고 "가볍게 치아를 다물어 주세요."라고 하여 입을 다물게 한다.

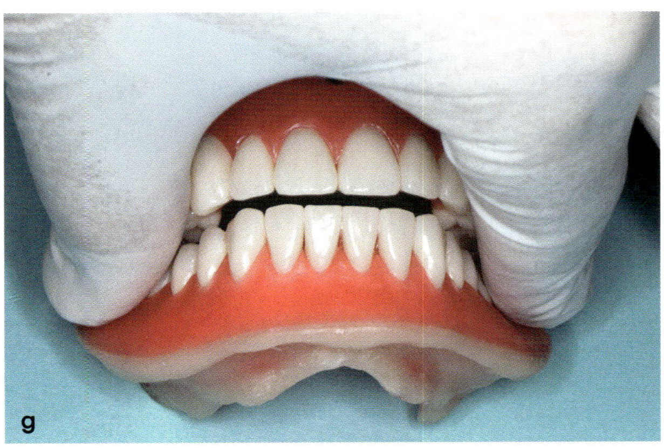

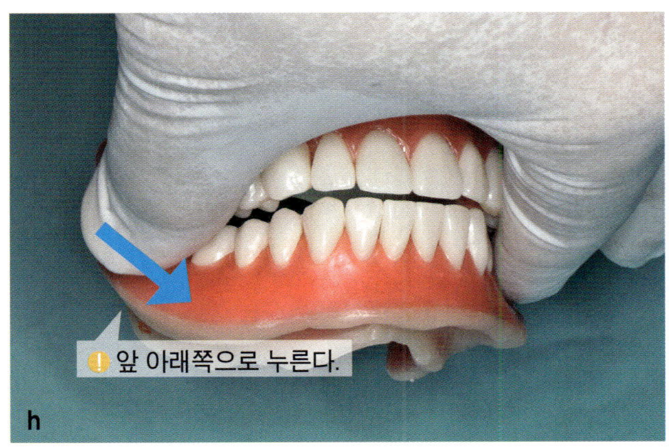

그림 1–9g,h. 왼손 모습. 하악 연마면을 앞 아래쪽으로 누른다. 손가락 바닥이 인공치 협측면에 닿아 상·하악이 벌어진 채로 유지된다.

오른손으로는 또 하나, 검지를 하악 인공치의 중절치 절연에 두는 손놀림도 익히기 바란다(그림 1-10). 오른손 검지로 가볍게 누르면 하악 의치는 움직이지 않는다. 교합채득 시에 교합상을 누를 때도 사용할 수 있다.

그리고 입을 다물게 하여 오른손 검지를 사이에 끼우는 것처럼 상악 중절치에 가볍게 대면, 약간 입을 벌린 위치에서 하악을 유지할 수 있다. 다음 페이지에서 제시하는 check bite 시에 효과적인 기술이다.

임상 테크닉 오른손 검지를 사용한 하악 컨트롤

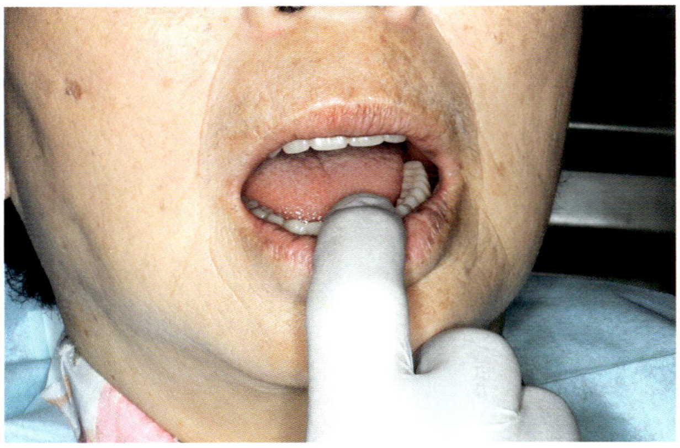

그림 1-10a. 하악 중절치의 절연에 검지를 두면 하악 의치를 누를 수 있다.

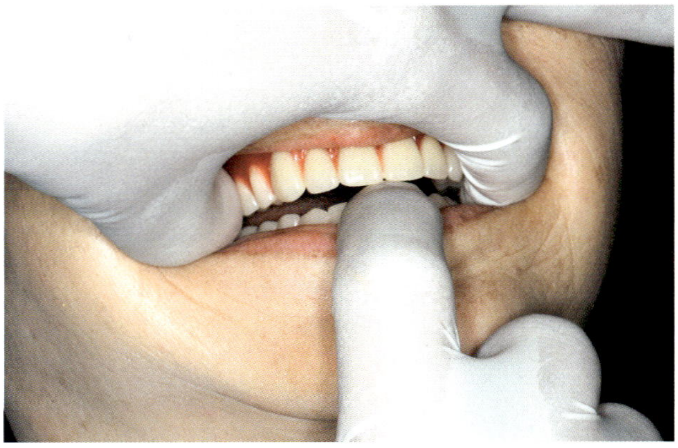

그림 1-10b. 그리고 검지를 사이에 끼우는 것처럼 상악 중절치에 가볍게 대면 약간 입을 다문 위치로 하악을 유지할 수 있다.

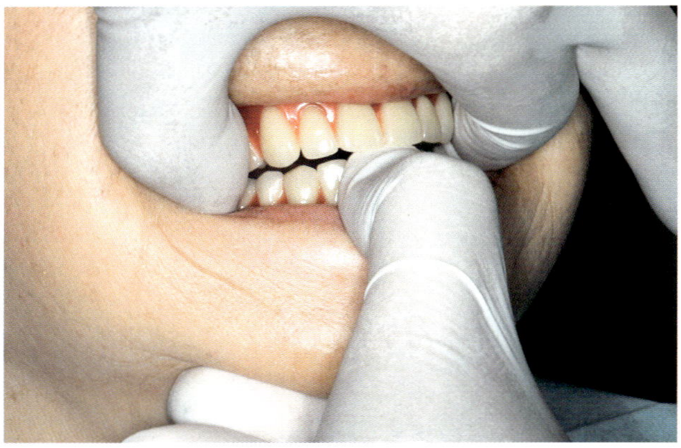

그림 1-10c. 왼손 엄지를 중절치에 대도 마찬가지로 개구를 유지할 수 있다.

Rule 9 '하악위를 검사할 때는 상·하 치아가 접촉하기 직전에 멈추게 한다'

- 마지막까지 물게 하지 않고 도중에 멈추게 하는 것이 중요 포인트이다.
- 도중에 멈춘 위치에서 정중선의 틀어짐 또는 피개관계로부터 하악위를 검사한다.

4 중심교합위에서 체크 포인트

하악위의 오류를 눈치챘다면 반드시 중심교합위에서의 check bite를 채득하여 교합기 재장착으로 인한 인공치 배열을 수정한다.[1] Check bite**에서는 상·하악 인공치를 접촉시키지 않는다**(그림 1-11). 상·하악 인공치가 교합접촉 하면 교두경사에 유도되어 의치의 편위나 교합압으로 인한 잔존 치조제 점막의 압축이나 변위를 초래한다. 하악을 유도하여 상·하 치아가 닿지 않는 위치에서 멈추어, 인공치 교합면 사이에 실리콘 고무나 산화아연유지놀(zinc oxide eugenol) 등의 교합채득재를 올려 재료의 경화를 기다린다(그림 1-12). 앞서 이야기한 손놀림으로 오른손 검지를 상·하악 중절치 절연 사이에 가볍게 끼우듯이 두면, 하악이 뒤로 밀린 채 상·하악 인공치가 접촉하지 않는 상태로 하악을 유지할 수 있다.

단, 교합채득재가 경화할 때까지 하악을 약간 입을 벌린 채로 유지하려면 나름의 테크닉을 몸에 익히는 것이 필요하다. Check bite**가 처음이라면 파라핀 왁스를 물게 하는 방법을 추천한다.**

여기에서 파라핀 왁스보다 융점이 낮은 알루왁스(Aluwax) 사용을 권장하는 사람들도 있다. 알루왁스는 경화를 기다리는 타이밍에 따라 상·하 점막에 압력을 가하거나 뜨거운 물에 담가서 연화하면, 그 아래에

Check!! 생각해보자

1 Check bite에서는 상·하악 인공치를 교합접촉시킬 수 없다

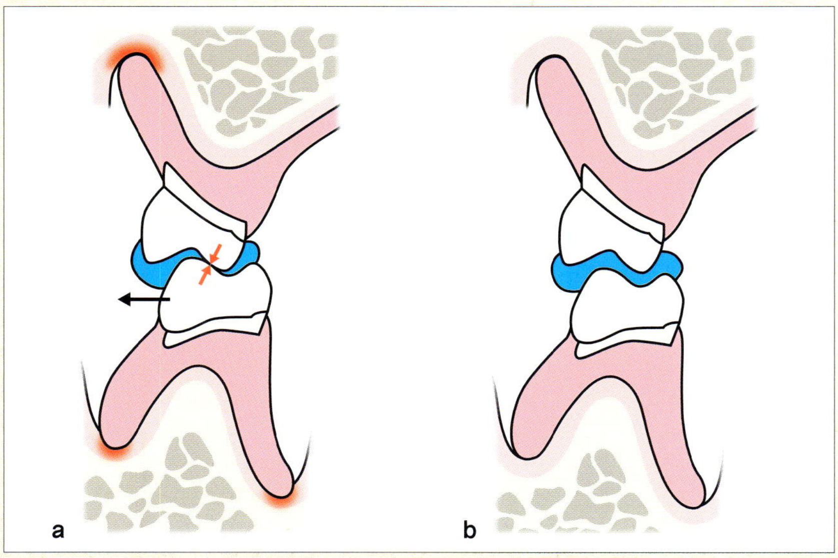

그림 1-11. 교합접촉이 있으면 교두경사에 유도된 의치의 편위나 잔존 치조제 점막의 압축, 변위가 일어난다(a). Check bite에서는 상·하악 인공치를 교합접촉시킬 수 없다(b).

있는 wax denture의 파라핀 왁스 변형도 우려되는 등 온도 관리가 의외로 어렵다(그림 1-13). 용도가 제한되는 특수한 재료의 취급을 익히는 것보다 사용이 익숙한 파라핀 왁스로 충분하다. 하악 구치부 교합면에 잘 연화한 파라핀 왁스를 올리고, 하악을 유도하여 가볍게 물게 한다. 단, 꽉 무는 것이 아니라 **물고 나서 "바로 입을 벌리라."**고 지시한다. 이 **"바로 입을 벌리라."**는 지시야말로 임상 비법이다(그림 1-14). 왁스의 경화를 기다리다가 그 사이에 의치상 편위나 침하가 일어나면 결국 최초의 교합채득과 아무런 차이가 없게 된다. **최대한 상·하 점막에 교합력이 가해지지 않도록 왁스를 충분히 연화하여 기록한다.** 입을 벌리게 한 후 바로 빼내어 구강 밖에서 식혀서 왁스를 경화시킨다. 왁스면에 관통부가 있어서 상·하 인공치가 일부라도 접촉했다면 의치상의 편위를 의심한다. 다시 구강 내에 삽입하여 교합시켜 감합위를 확인한다. 의심스러우면 교합면의 왁스를 재연화해 check bite를 다시 한다.

그림 1-15에서 check bite를 통해 악위를 수정한 증례를 제시한다(임상 증례 1-1). 상·하악 후연 위치가 어긋나 하악 편위가 의심되었다. Check bite로 인해 상·하악 후연의 좌·우차가 해소되었다. 이 증례와 같이 '이상하다'고 생각되었다면 check bite를 시도해야 한다.

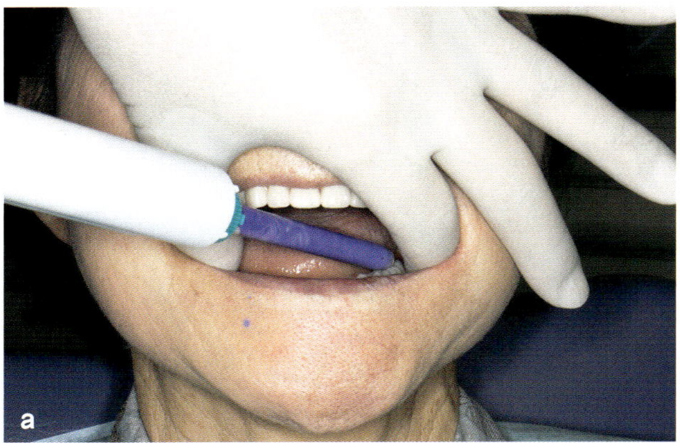

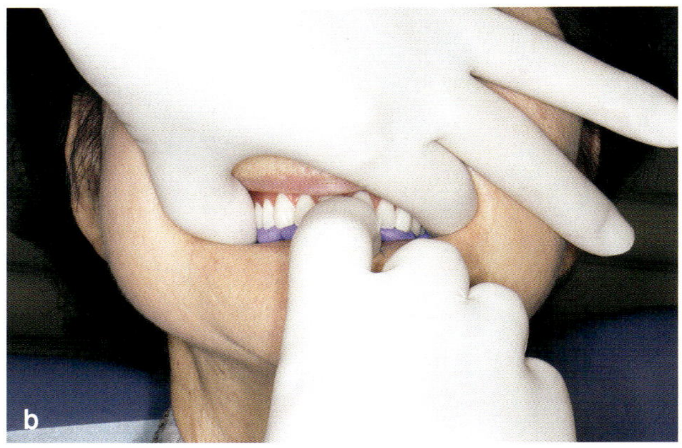

그림 1-12a,b. 중심교합위에서의 check bite. 인공치 교합면에 실리콘 고무 교합채득재를 올리고(**a**) 오른손 검지를 상·하악 중절치의 절연 사이에 두고(**b**), 틈을 둔 채 하악을 유지하여 재료의 경화를 기다린다.

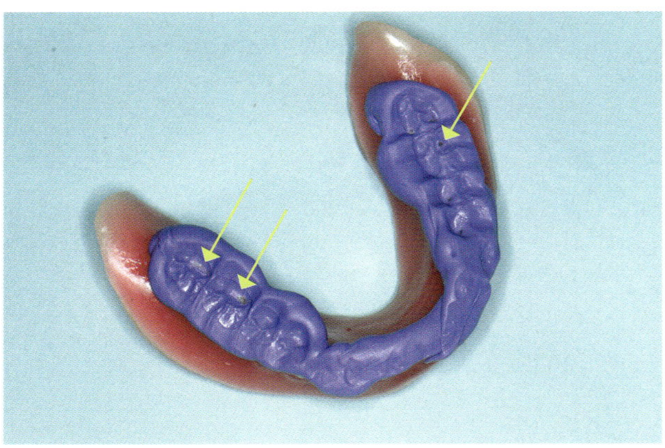

그림 1-12c. 실리콘에 상·하 인공치 접촉에 의한 천공부(화살표)가 없는지 확인한다.

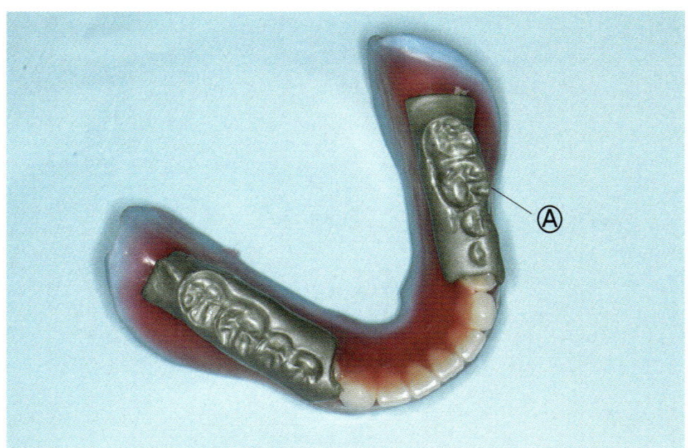

그림 1-13. 알루왁스(Ⓐ)도 사용할 수 있지만, 온도 관리와 조작이 생각보다 어려우므로 별로 추천하지 않는다.

임상 테크닉　파라핀 왁스를 사용한 check bite "바로 입을 벌리세요."

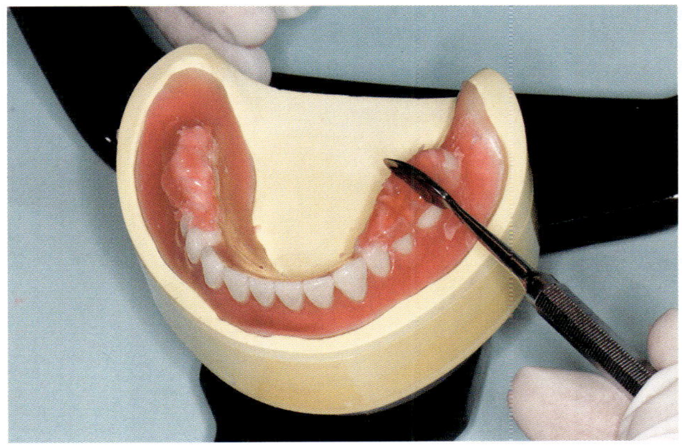

그림 1–14a. 파라핀 왁스를 하악 교합면에 올려 충분히 연화한다. 상악에는 바세린을 발라 둔다.

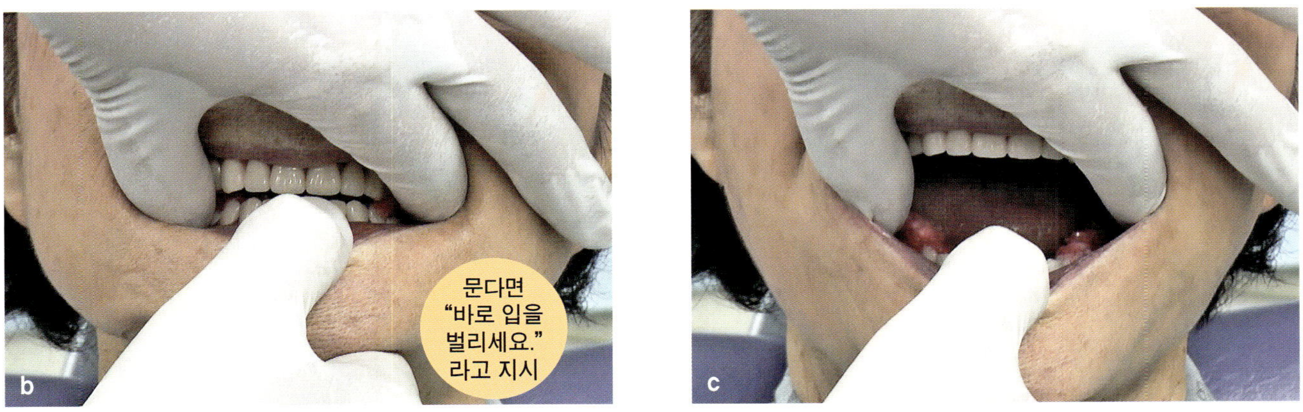

그림 1–14b,c. 하악을 유도하여 가볍게 물게 하고(**b**), 물었다면 "바로 입을 벌리세요."라고 지시한다. 이 "바로 입을 벌리세요."가 임상 비법이다(**c**).

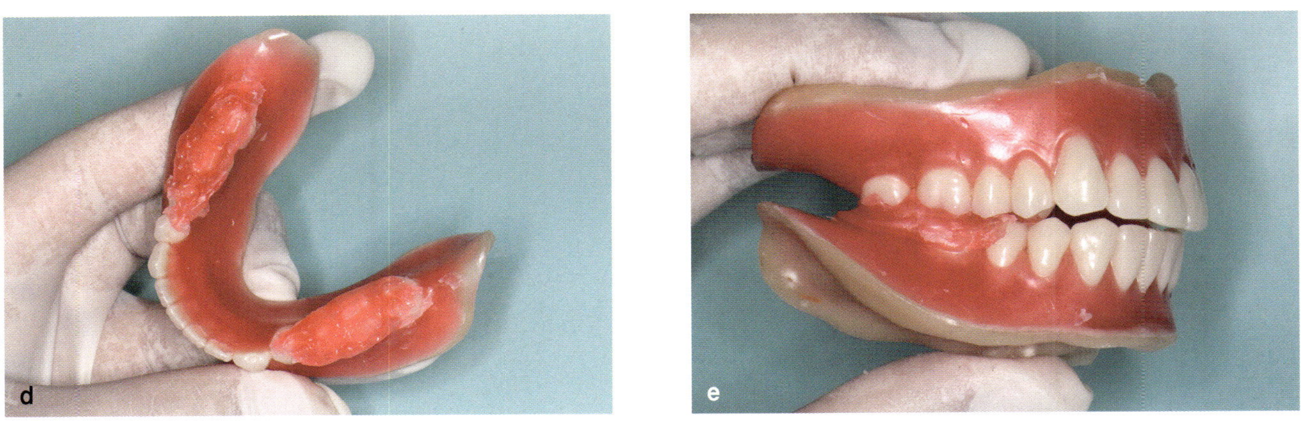

그림 1–14d,e. 바로 빼내어 구강 밖에서 경화를 기다린다. 상·하 인공치가 접촉하여 왁스에 구멍이 난 부분이 없는지 확인한다(**d**). 경화 후 구강 내에 다시 넣고 감합위를 확인한다. 교합 시 의치상이 틀어지는 느낌이 있으면 파라핀 왁스를 연화하여 check bite를 다시 한다. 마지막으로 상·하 의치상을 확실히 고정할 수 있는 것을 확인한다(**e**).

임상 증례 1-1 상·하악 후연이 틀어진 것을 보고 하악의 편위를 눈치채 수정한 증례

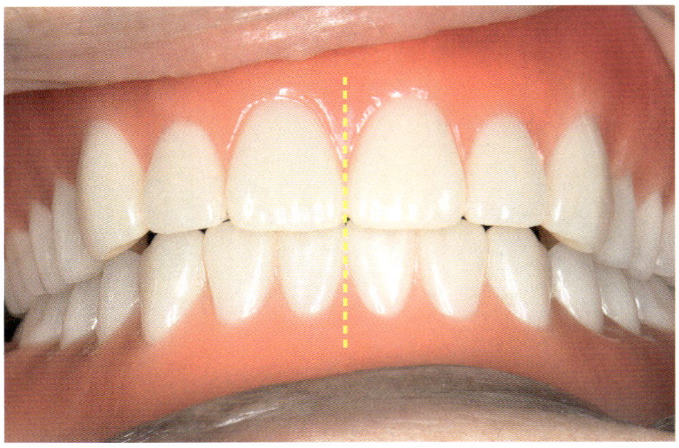

그림 1-15a. 시작 시에 상·하악의 정중선은 일치하고 있었다.

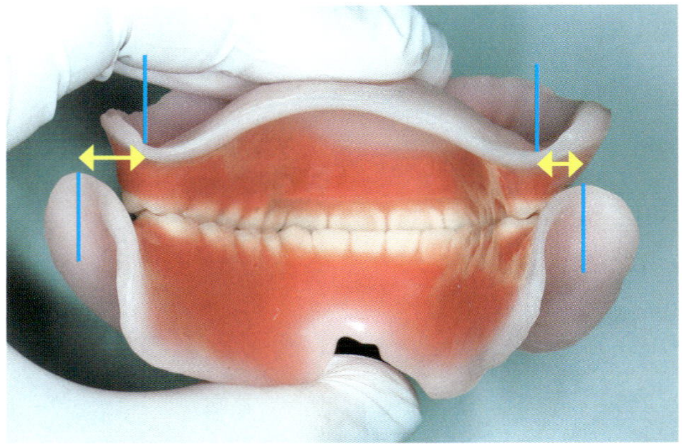

그림 1-15b. 상악 후연(hamular notch 부위)과 하악 후연(retro-molar pad 부위)의 위치가 좌·우에서 크게 달랐다.

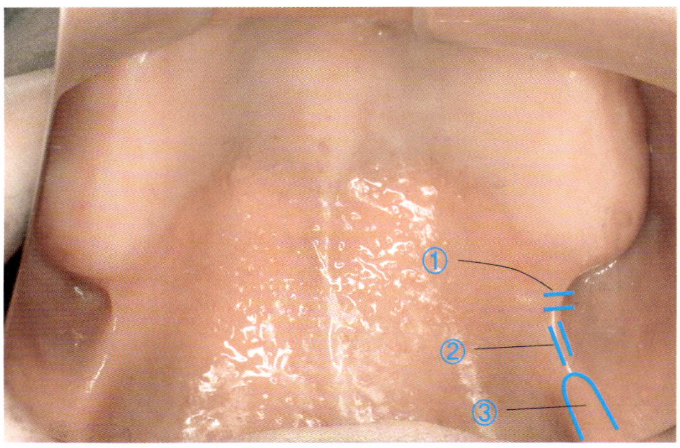

그림 1-15c. 구강 내에서는 상악의 hamular notch(①)와 그 위쪽을 주행하는 익돌하악봉선(②)으로 인해 하악의 retromolar pad(③)는 이어져 있다.

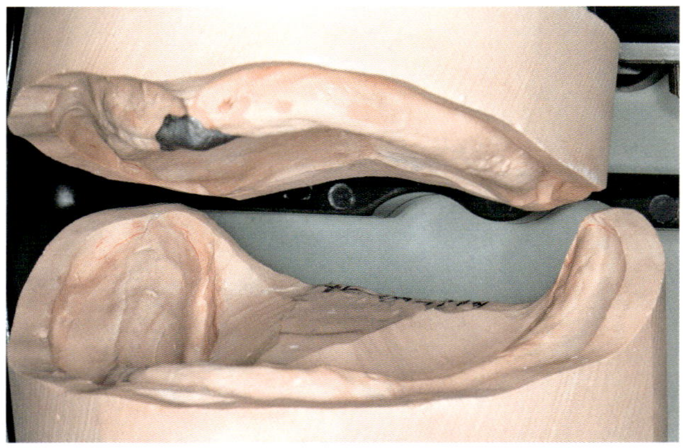

그림 1-15d. 상·하악 모형의 후연이 좌·우로 크게 어긋나는 일은 없다.

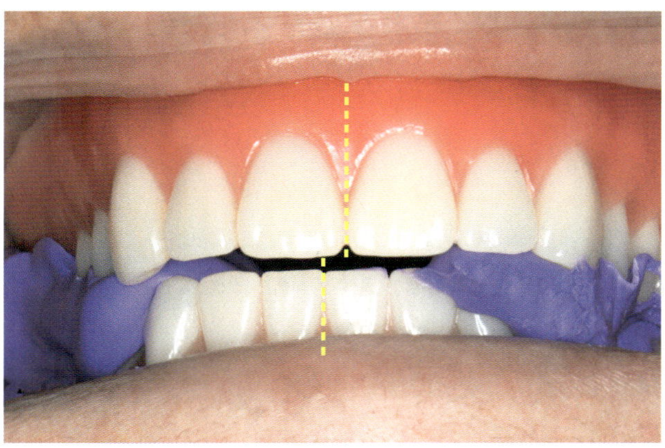

그림 1-15e. 중심교합위에서 check bite를 실시하면 정중선이 틀어진 것으로부터 하악위가 수정된 것을 알 수 있다.

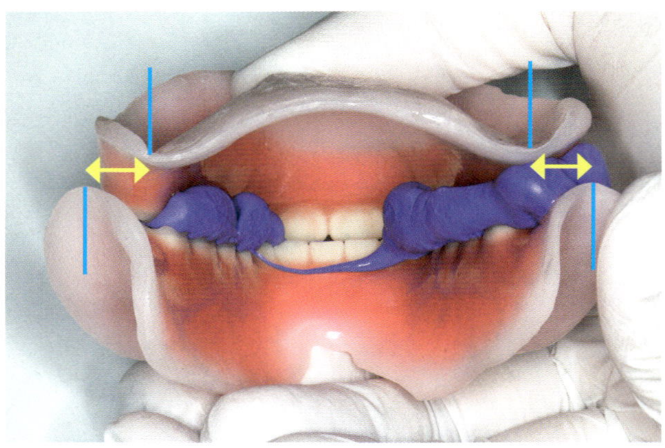

그림 1-15f. 상·하악 후연의 위치가 좌·우에서 거의 같아졌다.

5 Check bite 후의 교합기 재장착

Check bite 후에는 하악 모형을 교합기에 재장착하여 인공치 재배열이 된다. 상·하악 인공치가 교합접촉하지 않는 위치에서 check bite를 채득했으므로 **그 사이에 있는 실리콘 고무나 왁스 등 교합채득재의 두께만큼 교합고경이 높아져 있다. 따라서 높아진 교합고경은 원래대로 돌려놓아야 한다.** 그런데 교합채득재의 두께는 균일하지 않으므로 캘리퍼스로 측정할 수 없다.

따라서 필자는 다음과 같은 방법으로 대응하고 있다(그림 1-16).

① 절치유도봉을 5mm 정도 올려 하악 모형을 교합기에 재장착한다.
② 인공치 교합면의 교합채득재를 제거한다. 인공치 사이에 공간을 확인할 수 있다.
③ 처음에 설정한 전치의 수직피개를 참고로, 거의 똑같은 크기로 수직피개가 될 때까지 절치유도봉을 내려 교합고경을 되돌린다. 예를 들어, 최초 배열 시에 수직피개를 1mm로 설정했다면 교합기 재장착 후에도 거의 1mm가 될 때까지 절치유도봉을 내린다.
④ 이 위치에서 절치유도봉을 고정하여 인공치 재배열을 실시한다.

그러나 학술적으로는 위 방법에 많은 문제가 있는 것처럼 보일 것이다. 우선 사용하는 교합기 문제인데, 교합기상에서 교합고경을 바꿔도 좋은 것은 알콘형 반조절성 교합기뿐이다. 그리고 엄밀히 말하면 상악 모형 장착에는 face-bow의 후방 기준점으로서 terminal hinge point가 바람직하다. Condylar 타입의 반조절성 교합기에서는 교합 거상으로 인해 과로경사각이 변화한다.[4] 하물며 평균치 교합기 등은 논외일 것이다. 물론 이러한 지적은 유치악자에 대한 풀 마우스에서의 보철치료를 생각하면 이치에 맞을 것이다. 그러나 치근막의 10배나 되는 피압 변위량을 나타내는 잔존 치조제 점막상에서 기능하는 총의치에서는 임상상에 충분히 허용할 수 있는 오차라고 생각한다.

두 번째 문제로서 교합고경을 되돌리는 방법이 너무 어설프지 않았는지 하는 점이다. 시적 전 전치부 인공치의 수직피개에 맞추어 교합기 재장착 후에도 같은 정도의 피개가 될 때까지 교합고경을 내린다는 점이다. 그러면 되돌린 교합고경을 어느 부위에서 판단할지 생각하면, 저작의 중심인 제1대구치 부근이 적당하다고 생각한다. 작은 개구위에서 악관절과 하악 치열의 관계를 시상면으로부터 2차원적으로 파악하면, 과두를 축으로 한 삼각형의 경첩(hinge) 구조를 떠올릴 수 있다(그림 1-17). 경첩의 축이 되는 교합기 관절부에서 가까운 거리에 있는 대구치부와, 먼 거리에 있는 전치부에서는 개폐구로 인한 영향이 다르다.[5] 중절치부에서 2mm의 교합 변화는 대구치부에서는 그보다 작은 변화량으로 나타날 것이다. 원래 수직적 악간관계는 'zone'이라는 것을 고려하면 중절치부에서의 수직피개를 참고로 교합고경을 되돌리면, 이것 또한 임상상 충분히 허용할 수 있는 범위에 자리 잡을 것이라 생각한다.

위와 같이 약간 이해하기 어려운 check bite로 인한 교합기 재장착의 개념과 손기술을, 반드시 **실행자인 치과기공사와 충분히 공유하기 바란다**(그림 1-18). 그렇지 않으면 애써 실시한 check bite 때문에 교합고경이 거상된 의치로 완성되기 때문이다.

임상 테크닉 Check bite 후의 인공치 재배열

교합기 재장착

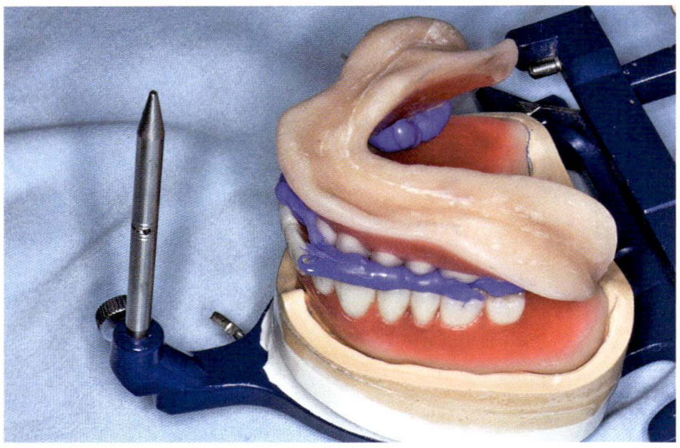

그림 1-16a. 교합채득재(실리콘 고무)를 물게 한 채 교합상을 모형에 다시 넣는다.

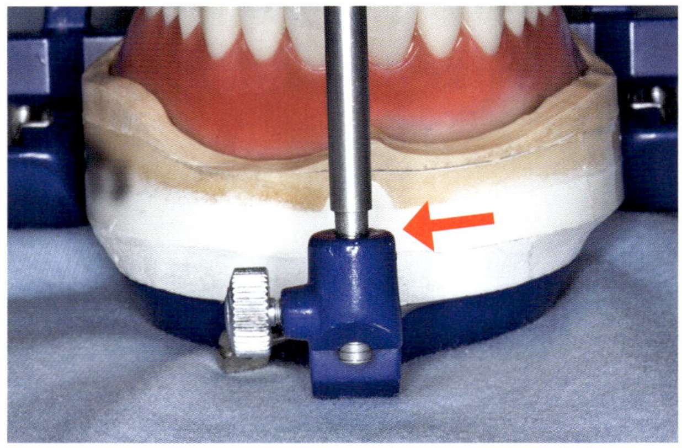

그림 1-16b. 5mm 정도 절치유도봉을 올려(화살표) 하악 모형을 교합기에 재장착한다.

재장착 종료 후

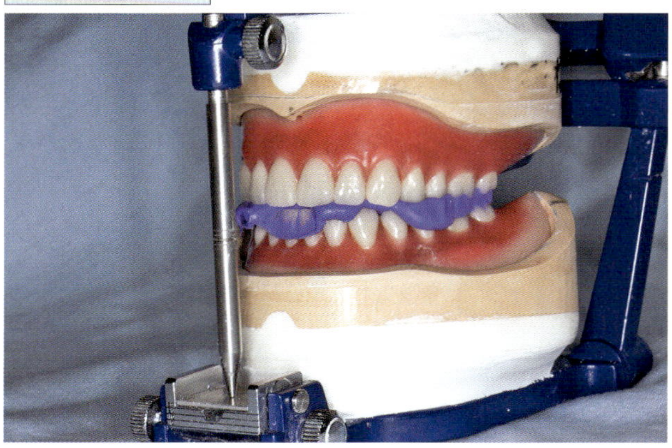

그림 1-16c. 재장착 종료.

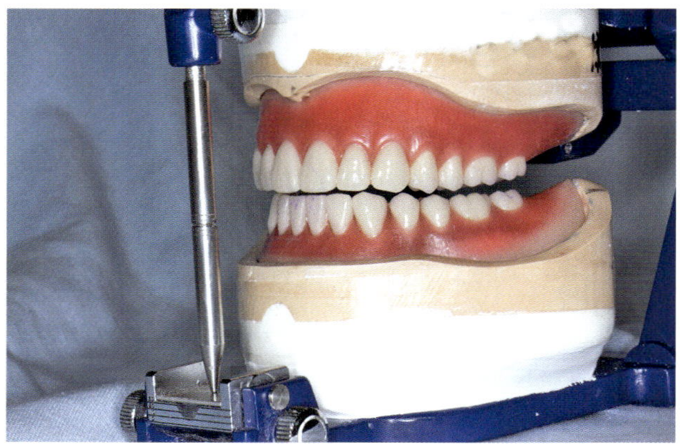

그림 1-16d. 교합채득재를 제거하자 상·하악 인공치 사이에 공간이 생겼다.

교합고경을 회복한다

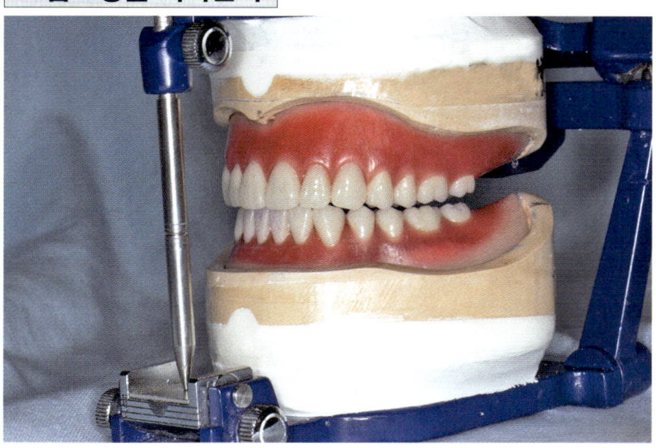

그림 1-16e. 당초 설정한 전치의 수직피개와 거의 같은 크기가 될 때까지 절치유도봉을 내려 교합고경을 회복한다.

인공치 재배열

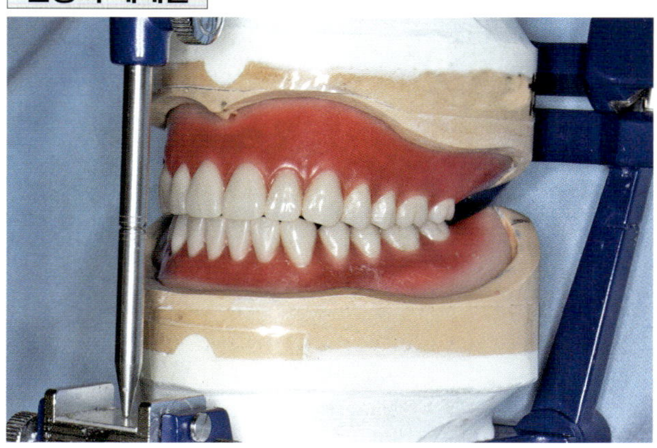

그림 1-16. 절치유도봉의 위치를 고정하여 인공치 배열을 실시한다.

Check!! 생각해보자

2 전치부와 구치부는 개·폐구에 따른 영향이 다르다

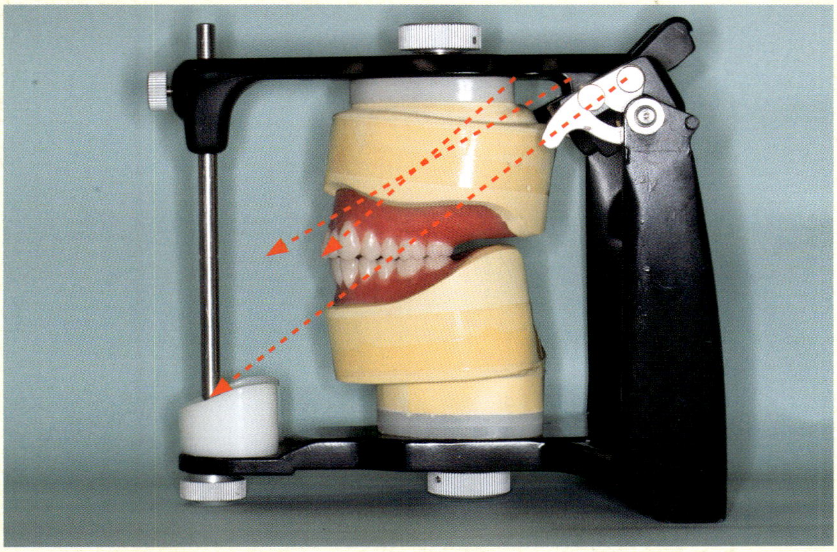

그림 1-17. 교합기의 경첩축이 되는 관절부에서 가까운 거리에 있는 대구치부와 먼 거리에 있는 전치부는 개·폐구에 의한 영향이 다르게 나타난다.[5] 전치부나 더욱 먼 거리에 있는 절치유도봉에서의 높이 변화가 대구치부에서는 작게 나타난다. 이것은 반대로 대구치부에서 약간의 교모나 점막 침하 등으로 인한 교합고경 저하가 전치부의 접촉이나 압력으로 이어지는 것을 의미한다.

Check bite 후의 기공 지시서에 기재할 사항

- Check bite 재료의 두께를 고려하여 약 5mm 정도 핀을 올려 교합기를 재장착해 주세요.
- 그 다음, 전치부 피개 등을 보고 교합고경을 회복시켜 재배열해 주세요.
- 교합고경은 거상하지 않았으니 주의해 주세요.

그림 1-18. Check bite 종료 후 재배열을 의뢰하는 기공 지시서에 기재할 사항.

6 교좌인상, 교합압인상이라고 하는 수정

시적 시에 wax denture 안쪽에 실리콘 고무 인상재나 티슈 컨디셔너를 바르고 교합시켜 인상채득하는 교좌인상(교합압인상)[6]은 많은 임상가가 사용하는 수법의 하나이며, 임상적으로도 좋은 결과를 얻고 있다(그림 1-19). 이 술식의 성공 이유를 '환자 자신의 교합력으로 의치상 아래 점막에 기능압을 부여할 수 있기 때문'이라고 말하는 사람도 있다. 그러나 부분상의치에서의 altered cast technique과 같이, 치근막과 잔존 치조제 점막의 피압 변위량을 보정했다는 명확한 의의를 총의치에는 인정하기 어렵다. 무릇 인상재가 경화할 때까지 꽉 물어 두는 것이 기능압을 부가하는 것과 똑같다고는 생각하기 어렵다. 이러한 술식의 효과는 사실 **교합의 틀어짐으로 인해 의치가 움직여서 꽉 무는 것으로 생긴 의치상 점막면과 잔존 치조제와의 갭을, 그 사이에 인상재를 사이에 두는 것으로 보정 및 수정하**는 데에 있는 것 같다. 앞서 이야기한 것처럼 교합면과 점막면은 표리일체다. **교좌인상은 교합이 약간 어긋난 것을 점막면에서 보정하는 술식**이라고 생각해도 좋다(그림 1-20).[7]

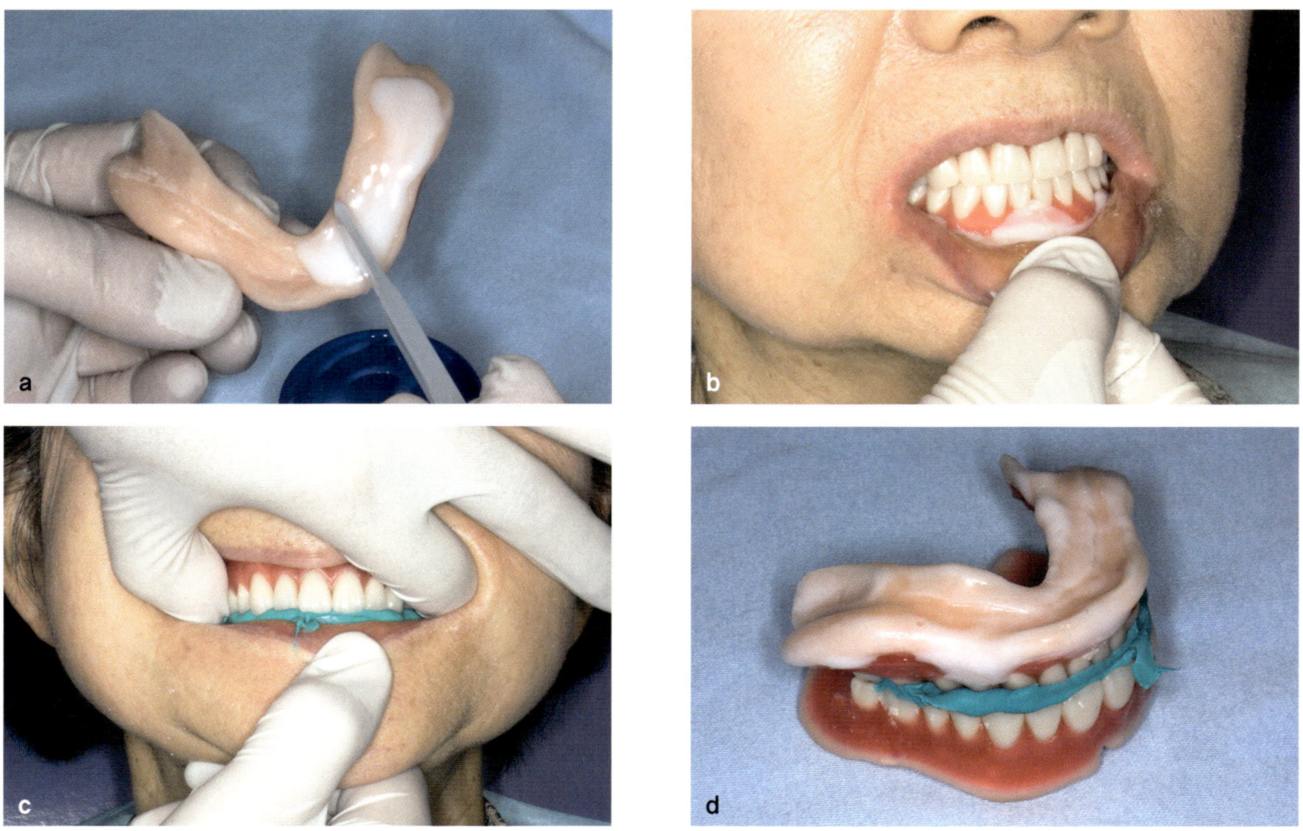

그림 1-19. 교좌인상. **a:** Wax denture에 티슈 컨디셔너를 올린다. **b:** 구강 내에 삽입하여 가볍게 교합시켜 폐구위에서 기능인상을 실시한다. **c:** 마지막으로 실리콘으로 바이트를 채득한다. **d:** 완성된 교좌인상.

여기에서 유의해야 할 점은 어디까지나 '약간' 틀어진 것의 보정이다. 따라서 교좌인상을 함에 있어서 인상재를 흘려보내기 전의 악간관계에 적당한 정확도가 없으면 성과는 기대할 수 없다. 몇 mm 정도로 크게 악간관계가 틀어져 있다면 보정 등이 불가능하다. 복제 의치를 사용하는 방법에서도 똑같은데, 티슈 컨디셔너를 올리면 저절로 교합이 개선된다고 착각하는 사람이 있다. **우선 시작점이 되는 악간관계가 일정한 오차 범위에 들어오도록 최초의 교합채득에 힘쓰고, 그 후 교좌인상이라는 방법을 사용해야 더욱 좋은 교합으로 수정할 수 있다고 생각해야 한다.** 노련한 전문가 선생님과 제자가 큰 차이를 보이는 이유가 여기에 있는 것 같다.

그림 1-21에 제시된 것은 의치의 동요를 호소하며 내원한 환자의 증례이다(임상 증례 1-2). 응급으로 하악에 티슈 컨디셔너를 바른 것만으로 의치의 동요는 나아졌다. 그 이유는 교합압 진단 장치(prescale과 occluzer)[8]를 보면 잘 알 수 있다(그림 1-22). 내원 시에는 오른쪽의 교합접촉이 약해 전치부에서의 접촉도 나타났지만, 티슈 컨디셔너를 바르는 것으로 좌·우 균등한 교합접촉을 얻었다. 교합이 약간 어긋난 것을 점막면에서 보정할 수 있었던 것을 잘 알 수 있다.

Check!! 생각해보자

3 교좌인상은 교합의 어긋남을 점막면에서 보정하는 술식

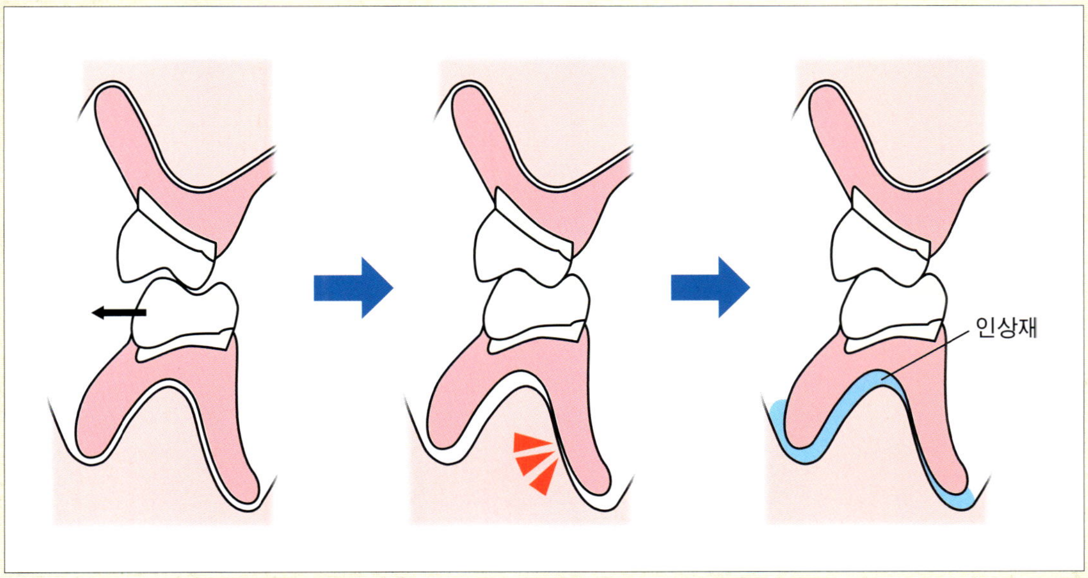

그림 1-20. 교좌인상이 효과적인 이유. 교합이 어긋남에 따라 의치가 움직여서 꽉 무는 것으로 생긴 점막면의 부적합을, 인상재를 흘려 넣는 것으로 보정할 수 있다. 교합면과 점막면은 한몸과 같은 관계이다. 이 방법으로 교합면과 점막면이 동시에 적절한 상태로 수정된다.

임상 증례 1-2 사용 중 의치 동요에 티슈 컨디셔너로 일시적 대응을 한 증례

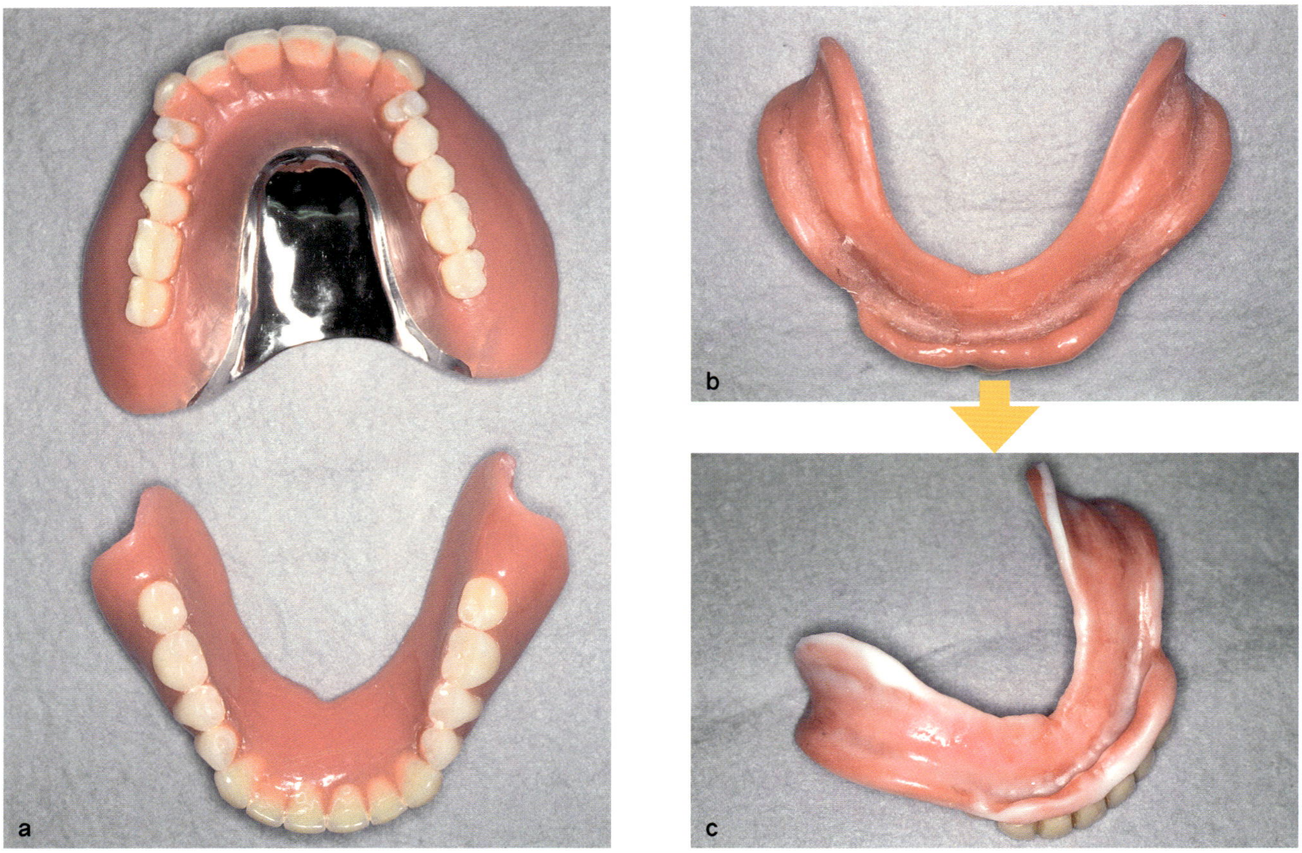

그림 1-21. a,b: 사용 중 의치. **c:** 티슈 컨디셔너를 안쪽 면에 바름.

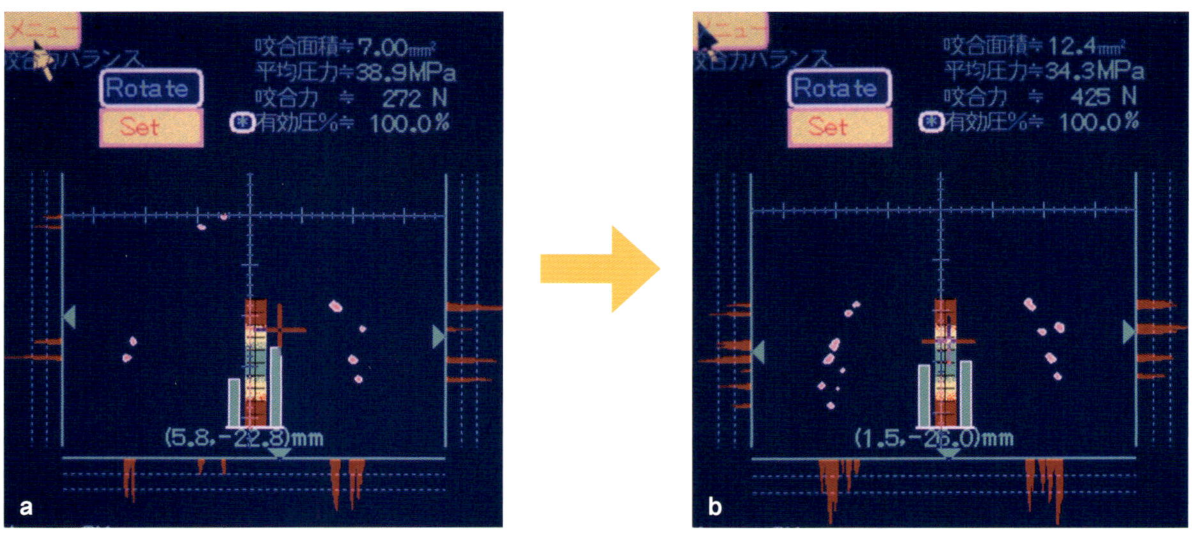

그림 1-22. Prescale에 의한 교합 검사. 교합접촉부가 붉게 표시되어 교합 중심의 위치가 +로 나타난다. **a:** 술전에는 전치부에 교합접촉이 나타나 교합의 중심이 오른쪽으로 기울어져 있다. **b:** 티슈 컨디셔너를 바른 후, 교합접촉 관계는 대폭 개선되었다.

7 심미성의 체크

7-1 심미성은 시대에 맞추어

심미성은 시대와 함께 변화해 왔다. 지금은 생각할 수도 없지만, 예전에는 자연스러움을 추구하여 일부러 인공치에 금관을 끼는 것을 희망하는 환자도 있었다. 색조에 대해서는 이전보다 흰 치아가 선호되는 경향이 나타난다.[9] 총의치는 부분상의치와 달리 잔존치의 색조에 좌우되지 않는다. 필자가 대학원생이었을 무렵에는 여성이라면 A3, 남성이라면 A3.5를 기준으로 하여 인공치를 선택하라고 선배에게 지도받았다. 하지만 최근에 환자의 희망을 들어보면, 남녀 모두 70% 가까이 A2를 선택한다. A3을 선택하는 경우도 있지만 A3.5는 거의 없다. 임플란트 피개의치에서는 A1을 희망하는 환자도 있다. A1보다 더욱 흰 인공치를 해외에서 수입하여 다양한 의뢰에 응하고 있는 치과기공소도 있다(그림 1-23).

또한 Frush & Fisher[10]의 dentogenic 개념에 따른 SPA 요소(sex, personality, age)로 보는 여성, 남성의 구별(그림 1-24)도 이미 시대에 맞지 않는다고 느껴진다. 여성은 부드러운 이미지로 치열을 둥글게 하고, 남성은 각진 배열로 한다는 규칙[11]은 과거의 이야기가 될 것이다. 앞으로의 총의치에서는 남성이든 여성이든 치아 각각이 밝고 생기 있게 배열되는 것이 더 중요할 것이다. 건강미, 기능미를 갖춘 배열을 생각해야 한다. Beyond gender, beyond generation으로 다양성이 중요하게 여겨지는 현대이므로 dentogenic도 슬슬 잊혀질 때일지 모른다.

치경선의 위치를 연령과 함께 낮춘다는 의견[12]도 있지만 현재의 총의치 환자는 거의 모두 고령자다. 인공치아에서 치경부까지 확실하게 나타내면 입체감을 쉽게 얻을 수 있다. 또한 치경선의 위치가 다르면 인공치의 이미지가 완전히 달라지므로 주의가 필요하다(그림 1-25).

자연감을 추구하여 일부러 중절치를 비틀어 자연스럽게 하는 테크닉[13]도 있는데, 이것 또한 불필요하다고 생각한다(그림 1-26). 상악 전치를 비뚤게 하면 거기에 맞물리는 하악 전치도 비뚤게 할 수밖에 없어, 편심위에서 교합접촉시키기가 너무 어렵다. 또한 중절치를 겹치거나 인공치 사이에 틈을 두는 등의 형태로 하면 청소 기능성에 문제가 생긴다. 기능을 손상시키지 않는 범위 내의 개성적 정상 배열에 그쳐야 한다.

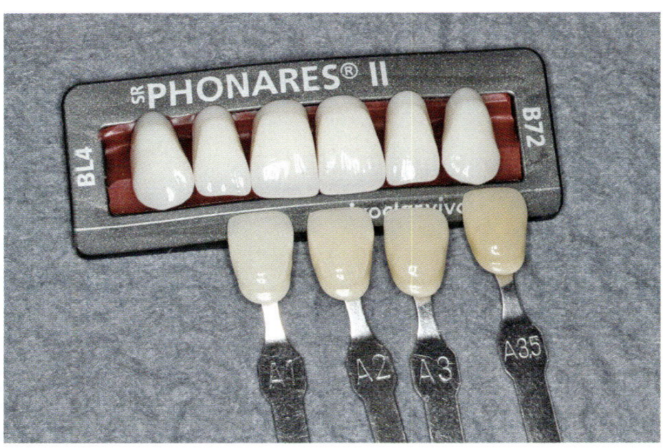

그림 1-23. A1보다 더 하얀 인공치아. (인공치아 제공: Wada 정밀치연주식회사)

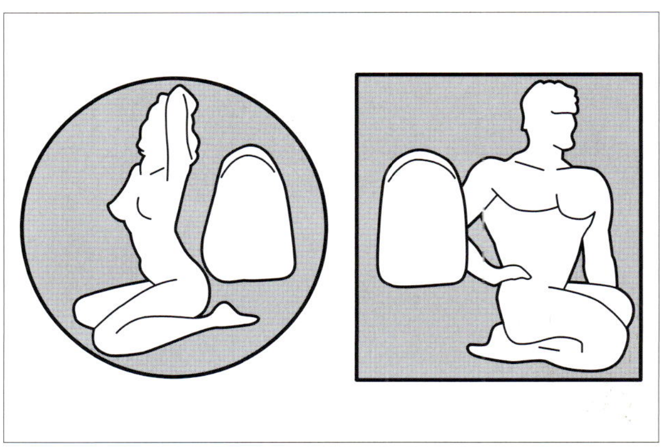
그림 1-24. Dentogenic의 개념도(Frush & Fisher[10]). 남성은 각진 형태, 여성이라면 둥근 형태로 한다. 이제는 시대에 맞지 않는다.

Check!! 생각해보자

4 치경선의 위치에 따라 이미지가 달라진다

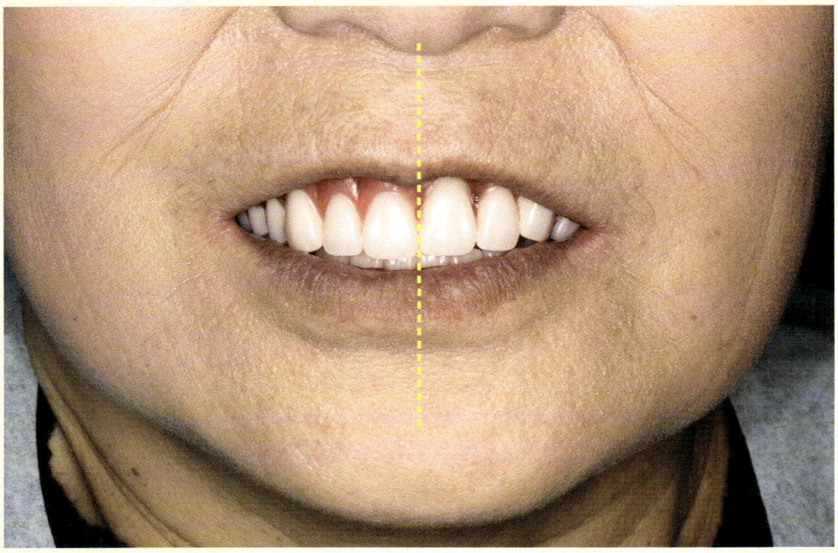

그림 1-25. 같은 인공치라도 치경선의 위치가 다르면 완전히 다르게 보인다.

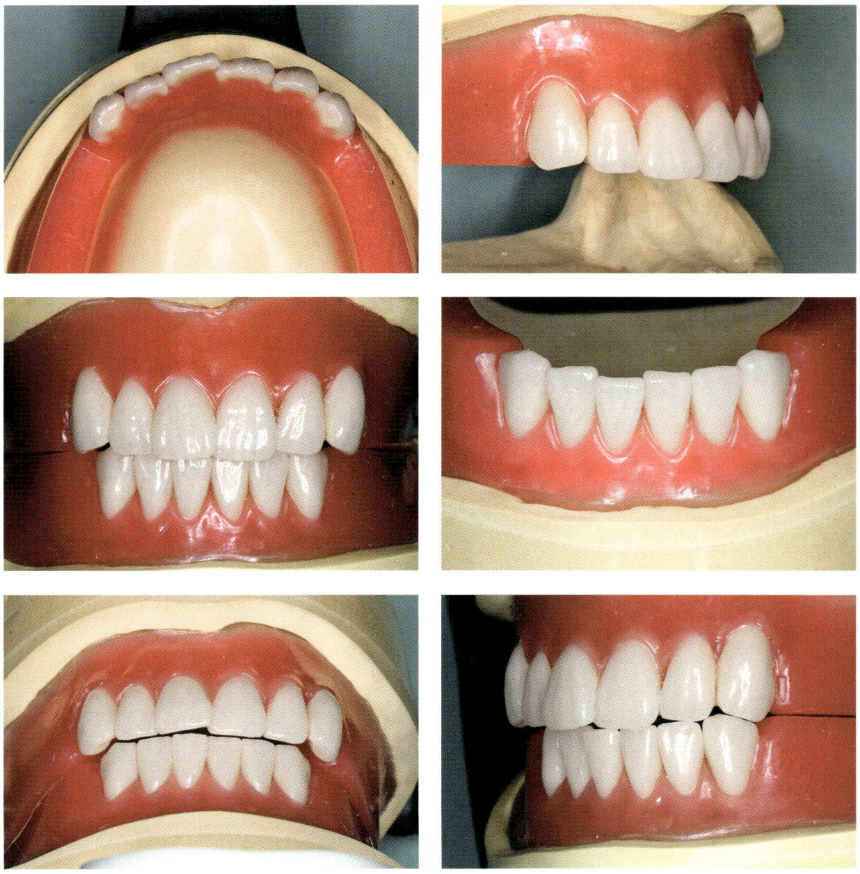

그림 1-26. 비뚤게 한 배열. **a,b:** 자연스러운 느낌을 추구하여 일부러 상악 중절치를 겹치게 하는 경우도 있다.

그림 1-26c,d. 상악에 맞추어 하악도 비뚤게 하지 않으면 맞물리지 않는다.

그림 1-26e,f. 배열을 비뚤게 하면 편심 교합위에서의 교합조정이 어렵다. 청소성도 떨어지므로 고르지 않은 배열은 피해야 한다.

현재 필자가 가장 관심을 두고 있는 것은 **미소선**이다(그림 1-27). 가능한 한 **상악 전치 절연이 연이어 있는 것을, 웃을 때의 하순 상연 만곡에 맞추었으면 좋겠다.** 고령이니까, 남성이니까 라고 생각하지 말자. 생생한 미소는 누구에게나 아주 중요하다.

7-2 전치부 배열을 수정하려면

인공치의 치축이나 순면이 고른 부자연스러운 인공치열은 '피아노 건반' 같다는 놀림을 받는다. 여기에서 치아 종류별로 치축의 경사나 상·하 위치를 바꾸면 각각의 치아가 독립적으로 맹출한 것처럼 보이게 되며 심미성도 뛰어나다.

정중선은 약간 좌·우로 어긋나 있어도 그다지 위화감이 없다. 필자들의 연구[14]에서도 **정중이 좌·우로 ±2mm 어긋나 있는데 일반인은 거의 눈치채지 못하는 것을 알 수 있었다**(그림 1-28). 그런데 **중절치의 치축과 절연은 조금이라도 기울어지면 누구나 바로 이상하다고 눈치챈다**(그림 1-29). 따라서 정중선은 적당하게 위치시켜도 상관없지만, 중절치의 절연은 경사지지 않았는지 특히 주의해서 확인해야 한다.

중절치는 겹쳐지지 않게 좌우대칭으로 배열하는 것이 좋다. 기존 교과서들에서는 정중에서 벗어날수록 좌우비대칭으로 해도 위화감이 적으며, 오히려 자연스럽다고 되어 있다. 인간의 얼굴은 엄밀히는 좌우대칭이 아니므로 측절치는 비대칭으로 해도 좋다. 그러나 한편으로 견치의 높이를 바꾸면 그 뒤를 이어서 나열하는 제1소구치의 위치에 크게 영향을 미친다. 따라서 견치는 상·하적인 위치를 좌·우에서 변화시키지 말고 치경부의 당김이나 치축의 경사를 약간 수정하는 정도에 그치기 바란다.

그 밖에, 치관에 이어지는 치근을 떠올려, 자연치라면 그 식립 방향이 가능한지 고려하여 인공치 치축의

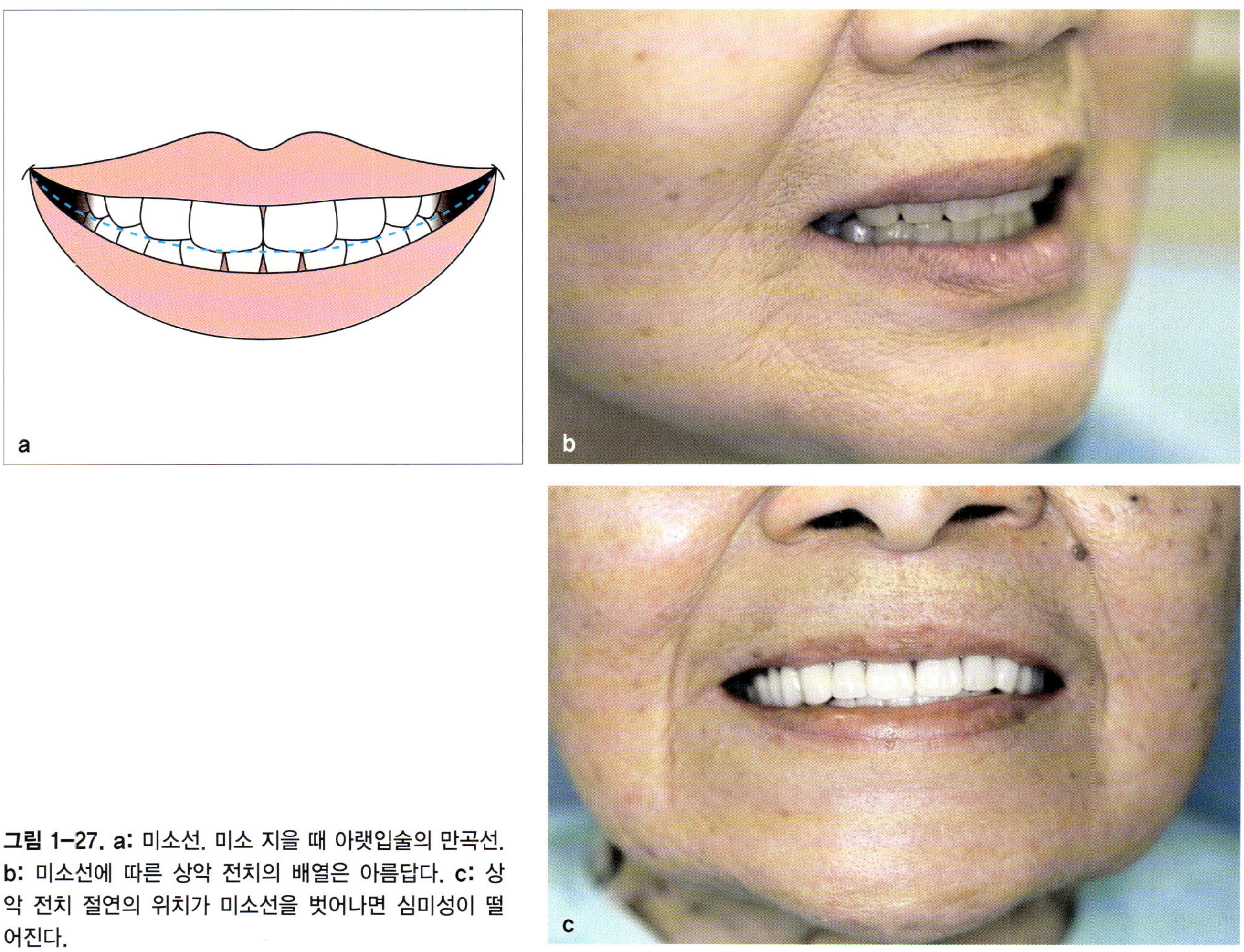

그림 1-27. a: 미소선. 미소 지을 때 아랫입술의 만곡선. **b:** 미소선에 따른 상악 전치의 배열은 아름답다. **c:** 상악 전치 절연의 위치가 미소선을 벗어나면 심미성이 떨어진다.

Check!! 생각해보자

5 정중선의 어긋남과 절연의 기울기는 눈에 띄는 정도가 다르다

정중선의 어긋남은 그다지 눈에 띄지 않는다

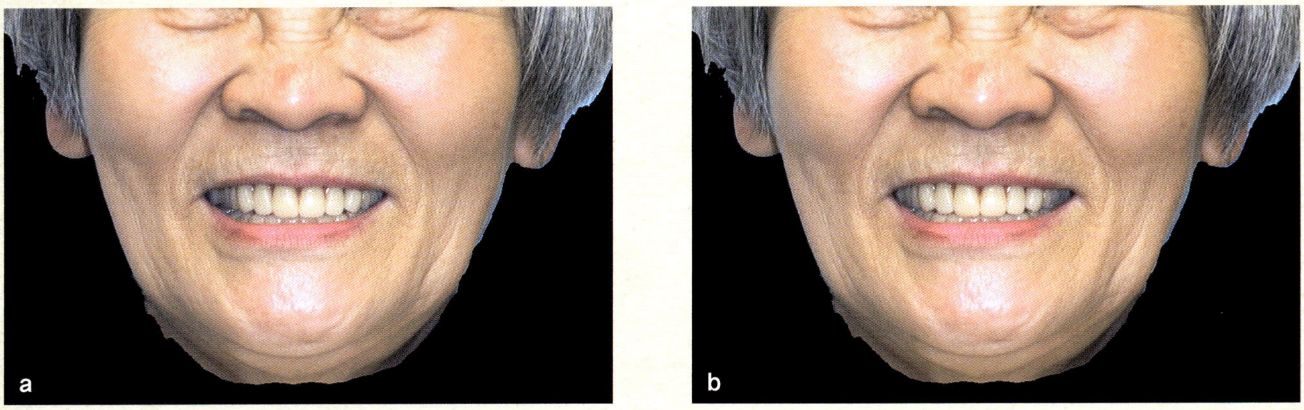

그림 1-28. a와 b는 정중선에 2mm의 어긋남이 있지만, 둘 사이에 위화감은 적다. (출처: Seki 등의 그림[14])

절연의 기울어짐은 눈에 잘 띈다

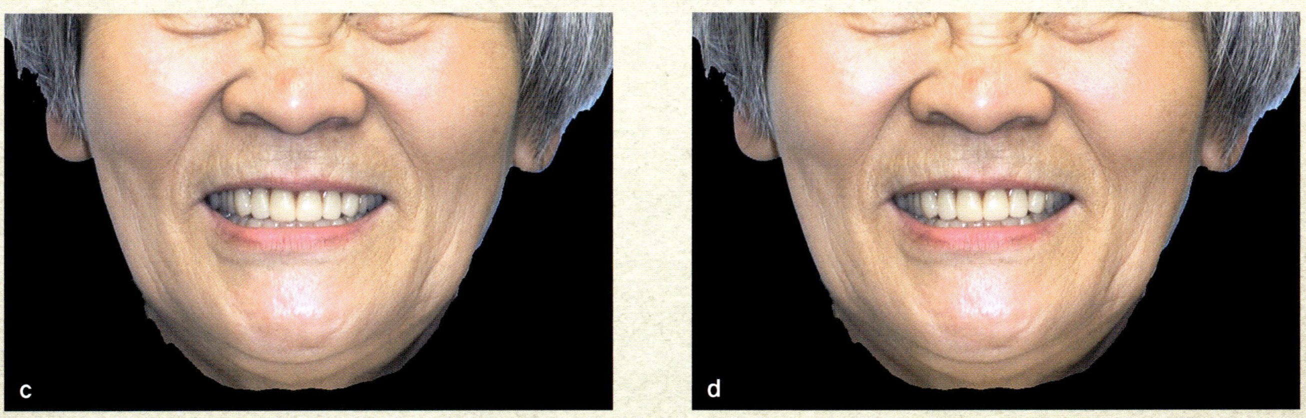

그림 1-29. b는 a를 2.5° 기울인 것이다. 많은 사람이 둘 사이의 차이를 발견할 수 있다. (출처: Seki 등의 그림[14])

적합 여부를 판단한다. 그렇게 하면 상정하는 치근이 모두 한 점을 향하거나 겹치는 배열은 있을 수 없다는 것을 알 수 있다(그림 1-30).

7-3 의치상의 색조

의치상의 색조에 대해서는 부분의치상과 달리 총의치에서는 환자의 치은이 보이지 않으므로, 얼굴의 피부색을 참고로 한다고 되어 있다(그림 1-31). 인종이 다른 정도의 색 차이가 아니라면(그림 1-32) 라이브핑크 등의 레진색을 획일적으로 선택해도 문제는 별로 없다.

한편, 총의치에서도 최근 치은부의 characterization, 이른바 denture coloring을 한 증례를 많이 볼 수 있게 되었다(그림 1-33). 임플란트 의치나 부분상의치에서 잔존치와의 차이가 눈에 띄지 않도록 한다는 점에서는 필요성이 높다. 그러나 잔존 치조제 전체를 의치상으로 덮는 총의치에서의 denture coloring의 가치는 다른 부분에 있다. 원래 윗입술 선에 맞추어 인공치의 크기를 선택하는 것이 총의치의 기본이며, 이야기를 할 때 입술선이 매우 높아지는 환자가 아니라면 치은부는 별로 보이지 않을 것이다. 사실, denture coloring은 의치를 뺐을 때가 중요하며, 얼마나 실제와 같은 치은인지 과시하는 것일지 모른다. 게다가 그 리얼함을 평가할 수 있는 것은 치과의사나 치과기공사이며, 일반 환자가 어디까지 그 장점을 알 수 있을지는 의심스럽다. 물론 자기부담과 보험진료 차별 사유로는 효과적이다. 단, denture coloring이 놀라웠다고 'denture coloring 한 의치는 솜씨 좋은 치과의사가 만든 잘 씹고 잘 말하게 하는 의치다'라는 오해는 하지 않으면 좋겠다. Denture coloring이 반드시 고기능 의치를 상징하는 것은 아니다.

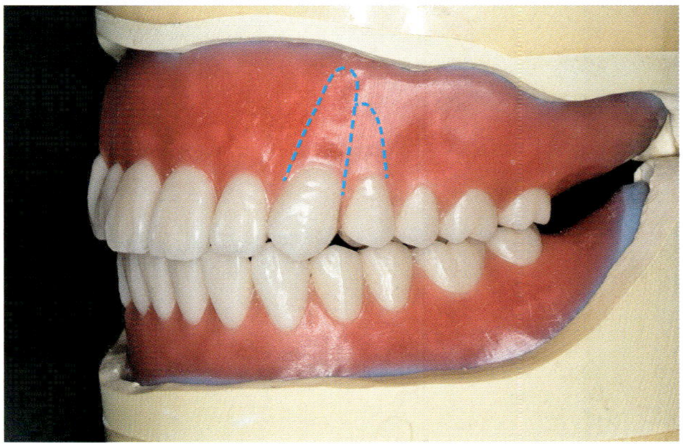

그림 1-30. 치근이 겹치는 것 같은 배열, 좌·우 견치의 너무 다른 위치는 위화감을 크게 느끼게 한다.

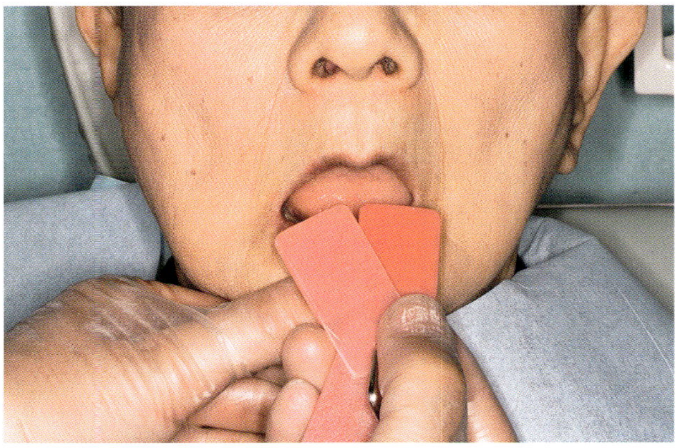

그림 1-31. 총의치상의 색조는 얼굴 피부색을 참고하여 결정한다.

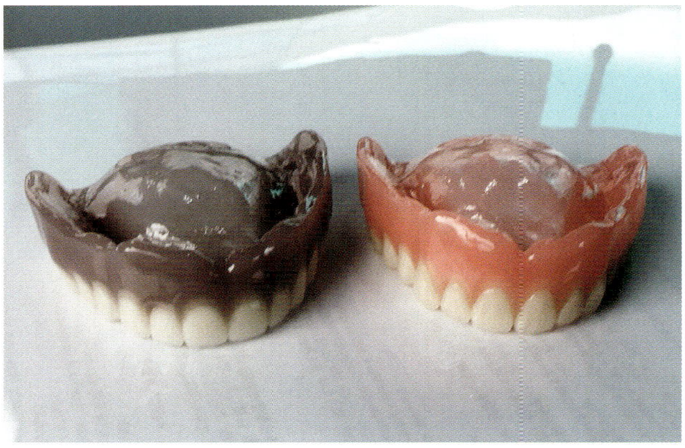

그림 1-32. 인종에 따라서 선호하는 총의치상의 색이 달라진다. 왼쪽은 일본 미발매. [사진 제공: 동경의과치과대학, Takahashi Hidekazu(高橋英和) 명예교수]

▶ **그림 1-33a~f.** 치은부의 characterization(denture coloring). 중합 후에 실시하는 방법.

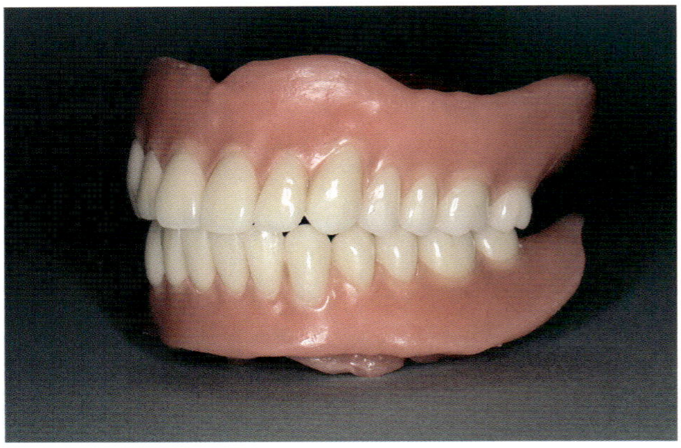

그림 1-33a. 중합 종료 후의 축성 전 의치.

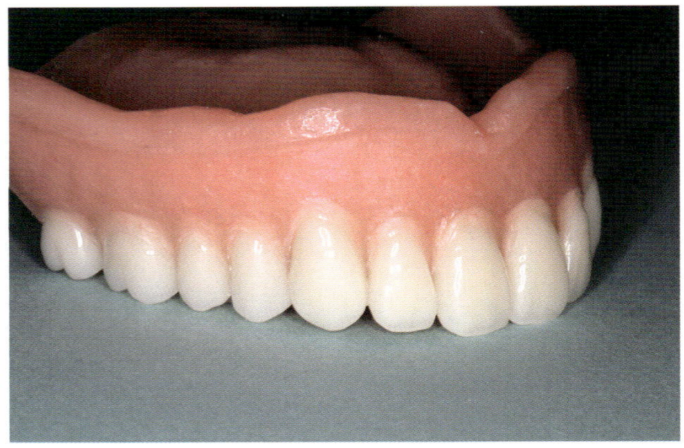

그림 1-33b. 축성 공간을 확보하기 위해 cut back한다.

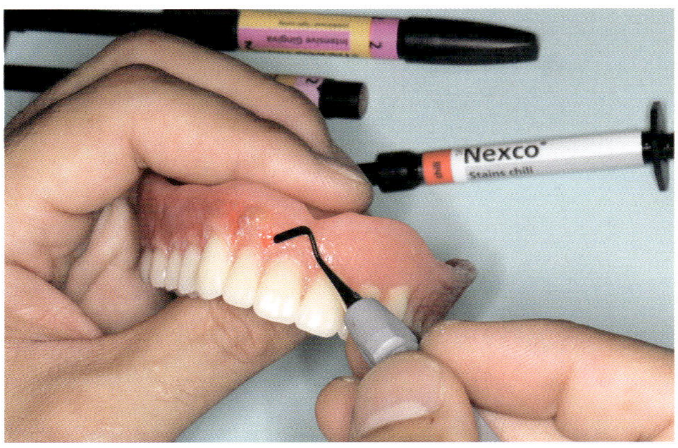

그림 1-33c. 혈관을 본떠서 스테인을 넣는다.

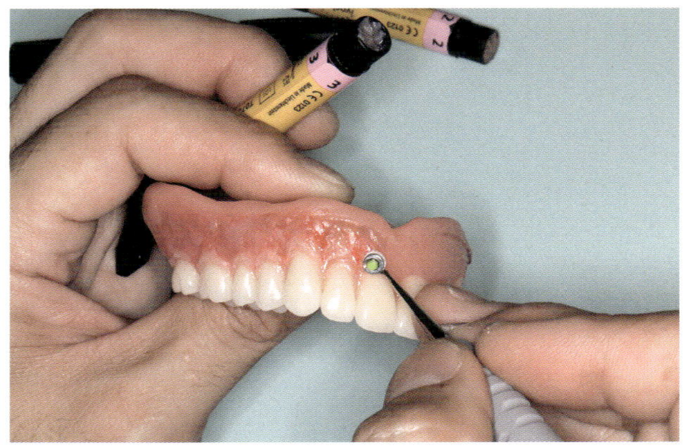

그림 1-33d. 전용 레진을 축성한다.

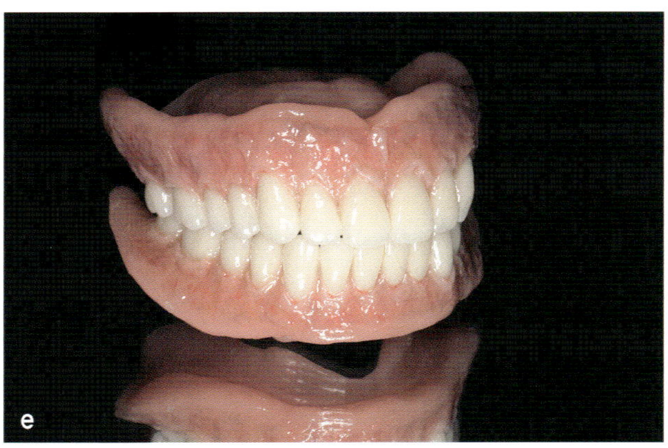

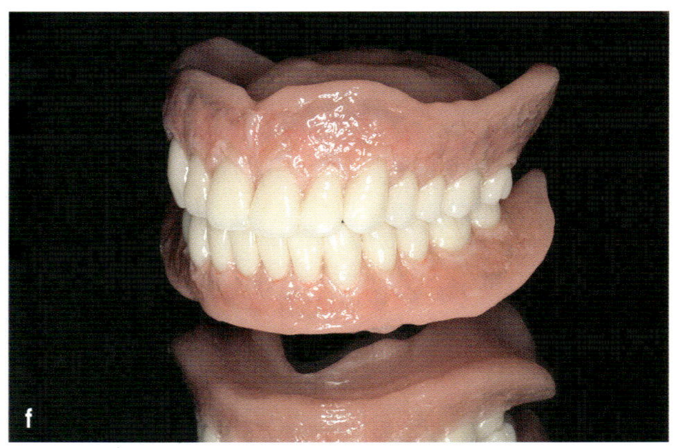

그림 1-33e,f. 치은부의 characterization이 완성된 의치. 치은부 characterization의 유·무로 저작이나 연하 등 기능은 달라지지 않으나, 촬영 방법이나 배경에 따라서 축성 전의 **a**와는 완전히 다른 의치로 보인다.

'한 단계 상승을 목표로 하기' 위한

전문가 편

CHAPTER 2

인상과 교합으로 공략하는 flabby gum에 대한 전략

Flabby gum은 "치과보철학 전문용어집(제5판)"[1]에 따르면 "잔존 치조제에 나타날 가능성이 큰 점막조직이다. 치조골의 흡수와 점막의 비후 및 점막하조직의 섬유성 증생이 나타나는데, 부적절한 의치를 오랫동안 사용하여 생기는 만성적인 기계적 자극이 원인이 된다. 상악 전치부에 잘 발생한다."라고 되어 있다. Flabby gum은 임상에서 자주 접하는 증례인데, 이를 공략하려면 인상과 교합의 정확한 이해가 반드시 필요하다. 특히 flabby gum의 교합은 오해받고 있는 사항도 많아, 앞의 장까지 해설한 지식과 기술을 종합하여 대응을 생각할 필요가 있다.

우연이 아니라 필연으로서 논리적으로 대처하는 flabby gum 전략을 교합의 정리로 삼아 제시한다.

1 Flabby gum은 무엇이 문제인가?

Flabby gum이 잘 생기는 상악 전치부에서는, 올바르지 않은 교합으로 하악 전치부가 상악 의치에 압력을 가하는 것이 그 원인(그림 2-1)으로 여겨지고 있다. 의치상 안쪽에 생기는 것이 flabby gum이며, 의치상연에 생기는 것은 의치성 섬유증(denture fibrosis)이라고 한다.

Flabby gum 증례의 문제는 ① 물었을 때 바로 떨어지는 것, ② 여러 번 조정해도 좀처럼 통증이 개선되지 않는 것이다(그림 2-2). ②의 통증에 대해서는 flabby gum 조직 및 그 앞쪽의 상연부와 그 약간 뒤쪽에서 구개정중부에 욕창성 궤양이 생기는 일이 많다.

①의 교합 시 탈락에 대해서는 "인상채득 시에는 확실히 흡착되어 있었는데 왜일까요?"라는 이야기를 자주 듣는다. 탈락의 이유는, 반복되는 하악 전치의 압력으로 인해 상악 의치가 기울어져 구개 후방부에 틈이 생기기 때문이다. 그러나 탈락하는 의치에 대해 re-lining을 실시하거나 중심교합위에서 전치의 교합접촉부를 삭제해도 좀처럼 탈락은 개선되지 않는다(그림 2-3, 임상 증례 2-1).

원래 의치는 꽉 물면 앞으로 이동한다. 그림 2-4에 나타낸 것처럼, 악관절을 경첩이라고 했을 때 두 판 사이에 낀 공을 의치라고 생각하면 이해하기 쉽다. 판을 닫으면 볼이 앞으로 눌려 나온다. 장기적으로 보았을 때 교합고경이 저하하면 하악도 앞으로 이동한다. 일반적인 무치악 잔존 치조제의 경우, 이 의치가 앞으로 이동하는 것을 멈추게 하는 기능을 전치부 잔존 치조제의 구개측 경사면이 담당한다(그림 2-5). 이 기능을 담당하는 부위를 부담 영역[2]이라고 부른다. 그러나 flabby

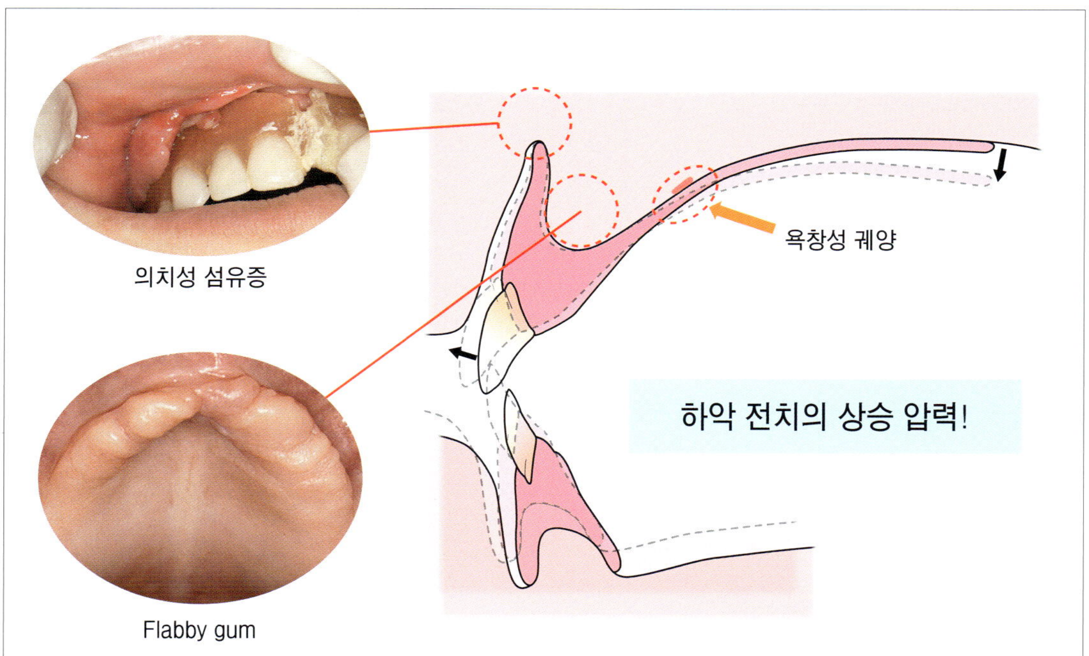

그림 2-1. 부적절한 의치를 오래 사용하여 생긴, 만성적인 기계적 자극으로 인한 문제.

Flabby gum의 고민

1 물면 바로 떨어진다.

2 통증이 나아지지 않는다.

- Flabby gum 부위가 아프다.
- 구개정중부 앞쪽이 아프다.

그림 2-2. Flabby gum 증례에서 문제가 되는 증상.

임상 증례 2-1 탈락이 개선되지 않은 flabby gum 증례

▶**그림 2-3a~d.** 상악 의치의 탈락과 통증을 호소하며 내원한 환자의 구강 내 사진과 사용 중 의치의 문제.

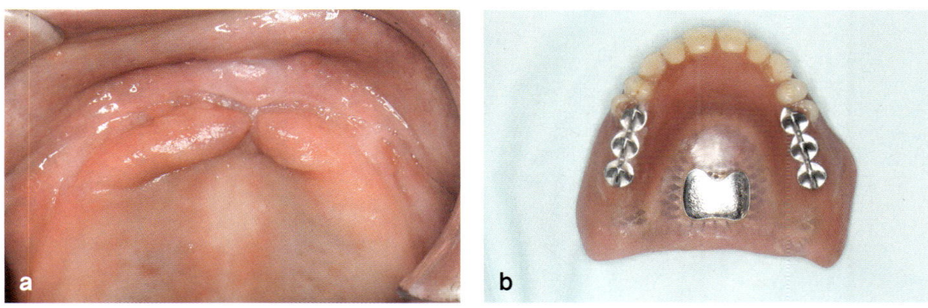

그림 2-3a,b. a: 정중부에서 갈라진 뚜렷한 flabby gum. **b:** 구치부에는 bladed teeth가 사용되고 있다.

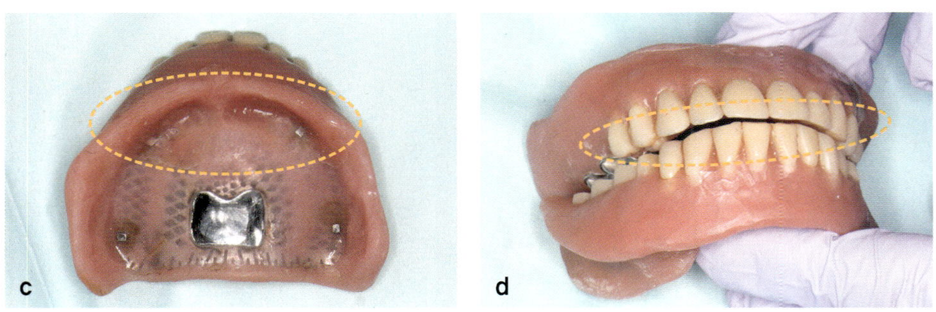

그림 2-3c,d. c: 플라비 부위에 relining 한 흔적이 있다. **d:** 전치부의 교합접촉은 완전히 삭제되어 있다.

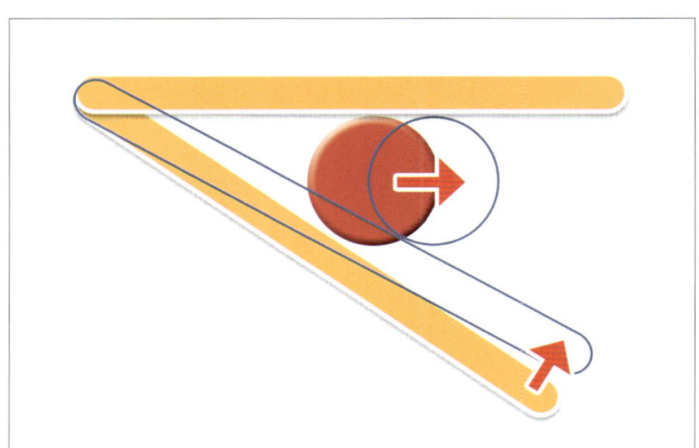

그림 2-4. 악관절을 경첩(hinge)으로 한 잔존 치조제와 의치 관계의 이미지. 빨간 원이 의치. 물면 의치가 앞으로 이동한다.

gum 증례에서는 잔존 치조제라는 솟아 있는 부분이 흐느적거리므로 여기가 이차압 부담 영역이 될 수 없으며, 결과적으로 의치가 앞으로 움직이는 것과 전치부가 가라앉는 것을 막을 수 없다. 씹을 때마다 의치가 앞으로 미끄러지고, 의치 앞부분 가라앉음과 뒷부분 들뜸으로 마치 지렛대 받침점처럼 된 구개 전방 정중부 부근에서 통증과 궤양이 자주 발생하게 된다(그림 2-6).

Check!! 생각해보자

1 전치부 잔존 치조제의 구개측이 2차압 부담 영역은 안 된다

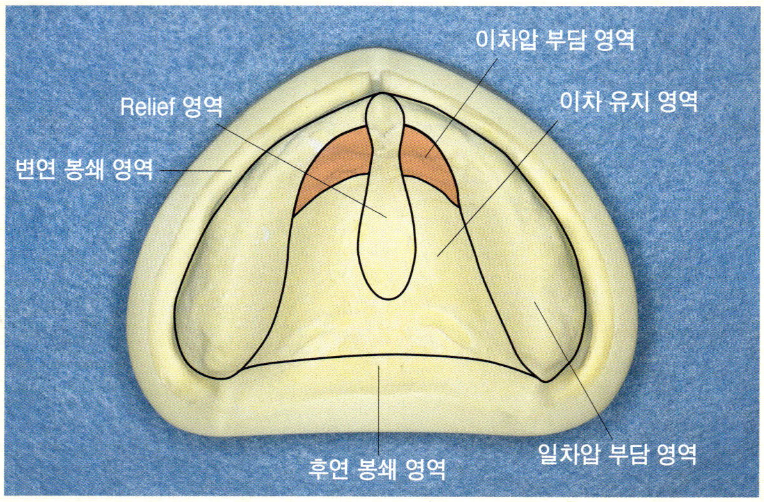

그림 2-5. 상악 잔존 치조제의 교합압 부담 영역의 구분. Flabby gum에서는 의치가 앞으로 움직이는 것을 잔존 치조제의 이차압 부담 영역에서 멈추게 할 수 없다. (출처: Boucher의 그림[2]에서 인용·변경)

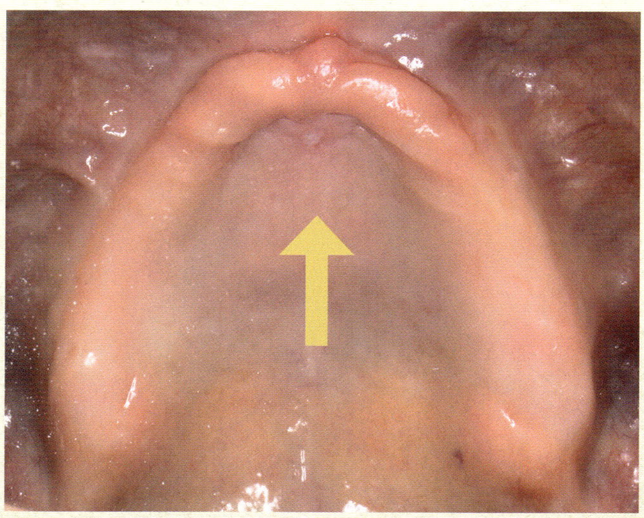

그림 2-6. Flabby gum에서는 의치가 앞으로 움직이는 것(화살표)을 이차압 부담 영역에서 멈추게 할 수 없다. 의치가 미끄러지고 전치부가 가라앉는 것으로 구개정중부 앞쪽에 궤양이 생기기 쉽다.

2 Flabby gum은 무압으로

Flabby gum의 보철 치료 규칙으로서 '**flabby gum은 가능한 한 무압으로, 그 이외의 정상적인 지지 조직에서 교합압을 부담할 것**'을 들 수 있다. Flabby gum을 가압하면 쉽게 변형되어 앞으로 넘어져 버린다. 교합 시에 항상 일정한 방향으로만 힘을 가하면 부분상의치 제작 시와 마찬가지로 가압 인상도 있을 수 있지만, 저작 시에 크게 움직이는 총의치에서는 변형되는 방향을 조절할 수 없다. 따라서 최대한 변형되지 않도록 무압으로 살짝 인상채득 해 둔다. 그것에 따라 flabby 조직은 중립(neutral)이 되어 어떠한 방향으로부터의 힘이라도 가장 허용하기 쉬운 것이 된다.

일반적인 개인 트레이를 사용하는 경우 내부를 크게 relief하고, 또한 퇴로를 많이 설정하는 등의 연구가 필요하다(그림 2-7, 2-8).[3] Flabby gum은 알지네이트(alginate) 인상재를 사용해도 쉽게 변형된다. 따라서 흐름이 좋은 실리콘 고무 인상재로 하는, 구멍을 낸 트레이를 사용하는 flabby 부위의 무압인상법[4]도 적용되고 있다(그림 2-9). 최근 급속하게 보급되고 있는, 비접촉에서 인상채득이 가능한 구강 스캐너 사용이 크게 기대된다(그림 2-10).

단, 어떠한 인상 방법을 사용했다 해도 반드시 작업용 모형에 납박(lead foil) 등을 바르는 것으로 확실히 relief해야 한다(그림 2-11).

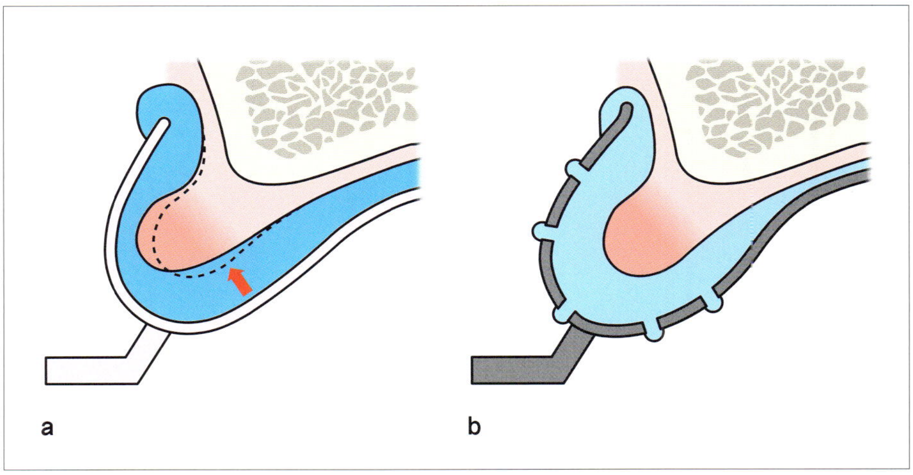

그림 2-7. Flabby gum에 인상압이 가해지던 쉽게 변형되어 넘어져 버린다(**a**). 따라서 개인 트레이 내부를 크게 relief하여 퇴로를 더욱 많이 설정한다(**b**). (출처: Kobayashi의 그림[3]에서 인용·변경)

> **Rule 10** 'Flabby gum은 가능한 한 무압으로'
>
> • 교합압의 부담은 flabby gum 이외의 정상적인 지지 조직에 맡긴다.

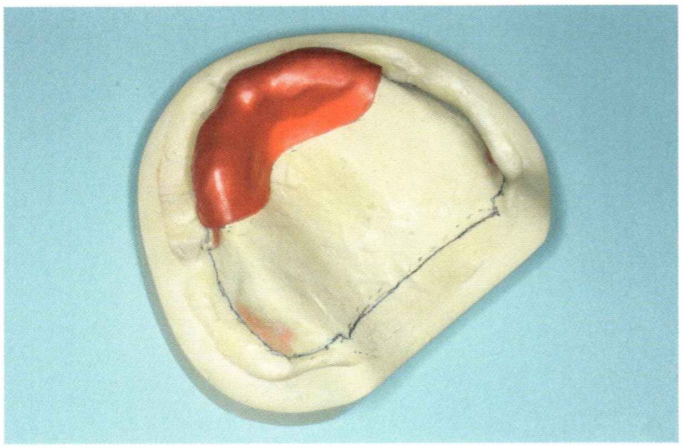
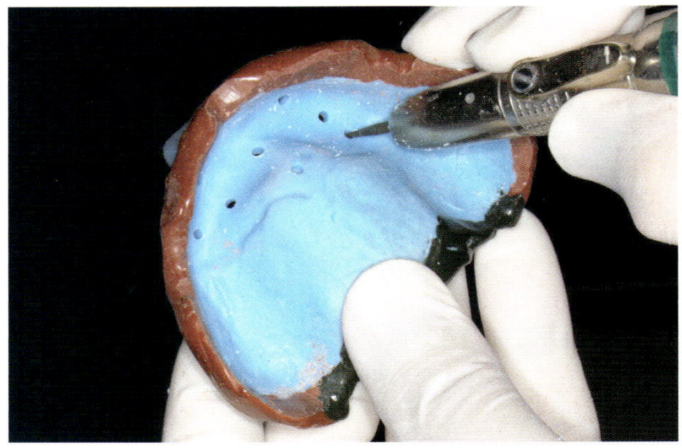

그림 2-8. Flabby gum 부위를 크게 relief한 모형으로 개인 트레이를 제작하고 최종인상 전에 퇴로를 여러 개 뚫는다.

임상 테크닉　구멍을 낸 개인 트레이를 사용하는 무압인상 2회법

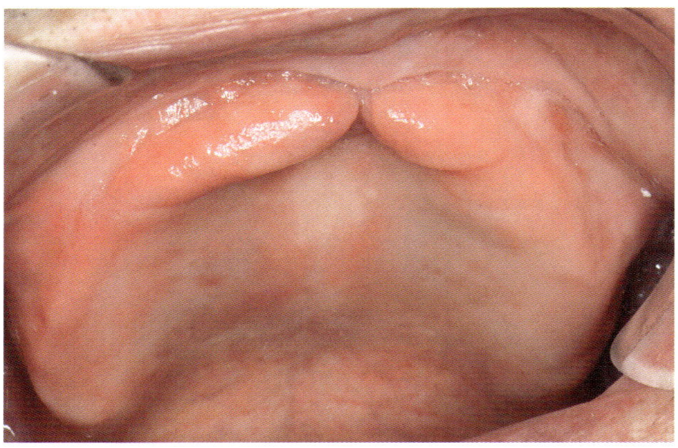

그림 2-9a. 뚜렷한 flabby gum. 그림 2-3 증례에서의 인상.

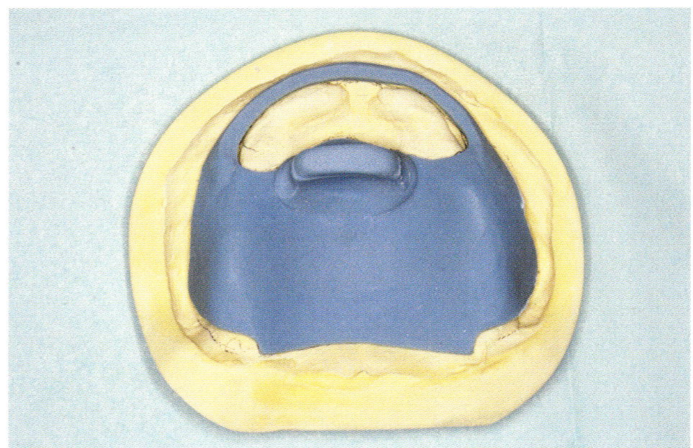

그림 2-9b. Flabby gum 부위에 구멍을 뚫은 개인 트레이.

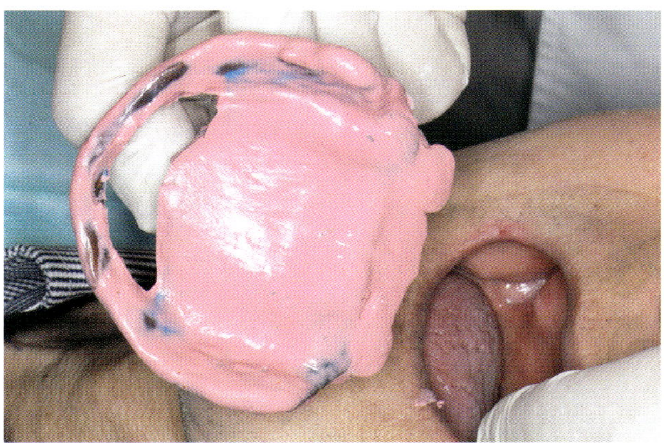

그림 2-9c. Flabby gum 외 부분을 먼저 인상채득 한다.

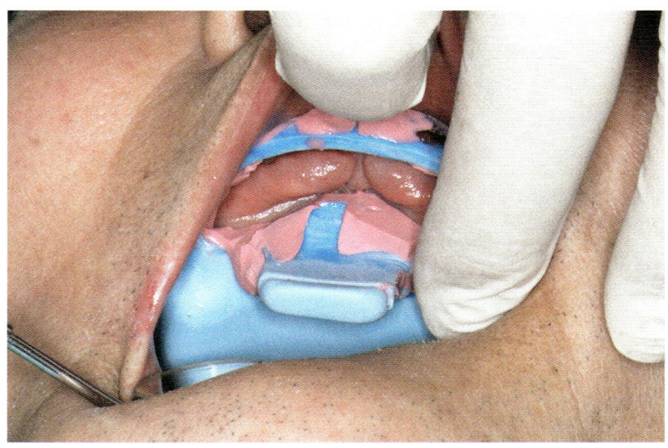

그림 2-9d. 구강 내에 개인 트레이를 다시 위치시킨다.

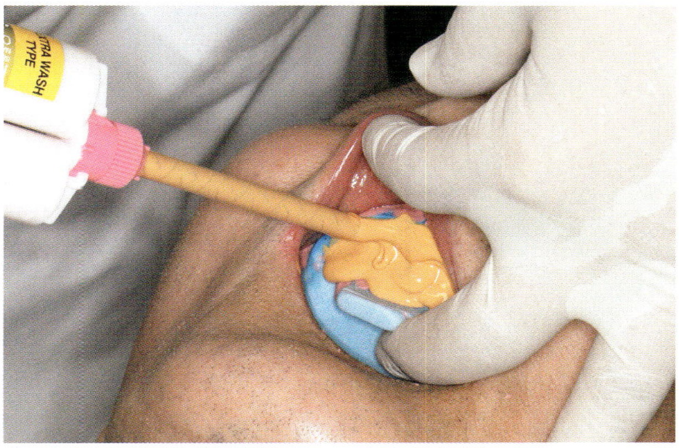

그림 2-9e. 유동성이 높은 실리콘 고무 인상재를 흘려 넣는다.

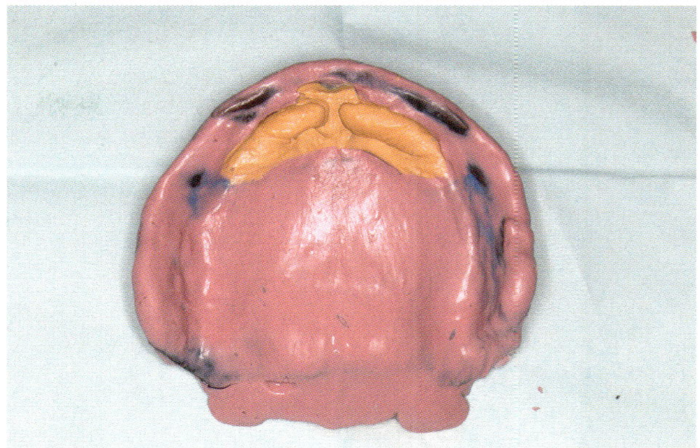

그림 2-9f. 완성된 인상체.

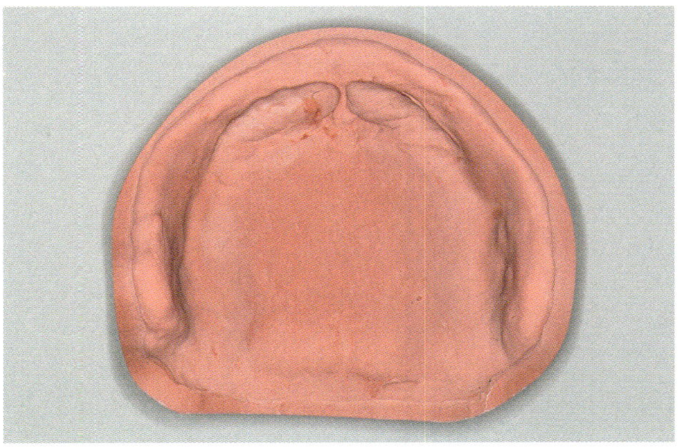

그림 2-9g. 완성된 작업용 모형.

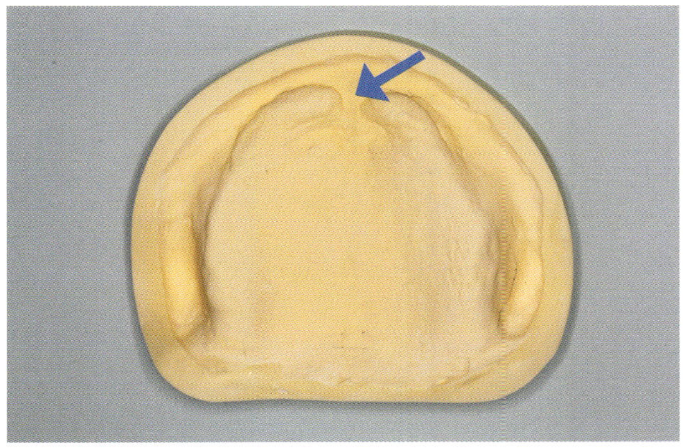

그림 2-9h. 처음에 채득한 알지네이트 인상에 의한 연구용 모형. Flabby gum이 크게 변형된 것을 알 수 있다(화살표).

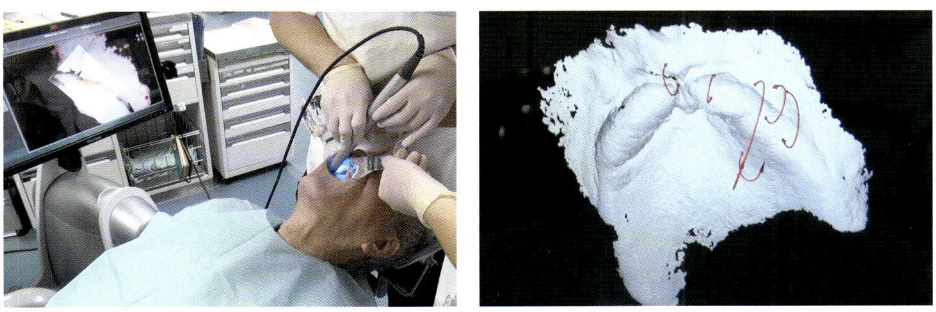

그림 2-10. 구강 스캐너에 의한 비접촉의 인상채득. Flabby gum을 무압으로 인상채득 할 수 있다.

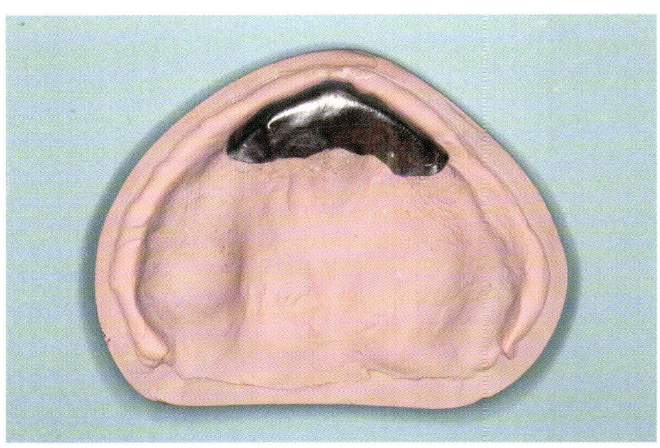

그림 2-11. 어떠한 인상 방법을 사용하든 작업용 모형에는 반드시 납박(lead foil) 등으로 하는 relief가 필요하다. (다른 증례)

3 Flabby gum은 교합으로 해결

Flabby gum 증례라면 중심교합위(태핑 시)에서 전치부의 교합접촉을 피하는 것이 당연하지만, 소구치부에서의 교합접촉도 신경써야 한다. 대부분의 flabby gum 증례에서 상악 제1소구치의 교합면을 손가락을 이용해 수직으로 누르면 구개 후연부가 들떠서 의치가 빠질 것 같이 된다(그림 2-12). Flabby gum의 범위가 넓으면 제2소구치를 밀어도 똑같이 탈락이 일어난다. 한편, 광범위한 flabby gum이 있어도 뒤쪽의 제1대구치, 제2대구치를 누르면 의치는 움직이지 않는다. 따라서 flabby gum 치료의 규칙으로서 **'태핑 시에는 대구치부만으로 교합시킬 작정'**으로 교합조정을 했으면 좋겠다. 단, 소구치 부위를 완전히 접촉시킬 수 없다는 뜻은 아니다. **대구치부로 꽉 깨물어서 의치가 점막으로 가라앉게 될 때 소구치부에서 가볍게 닿는다는 느낌이다.**

Check!! 생각해보자

2 대구치로 물게 하면 빠지지 않는다

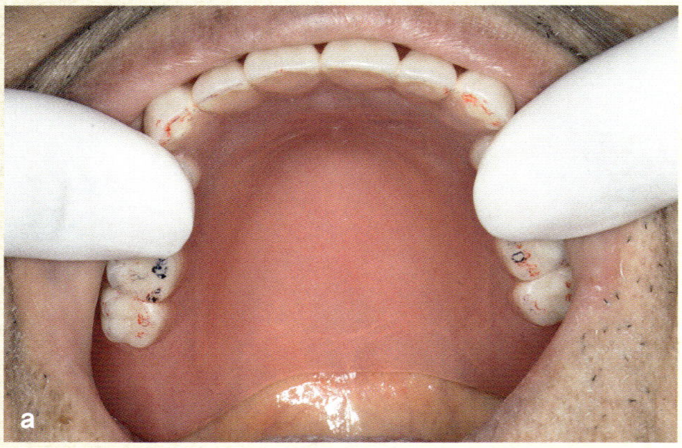

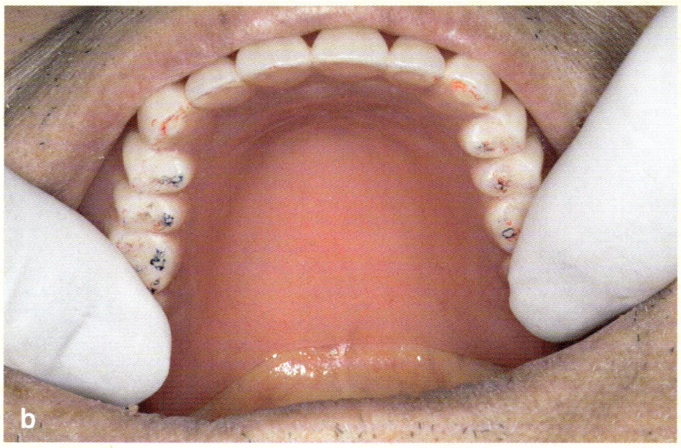

그림 2-12. Flabby gum에서 교합의 유의 사항. 소구치부를 누르면(a) 의치가 빠져도, 대구치부를 누르면(b) 의치가 움직이지 않는다.

Rule 11

'Flabby gum 증례에서는 대구치부만으로 교합시킬 작정으로'

- Flabby gum 증례에서는 교합접촉 부위에 신경써야 한다. 대구치부로 씹은 후에 소구치부로 가볍게 대는 느낌으로 교합조정 한다.

만약 구강 내에서만 교합조정하는 것이라면 교합지의 색이 묻어도 대구치 인기부는 깎지 않는다(그림 2-13). 우선 하악의 소구치부만 삭제한다. 좌·우 균형을 생각해서 대구치부의 삭제도 필요하다고 생각했을 때는 하악 대구치 인기부 면적을 좁게 하는 정도로 그친다. 교합조정을 확실히 체크하려면 화이트 실리콘으로 고합시켜 적합 시험을 하여 구개 뒤쪽 화이트 실리콘의 층이 확실히 얇아졌는지 아닌지의 변화를 보는 것이 좋다.

전치부는 중심교합위에서는 닿지 않는다고 말했지만 전방위, 전방 운동 시에서의 교합접촉은 필요하다. Yoshitomi(吉富)[5]는 전치부의 교합접촉이 없으면 저작운동이 불규칙해져 의치의 동요를 조장한다고 보고하고 있다. 전치가 닿는 것으로 환자는 하악이 앞으로 나온 것을 인식하여 그 이상 앞으로 이동하는 것을 피하고 뒤로 돌아가게 하려는 것 같다. **누구나 전치로 씹고 싶어 한다.** Flabby gum 증례에서도 balanced occlusion은 필수이며 교합기상에서 전방 활주 운동을 원활하게 할 수 있도록 조정해야 한다. 따라서 기초·학술 편 제2장의 그림 2-3에서 제시한 타입 2의 접촉을 전치부에 부여한다(그림 2-14). Flabby gum에 대한 보철 치료의 규칙에 추가하여 **'앞으로 내보내도 다시 뒤로 되돌아가는 교합, 앞으로 씹어도 손상이 적은 교합'**이 요구된다(그림 2-15).[4]

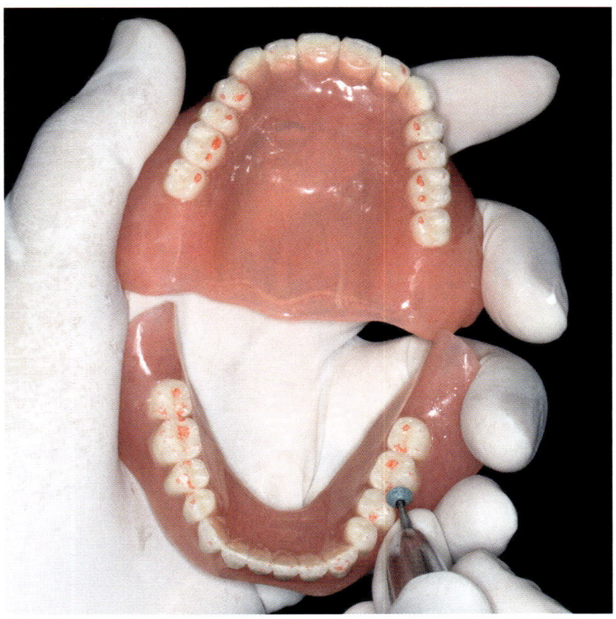

그림 2-13. 대구치부만으로 교합시킬 계획으로, 우선 하악 소구치만 삭제한다.

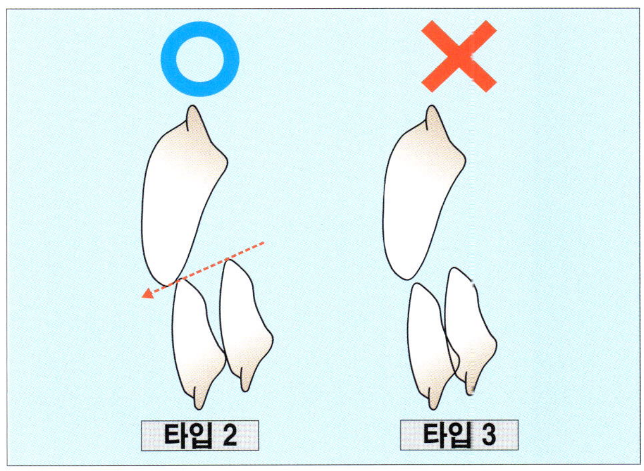

그림 2-14. 절연에서 약간 접촉하여 전방 활주하는 타입 2를 적용한다. 전치가 접촉하지 않는 타입 3은 불가능하다.

Flabby gum 교합의 목표(진전된 목표)

1. Balanced occlusion은 필수
2. 교합기상에서 전방 활주 운동을 원활하게 할 수 있도록 조정한다.
3. 앞으로 내보내도 다시 뒤로 되돌아가는, 앞으로 씹어도 손상이 적은 교합

그림 2-15. Flabby gum 교합의 목표.

4 Flabby gum에 고딕 아치를 사용하는 실수

의치 탈락의 원인이 교합이라고 하면, 처음부터 정확한 교합채득을 한다고 생각하여 고딕 아치 묘기법을 사용하는 것도 하나의 해결법이라고 생각하는 독자들이 있을 것이다. 따라서 flabby gum에 고딕 아치를 사용한 증례의 결과를 제시한다. 태핑 포인트가 apex에 가까운 위치의 한 점에서 결정되어 '좋아, 이렇게 하면 교합은 걱정 없어!'라고 생각해 의치를 제작했다. 그러나 완성한 의치의 교합은 완전히 불안정하여 많이 흔들려, 씹으면 바로 의치가 빠져 버렸다.

태핑 포인트가 한 점에서 결정되었는데 왜 잘못된 것일까? **사실 flabby gum은 고딕 아치의 금기 증례다.** 고딕 아치 묘기법은 상악에 묘기침(stylus), 하악에 묘기판이라는 방법이 일반적이다(필수 편 제2장, 그림 2-31 참조). 상악 묘기침의 위치는 하악 잔존 치조제 전후좌우의 가운데, 이른바 중심 위치에 설정되는 것으로 안정된 묘기가 가능해진다고 한다. 그러나 flabby gum이 있으면 일반적인 상악 묘기침의 위치에서는 딱 상악 소구치부 바로 위가 되어 flabby gum을 눌러 버린다. 결과적으로 상악의 기록상이 앞으로 기울어진다(그림 2-16a). 그것을 피하려면 묘기침은 뒤쪽의 상악 대구치부로 이동하여 설정해야 한다. 그러나 그렇게 되면 하악 묘기판 뒤쪽에 힘이 가해지므로 이번에는 하악의 기록상이 뒤집힌다. 따라서 결국 묘기침의 위치는 변하지 않는다(그림 2-16b).

앞과 같은 이유로 flabby gum 증례에서는 묘기침을 의치상이 안정되는 위치로 설정할 수 없으므로 기록상에 힘이 가해지면 크게 흔들린다. 가벼운 태핑 정도라면 의치상의 편위가 적어도, 최종적으로 코어 채득 단계에서 꽉 물어서 경화를 기다리는 사이에 기록상에 교합력이 가해져, 기록상이 쉽게 앞으로 기울어지는 것이다(그림 2-16c, d). 이렇게 **기록 장치가 크게 흔들리면 고딕 아치 묘기는 의미가 없어진다**(그림 2-17). 또한 Ichikawa(市川)[6]는 악관절의 골 형태나 관절 원판에 이상이 있을 때 그 고딕 아치는 본래의 의미를 잃는다고 하고 있다. 즉, 고딕 아치 묘기법의 적응은 악관절에 이상이 없으며 기록상의 동요가 적은 잔존 치조제가 양호한 증례로 한정된다. 고딕 아치 묘기법을 맹신, 과신해서는 안 된다.

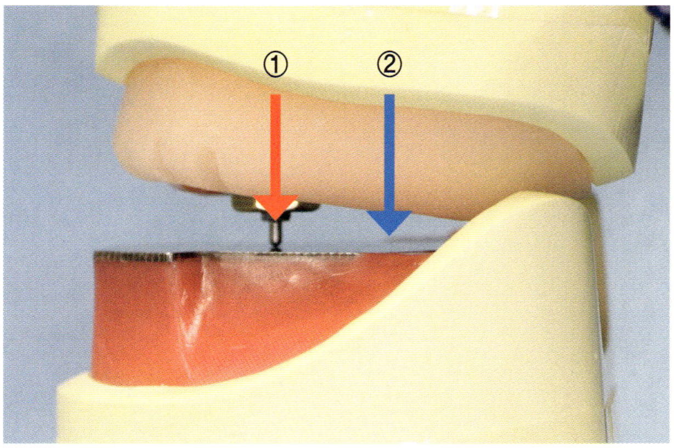

그림 2-16a. Flabby gum 증례에 고딕 아치는 금기이다. 묘기침의 위치를 중심인 ①로 하면 딱 상악 flabby 부위를 누르게 된다. Flabby 부위를 피하기 위해서는 ②의 위치로 내릴 필요가 있다.

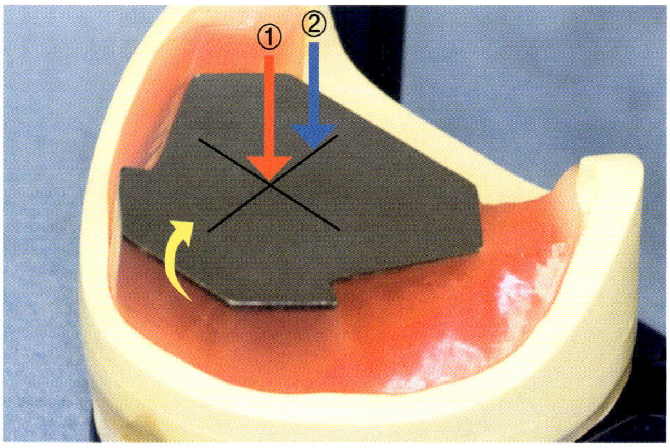

그림 2-16b. 묘기침을 뒤쪽인 ②의 대구치부로 이동하면, 이번에는 하악의 기록상이 뒤집힌다.

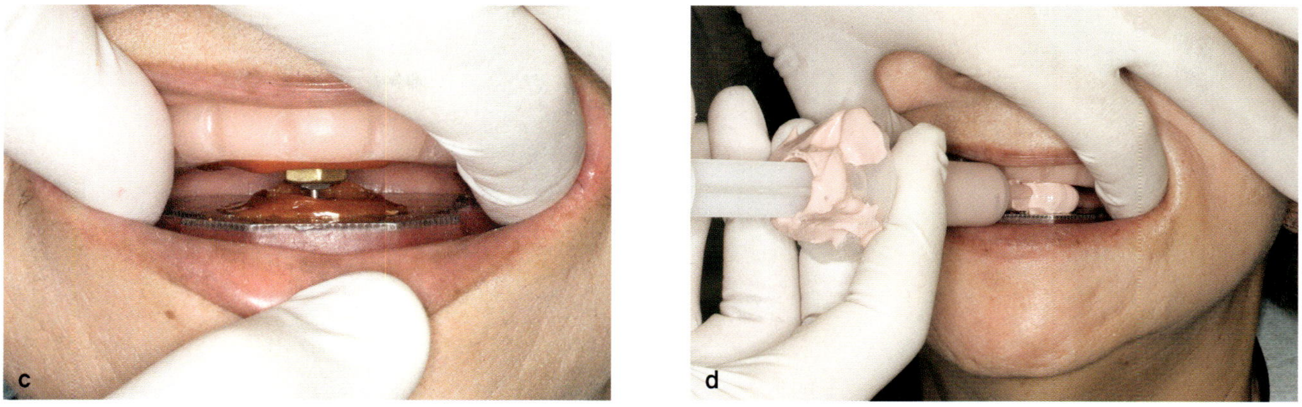

그림 2-16c,d. 묘기침의 위치를 고정하여 상·하악과 일체로 하기 위한 코어를 채득하는 단계에서 꽉 물고 경화를 기다린다. 그 사이에 상악 기록상을 통해 flabby gum에 교합력이 가해지므로 기록상이 쉽게 앞쪽으로 기울어진다.

Check!! 생각해보자

3 | 기록 장치의 흔들림이 큰 증례에서 고딕 아치 묘기는 의미가 없다

고딕 아치 묘기의 금기	고딕 아치 묘기의 적용
• 광범위한 flabby gum 증례 • 잔존 치조제 흡수가 매우 심한 증례 • 악기능에 큰 장애가 있는 증례	• 기록상의 흔들림이 작은 잔존 치조제가 양호한 증례 • 악관절에 이상이 없는 증례

그림 2-17. 고딕 아치 묘기법의 금기와 적응 증례. 고딕 아치 묘기법을 적용할 수 있는 증례는 제한적이다.

5 교합시켜서 relining으로 대응하는 실수

완성된 의치로 씹을 때 의치가 빠지는 원인이 교합 시 구개부 뒤쪽에 생기는 틈 때문이라면, 그 틈을 relining 재료로 메워 주면 되겠다고 생각하는 임상가도 있다. 앞 장(전문가 편 제1장)에서 교좌인상에 의한 교합수정에 대해 이야기했는데, 그와 똑같이 생각해서 교합되도록 relining을 실시하면 의치가 빠지지 않게 될 것 같이 느껴진다. 따라서 의치상 구개부가 두꺼워지는 것은 어쩔 수 없다고 결론짓고 relining을 실시해 보았다. 그 결과 탈락은 개선되었지만, 이번에는 flabby gum에 통증이 생겨서 시간이 지나도 나아지지 않았다는 것이다.

왜 통증이 생겨 버린 것일까? **사실 교합시킨 relining에서 확실히 틈은 메워지지만, flabby gum을 가압 인상한 것과 똑같은 상태가 되었기 때문이다**(그림 2-18, 2-19). 압력을 가해 변형된 flabby gum에 통증이 생기는 것은 당연하다. 무릇 relining은 교합관계가 적절하다는 것이 적응 조건이며 잔존 치조제 흡수로 인해 생긴 틈을 메우는 작업이다. Flabby라고 해서 치아가 없었던 구개부에 잔존 치조제 흡수가 일어날 리 없으며, 상악 구개 전체를 relining 하는 것 같은 상황은 거의 생각할 수 없다. 유지력을 높이려고 하면 **레진을 추가한다고 해도 구개 후연부에 올려 post dam을 강화하는 정도면 충분하다**(그림 2-20).

Check!! 생각해보자

4 | Flabby gum으로 교합시킨 relining은 통증의 근원

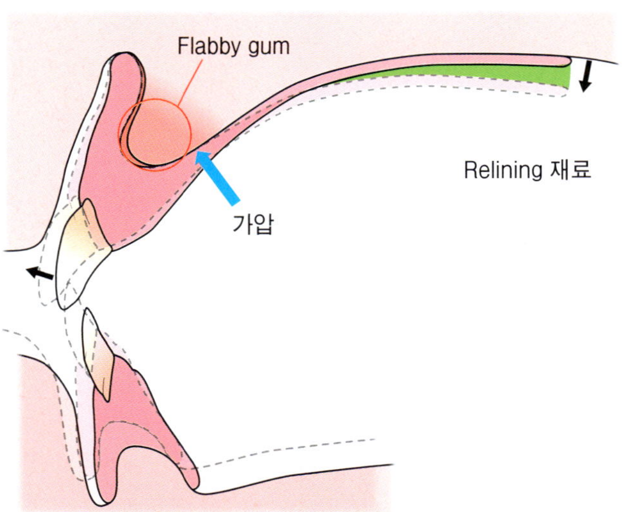

그림 2-18. 교합시킨 relining은 틈은 메우지만 앞쪽 flabby gum에 압력을 가한다. 그로 인해 통증이 생긴다.

일반적으로 상악의 relining은 구개부가 뜨지 않도록 손으로 눌러서 실시하는 것이 원칙이다(그림 2-21a).[7] 한편 하악에서는 설측 상연부를 제외하고 의치상 아래 조직의 대부분에서 잔존 치조제 흡수가 일어난다. 따라서 상악 의치에 교합 시 흔들림이 없으면 교좌인상에서의 이미지와 마찬가지로 하악 의치를 교합시켜 relining 하면 좋은 결과를 얻는 경우가 많다.[8] 다소 교합의 어긋남이 있다 해도 relining 재료가 하악 의치상과 잔존 치조제 점막 사이에 있어 점막면에서 그 어긋남을 해소하도록 작용하기 때문이다.[9] 단, 이것은 하악 총의치에 한정된 것이며 부분상의치의 경우는 상악에서든 하악에서든 결코 교합시켜서 relining을 실시해서는 안 된다. 교합하는 것으로 rest가 조금이라도 뜨면 의치의 지지는 대폭 손상된다. Rest가 효과 없는 부분상의치는 의치의 몸체를 이루지 않는다. Rest가 rest seat에 확실히 들어가도록 손의 힘으로 꽉 눌러서 유지시키는 것이 중요하다(그림 2-21b).

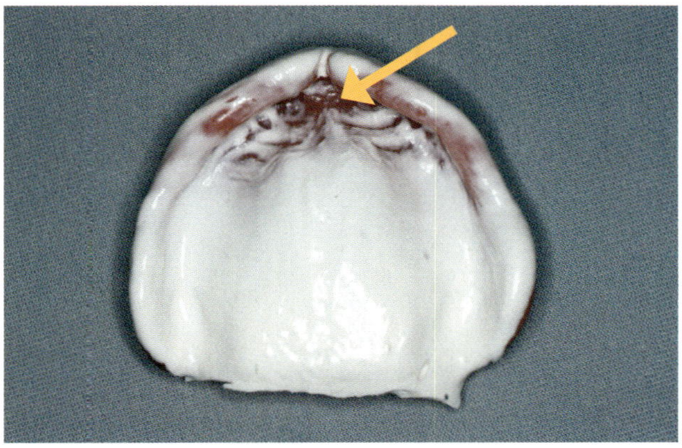

그림 2-19. 화이트 실리콘에서 relining의 이미지. 교합된 relining은 틈은 메워지지만 flabby gum에 대한 가압 인상과 같아진다.

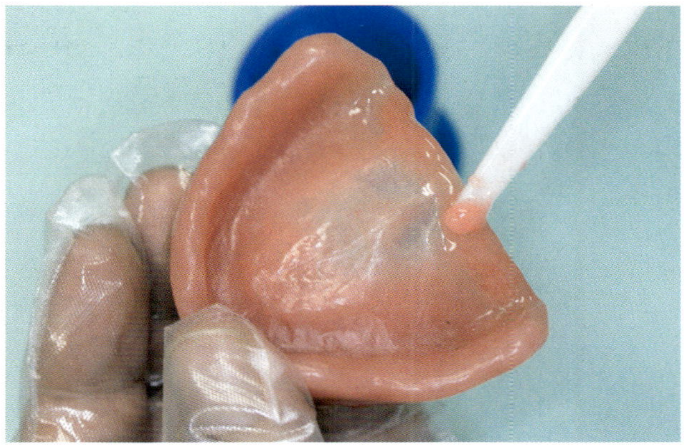

그림 2-20. 상온 중합레진을 구개 후연부에 올려 post dam을 강화한다. 상악에서는 전면을 relining 하는 상황을 생각하기 어렵다.

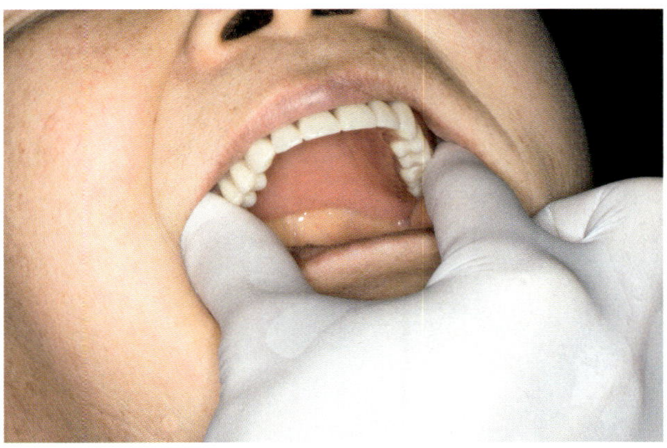

그림 2-21a. 상악의 relining은 반드시 대구치부를 수직으로 손으로 눌러서 실시하지만, 하악 총의치에서는 교합시켜 relining 해도 괜찮다.

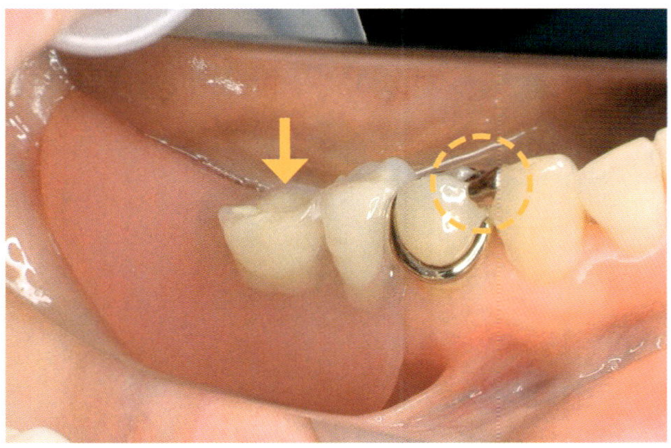

그림 2-21b. 부분상의치의 relining은, rest가 rest seat에서 뜨지 않도록 상악과 하악 모두 반드시 손으로 눌러서 실시한다.

6 Flabby gum은 어떻게 해야 할까?

상악 의치가 앞으로 움직이는 것을 억제하기 위해서는 가능한 한 대구치부에만 힘을 가하는 제작 방법을 취해야 한다. 예를 들어, 교합상에 의한 교합채득에서는 상악을 누르는 손가락을 최대한 뒤로 밀어 넣어, 대구치부에서 누르는 것이 좋다. 먼저 그림 2-12에 제시한 것처럼 소구치를 누르면 의치상은 분리된다. 따라서 wax rim도 일반적인 증례보다 더욱 뒤에서 접촉하도록, 제1대구치부로만 교합력을 지지하게 하는 것이 좋다(그림 2-22). 그러나 교합상을 궁리하는 것만으로 소구치부나 전치부 잔존 치조제에 교합압을 전혀 가하지 않고 채득하기는 어렵다. 그렇다면 기본으로 돌아가서 wax denture 시적 시에 check bite, 교합기 재장착, 재배열의 순서를 따라야 한다. 또한 의치 완성 후라도 일단 교합기에 재장착할 수 있다면 교합조정도 그렇게 어렵지 않을 것이다. 리마운트 모형을 사전에 준비하려면 좀 부담이 되긴 하지만 그림 2-23b와 같이 속경성 석고의 임시 재장착으로도 충분한 성과를 얻을 수 있다.

Check!! 생각해보자

5 제1대구치부만으로 교합력을 지지하도록 한다

최대한 뒤쪽, 대구치부를 누른다

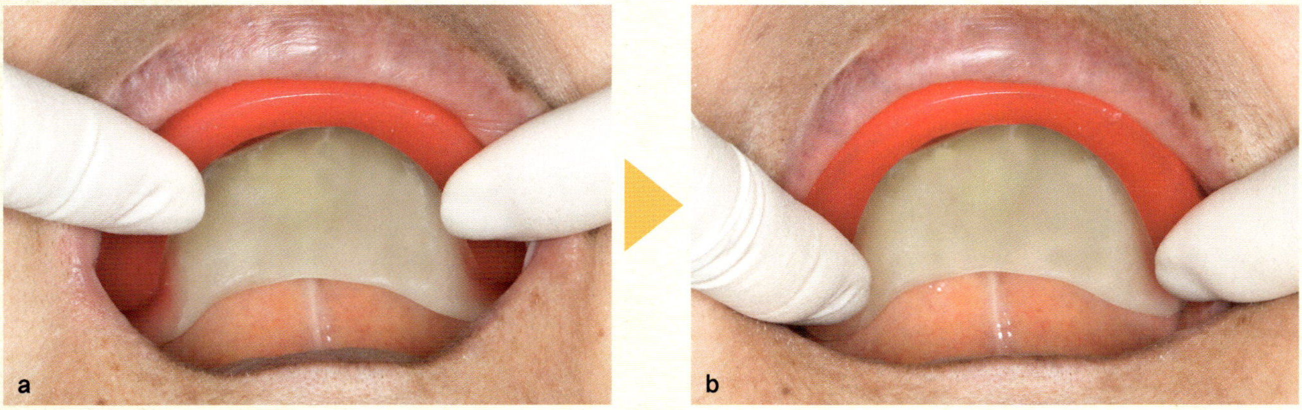

그림 2-22a,b. Flabby gum에서는 소구치부를 누르면(a) 교합상이 빠진다. 대구치부를 누르면(b) 교합상은 움직이지 않는다.

보통보다 더욱 뒤쪽만으로 교합력을 지지하도록 한다

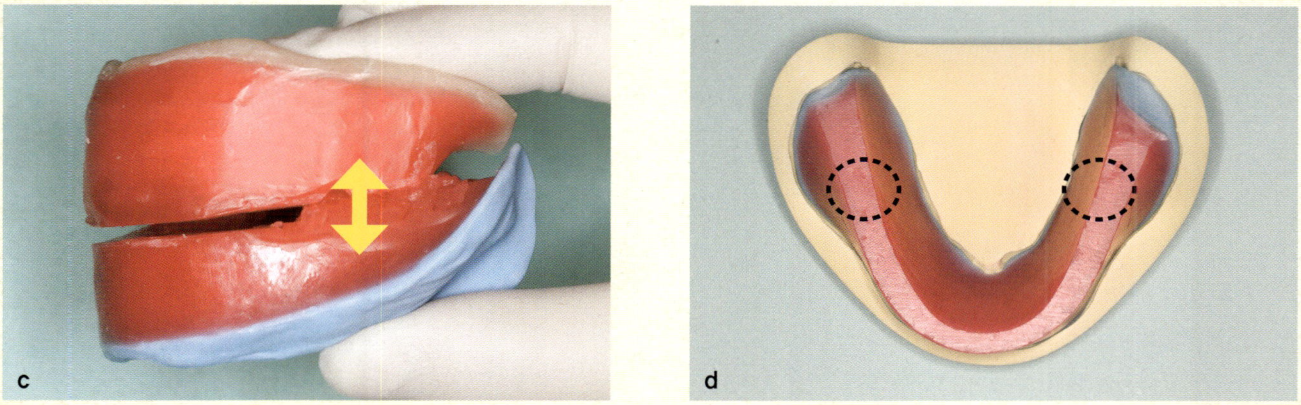

그림 2-22c,d. 일반적인 증례보다 소구치부를 피해, 뒤쪽의 대구치부만으로 교합력을 지지하는 느낌으로 교합채득을 실시한다.

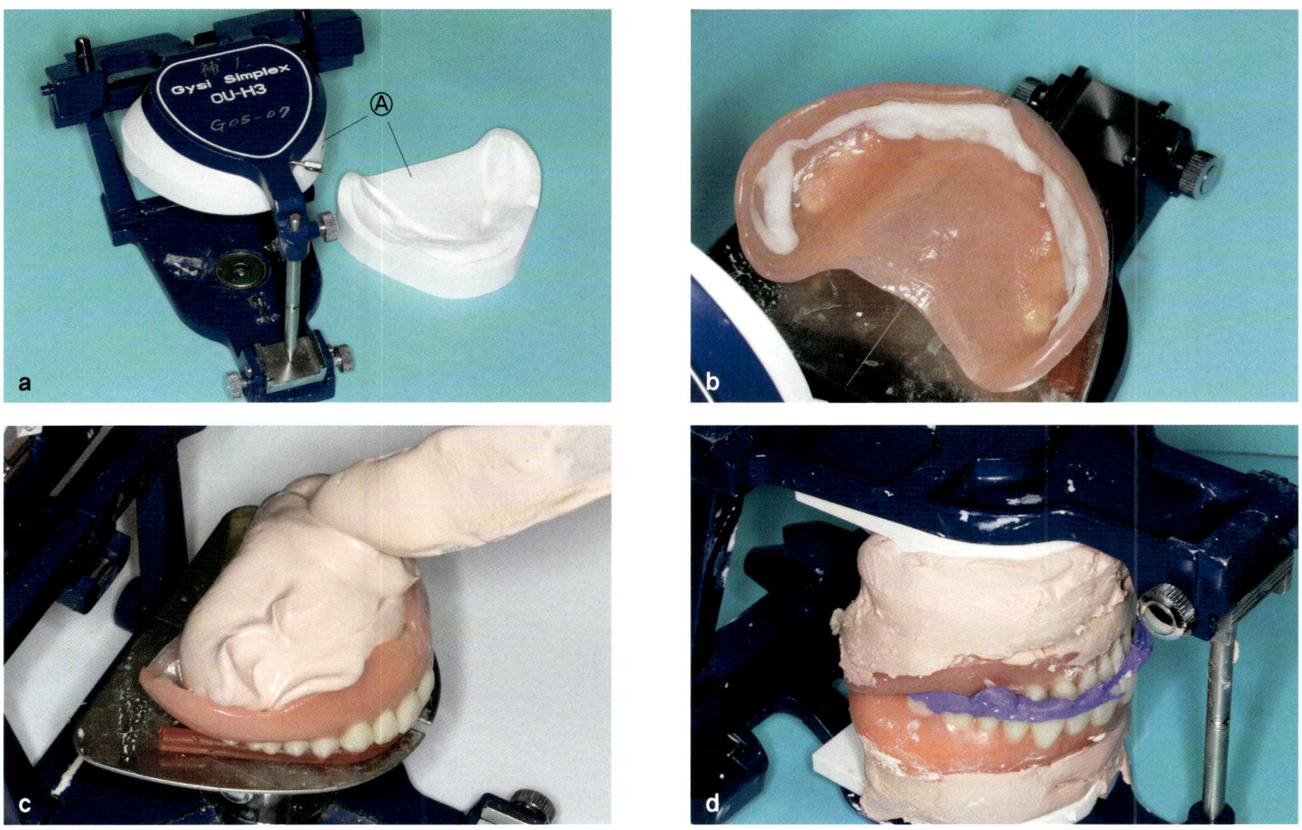

그림 2-23. 의치 완성 후의 교합수정. 헷갈릴 때는 check bite를 채득하여 교합기를 재장착하면 대응이 오히려 빠르다. **a:** 리마운트 모형을 사용하는 방법. 사전에 리마운트 모형(Ⓐ)을 준비해 두는 것은 일반 임상의에게는 약간 부담이 되는 일이다. **b:** 뒤에서 빼기 쉽도록 젖은 솜으로 undercut 부분을 메운다. **c:** 속경성 석고로 장착. **d:** 장착의 마무리. 이 정도 임시 작업이면 충분하다.

7 점막면의 조정

기억해 두어야 할 점막면의 조정 부분으로 구개정중부 앞쪽 외에 순측 상연 정중부 부근에 잘 발생하는 통증이나 궤양이 있다. 소량의 화이트 실리콘을 의치 상연부에만 바르고 접촉을 체크한다. 이때 상연부보다 내면의 flabby 부위에 눈이 가게 된다(그림 2-24). Flabby 부위에는 상당히 두꺼운 화이트 실리콘층이 보이기 때문이다. 이렇게 틈이 있기 때문에 의치가 탈락한다고 오해해서 relining을 생각하는 분들이 많다. 적합 시험 시에 의치상에 배출로로 여러 개의 구멍을 뚫지는 않기 때문에, 사이에 끼운 화이트 실리콘조차 flabby 부위에 압력을 가한 것이 된다. 원래 모형을 relief하여 틈을 두고 flabby gum에 힘을 가하지 않도록 제작한 것이다. Flabby gum **부위의 화이트 실리콘층은 무시하고, 앞쪽의 상연부에만 화이트 실리콘을 올려 실리콘이 없는 곳을 깎아야 한다.**

임상 테크닉　Flabby gum 부위 점막 조정의 포인트

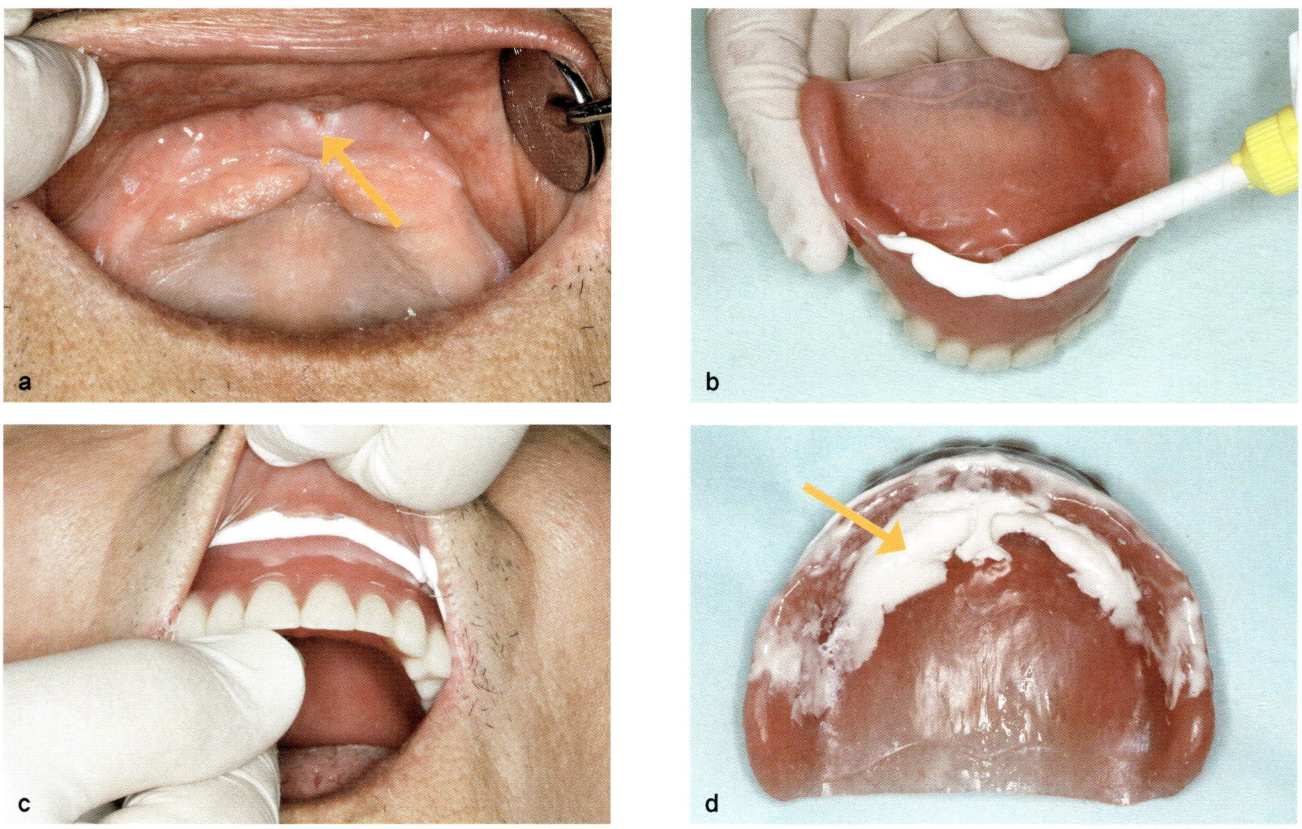

그림 2-24. a: 순측 전정 정중부에 욕창성 궤양이 잘 생긴다(화살표). **b:** 상연부에만 화이트 실리콘을 올린다. **c:** 윗입술을 당기면서 의치를 삽입한다. **d:** Flabby gum 부위의 실리콘 공간(화살표)은 무시한다.

8 Flabby gum의 난증례에서 배운다

그림 2-25에 flabby gum에 의한 상악 구개부의 통증과 의치의 탈락 때문에 내원한 증례를 제시한다(임상증례 2-2). 구개 전방부에 욕창성 궤양이 나타나 교합 시에 의치가 앞쪽으로 미끄러지고 있음을 알 수 있다. 안모를 보아도 하악 전돌이 뚜렷하다. 사용 중 의치의 교합은 소구치부의 접촉이 심하며, 중심교합위에서 전치부도 교합접촉 하고 있다. 무리하게 상악을 앞으로 나가게 하려고 했던 것인지 상악 전치부 순면의 경사가 심하다. 새 의치 제작에서는 앞서 이야기한 기초·학술 편 제2장의 규칙(기초·학술 편 제2장, 그림 2-10 참조)에 따라 전치부 순측면 변연의 두께를 충분히 확보하여 교합고경은 현재 의치보다 약간 높은 zone을 목표로, 상악 전치부의 경사를 완만하게 하는 것을 고려했다.

인공치 배열 시의 사진(그림 2-25h)을 보면 하악 전돌이 뚜렷함을 알 수 있다. 소구치부 바로 위는 flabby gum에 완전히 일치하여 교합력을 가하기 어렵다. 따라서 대구치부만 교합력을 부담하도록 주의했다. 정도의 차이는 있지만 flabby gum은 하악 전돌의 증례에 많다. 이러한 증례에서는 고딕 아치 등을 사용할 수 없다는 것을 알 수 있을 것이다. 교합의 부여 방식이 어려우므로, 완성 후에도 check bite를 채득하여 교합기상에서 교합조정을 했다. 또한 가벼운 힘으로 음식물 덩어리를 분쇄할 수 있으며 섬세한 교합관계를 장기간 유지할 수 있도록 Veracia SA 도재치를 선택했다.

임상 증례 2-2 Flabby gum이 있는 뚜렷한 하악 전돌 증례

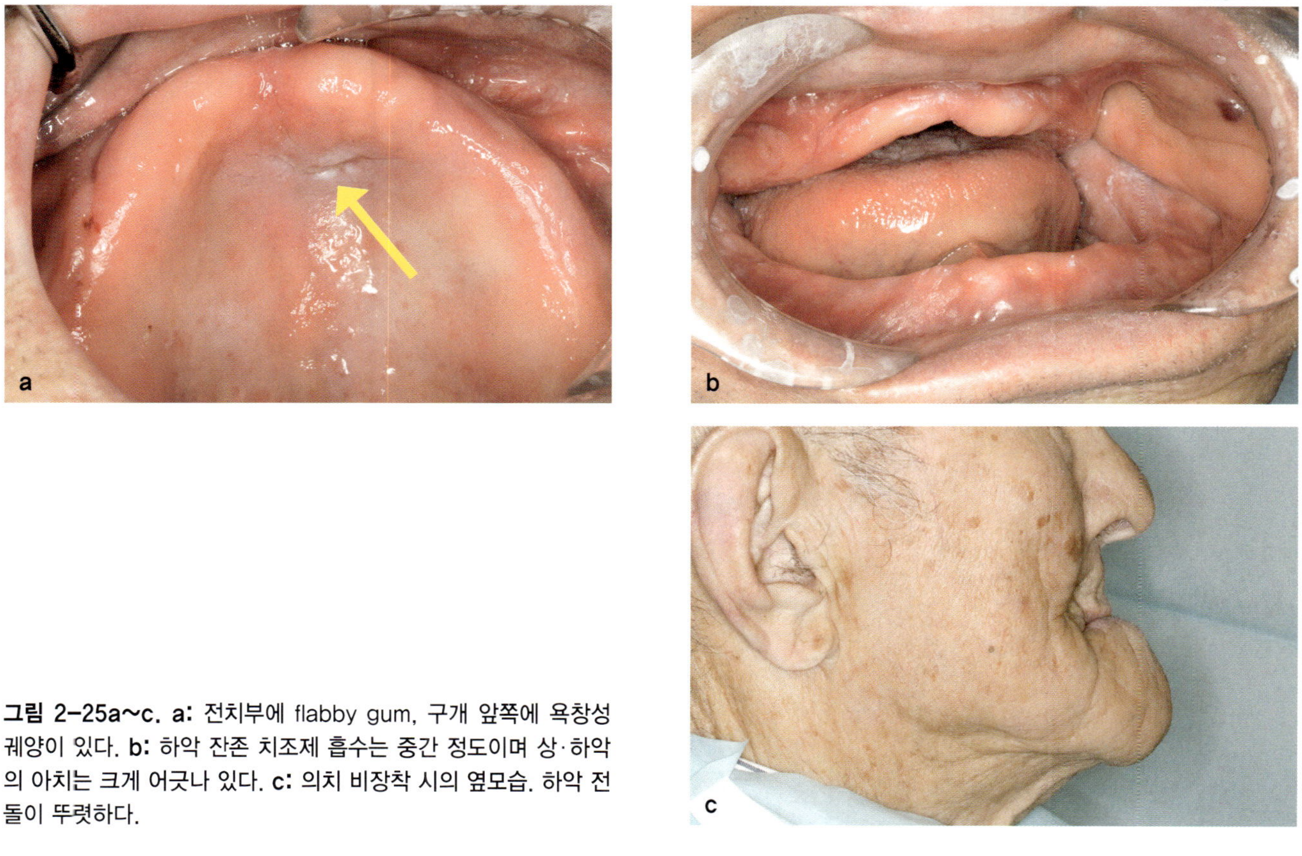

그림 2-25a~c. a: 전치부에 flabby gum, 구개 앞쪽에 욕창성 궤양이 있다. **b:** 하악 잔존 치조제 흡수는 중간 정도이며 상·하악의 아치는 크게 어긋나 있다. **c:** 의치 비장착 시의 옆모습. 하악 전돌이 뚜렷하다.

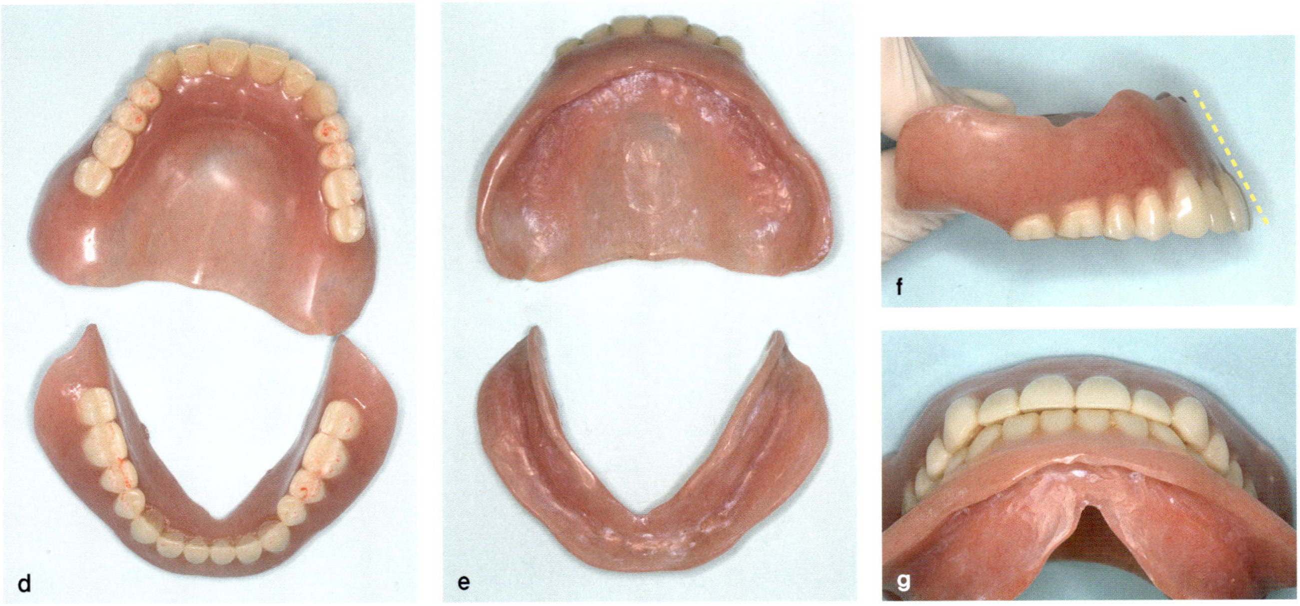

그림 2-25d~g. 사용 중 의치. 소구치부와 전치부의 교합접촉이 강하다. 옆에서 본 상악 전치의 순측경사가 심하다.

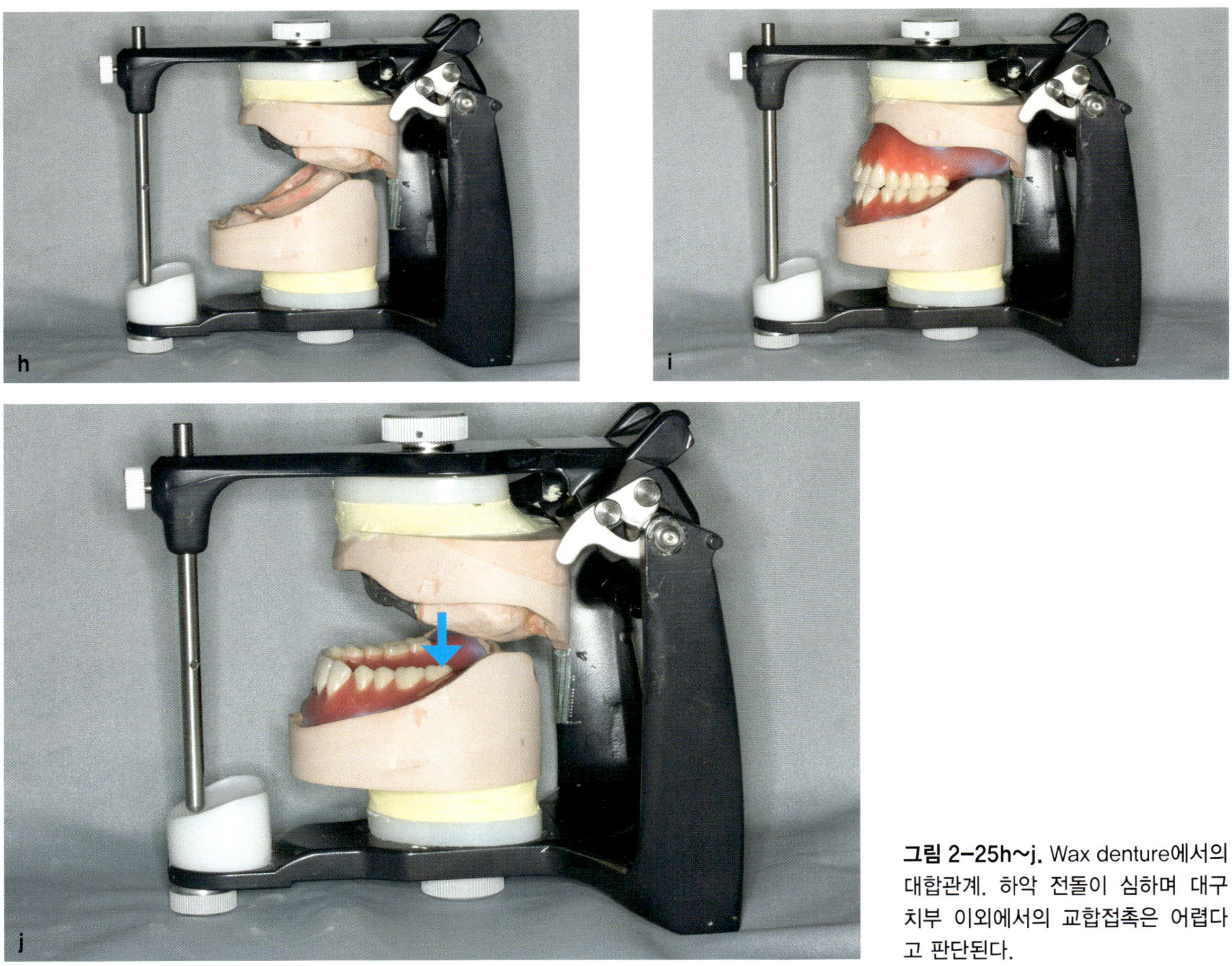

그림 2-25h~j. Wax denture에서의 대합관계. 하악 전돌이 심하며 대구치부 이외에서의 교합접촉은 어렵다고 판단된다.

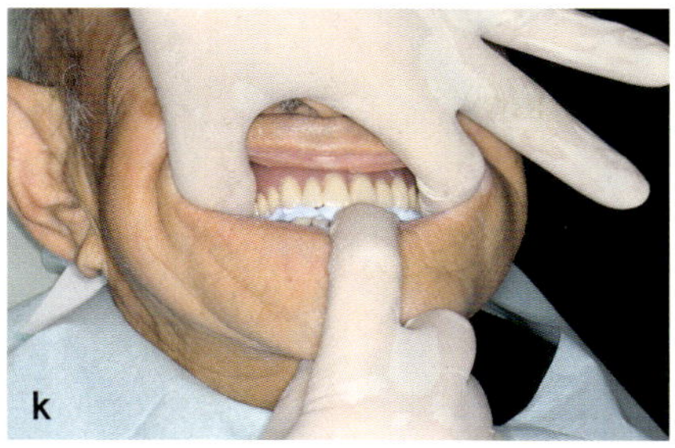
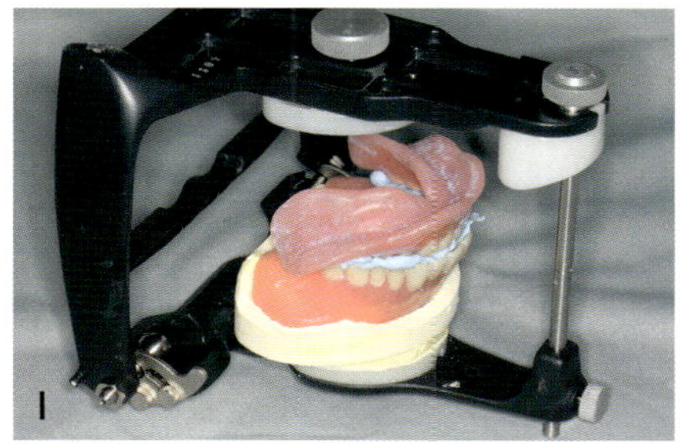

그림 2-25k,l. 완성된 의치에서도 check bite를 채득하여(**k**) 교합기상에서 교합조정을 실시했다(l).

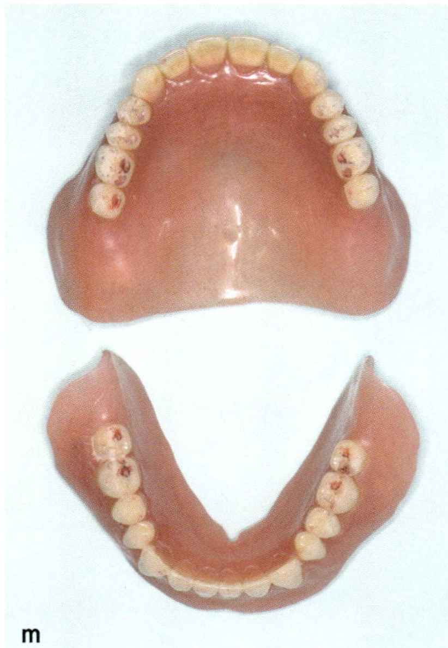
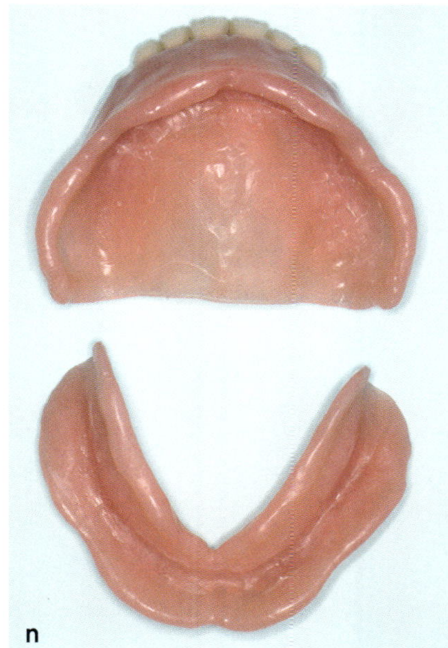

그림 2-25m,n. 새 의치. **m:** 대구치만 강하게 교합접촉 하도록 교합조정 했다. **n:** 상악의 순측 상연은 두껍게 채득했다. 섬세한 교합관계를 장기간 유지할 수 있도록 Veracia SA 도자치를 사용했다.

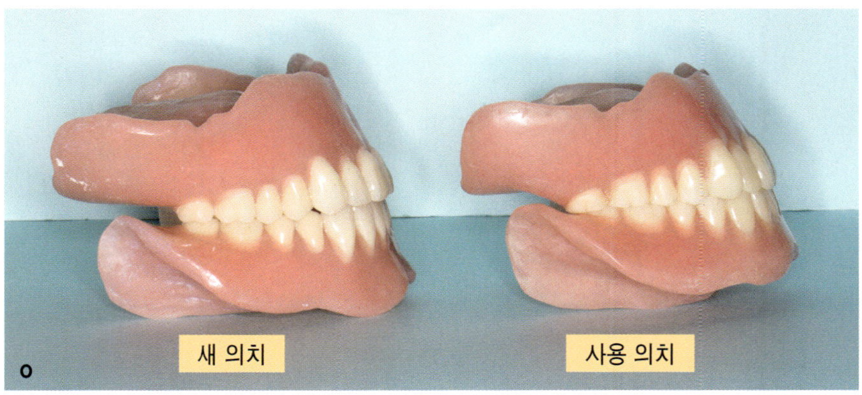

그림 2-25o. 새 의치와 사용 의치의 비교. 새 의치에서는 약간 높은 고경으로 하여 전치의 경사를 억제했다.

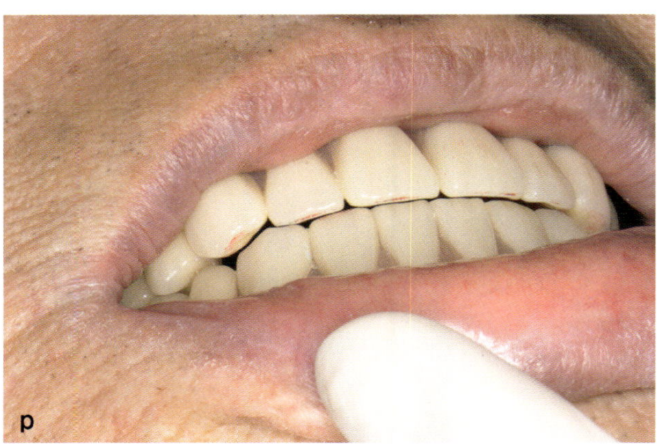
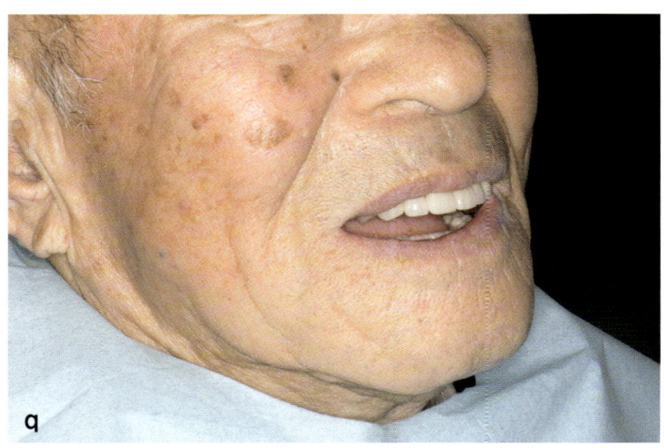

그림 2-25p,q. p: 전치는 중심교합위에서는 교합접촉 하지 않고, 전방 운동 시에 약간 접촉하도록 조정했다. **q:** 안모가 개선되었다.

칼럼 4 총의치 분야에서의 구강 스캐너의 활용

구강 스캐너는 크라운 브릿지나 구강 임플란트 보철에서는 급속하게 활용이 확대되고 있지만, 총의치 보철에서는 적응이 천천히 진행되고 있다. 무치악 잔존 치조제를 구강 스캐너로 인상채득 하여(그림 2-26), 그 데이터로부터 총의치 완성까지 실시한 증례 보고도 자주 눈에 띈다. 연조직으로 둘러싸여 기능하는 총의치에서는 의치 상연부의 위치와 형태가 유지·안정으로 직결되므로 기능인상채득이 필수가 되어 왔다. 그 점에서는 혀의 위치나 개폐구에 따라 구강저의 이동이 나타나는 하악 설측 변연부를 구강 스캐너로 인상채득 한다는 과제도 있다. 그러나 잔존 치조제가 양호한 증례에서는 특별히 문제없이 제작할 수 있으며 완전한 무압 인상이 되기 때문인지 장착 후의 경과도 양호하다는 의견도 있다.

또한 필자는 구강 스캐너의 다른 용도로서 의치 그 자체를 촬영하여 디지털 데이터로서 보존하고 있다. 이 디지털 데이터를 이용해 복제 의치도 제작하고 있다. 사용 중 의치를 구강 스캐너로 찍어 STL 데이터로 변환하여(그림 2-27) 3D 프린터로 프린팅을 하면 복제 의치(그림 2-28)가 완성된다. 이 의치를 사용하면 인상채득과 교합채득을 같은 날 실시할 수 있다(그림 2-29, 2-30). 이것을 기공소에 보내면 그 후의 제작 방법은 종래의 방법이든 칼럼 3(105페이지)의 디지털 제작 방법이든 상관없으며 시적 단계를 거치지 않으면 다음 내원 시에는 새 의치가 완성된다. 덧붙여서, 그림 2-30의 인상체로부터 기초·학술 편 제1장 그림 1-23c의 의치가 제작되었다. 구강 스캐너나 3D 프린터가 유상 의치 분야에서도 점점 친근한 도구가 된 것 같다.

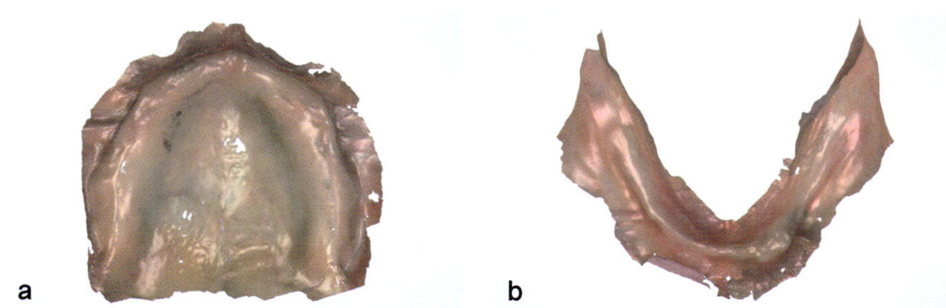

그림 2-26. 구강 스캐너(TRIOS 3, 3 Shape)에 의한 무치악 잔존 치조제의 인상채득. **a:** 상악, **b:** 하악. [사진 제공: 이와테의과대학, Yonezawa Yu(米澤悠)]

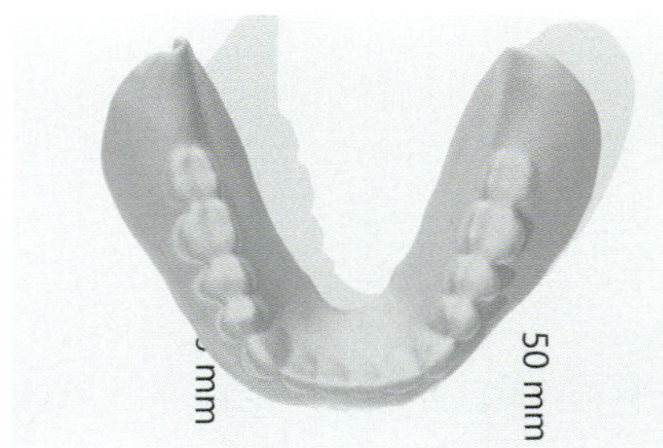

그림 2-27. 사용 중 의치의 STL 형식의 3차원 디지털 데이터.

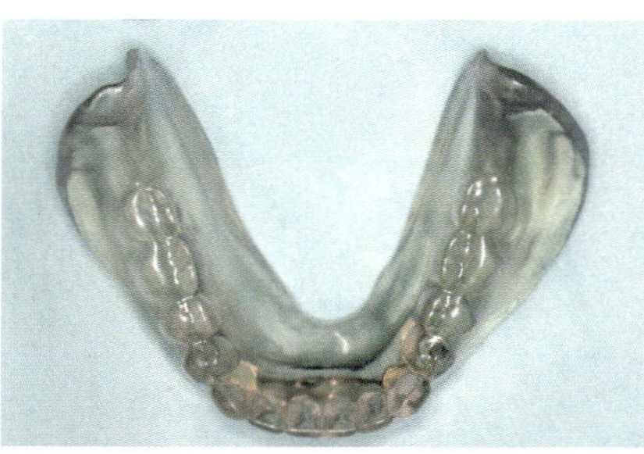

그림 2-28. 3D 프린터로 프린팅을 한 복제 의치.

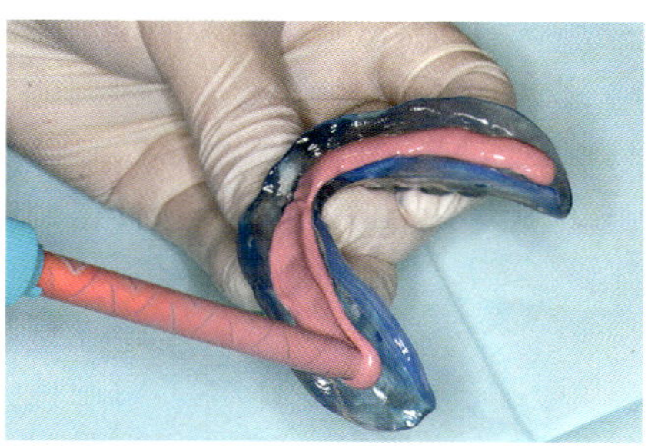

그림 2-29. 복제 의치를 사용한 인상채득.

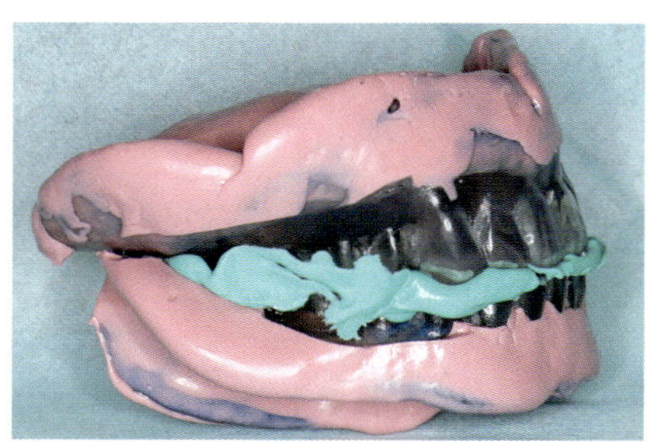

그림 2-30. 상·하악 인상채득 후에 실리콘 재료로 교합채득이 이루어졌다.

'한 단계 상승을 목표로 하기' 위한

전문가 편

C H A P T E R **3**

방문진료에서 활용하는 의치의 지혜

"방문진료의 경우 의치를 어떻게 만들면 좋을까요?"라는 질문을 자주 듣게 되었는데, 앞으로 총의치 치료의 현장이 외래에서 방문으로 이동해 갈 것은 틀림없다. 의치 제작에 필요한 대부분의 진료는 방문으로도 할 수 있지만, 진료 환경이나 시간 등의 문제로 가진 능력을 모두 발휘하지 못할 수 있다. 또한 치과 방문진료의 대상은 요양보호가 필요한 고령자이므로 의치 진료의 시작과 목표 또는 의치 그 자체에 대하여 외래에서 통원하는 고령자와는 다른 배려가 필요하다. 방문진료에서는 저작 및 연하 기능 중에 의치를 받아들이고, 필요한 최소의 노력으로 최대의 효과를 기대할 수 있게 하는 데 주력하면서, 생활에서 식사를 지원할 수 있는 관련 방법이 포인트가 된다. 대도시와 그 외 지방, 외래와 방문 진료에서 필자들이 얻은 경험으로부터 치과 방문진료에서 활용할 수 있는 의치 관련 지혜를 전달한다.

1 방문진료에서 어떻게 의치에 대응할까?

1-1 75세에 좋은 의치를 껴 둔다

향후 의치가 필요한 환자 수가 쉽게 줄지는 않을 것이라 예상되며, 8020(역주: 80세에 20개의 자연치아를 유지하자는 운동) 달성률과 보철 치료의 추계 환자 수를 보면 앞으로 의치가 필요한 환자는 75세 이상의 고령자이므로 치과 진료를 받는 것이 곤란한, 요양보호를 필요로 하는 고령자가 많을 것이라고 예측할 수 있다. 평균수명과 요양보호 기간의 사이를 고려하면 대략 75~80세경이 외래에서 의치를 끼울 마지막 기회가 되며, 거기에서부터 우선은 병원, 시설, 재택 방문의 대응이 될 것이다. 따라서 **75세에 외래에서 좋은 의치를 끼는 것이 장래의 방문진료에서도 중요한 부분이 된다.**

1-2 방문진료에서 접하는 의치의 대부분은 나쁜 의치?

외래로 통원할 수 있는 고령자의 대부분은 의치 주위의 구강 기능이 충분히 뛰어나므로 '나쁜 의치'로도 잘 사용하는 경우도 적지 않다. 요양보호가 필요해지고 구강 기능이 저하되고 나서야 비로소 나쁜 의치인 것이 드러난다. 실제로 필자들의 경험에서도 음식을 먹을 수 없다고 하며 방문하였는데 그 원인이 나쁜 의치였던 경우가 매우 많다(그림 3-1).

1-3 의치가 가능한 것은 치과의사뿐!

치과 방문진료의 내용은 다양하지만, 최종적으로는 의치 치료, 구강 관리, 연하 재활로 정리된다. 이 중 구강 관리와 연하 재활은 타 직종에서도 다룰 수 있지만, 의치 대응은 치과의사만이 할 수 있다. 따라서 의치 전문가를 목표로 하는 치과의사라면 꼭 치과 방문진료에서의 활약을 기대하고 싶다. 그리고 역설적이긴 하지만 **치과 방문진료에서 좋은 의치를 장착하게 되는 '최고의 요령'은 '외래에서 미리 좋은 의치를 껴 두는' 것**이다(그림 3-2).

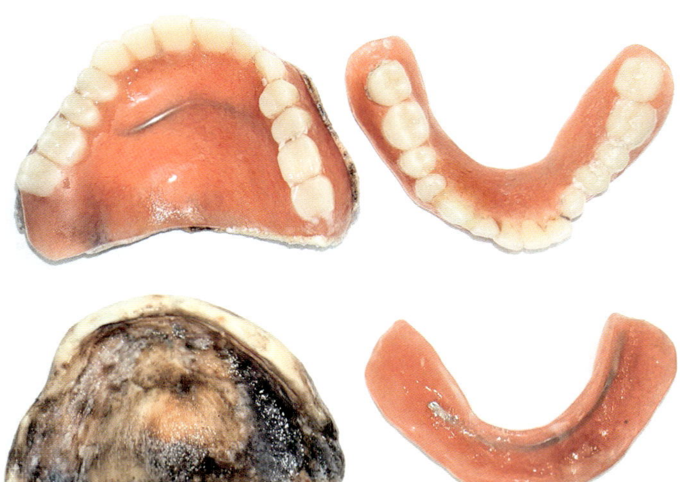

그림 3-1. 방문진료에서 자주 보는 나쁜 의치. 6개월 전에 넘어져 골절 때문에 입원했는데 퇴원 후 식사를 잘할 수 없게 되어 방문진료를 받았다. 전신 상태나 구강 기능 저하에 따라 형태 불량, 적합 불량, 교합관계가 불량한 의치는 사용이 어렵게 된다.

Check!! 생각해보자

1 외래에서의 좋은 의치가 방문진료에서 좋은 의치로 이어진다

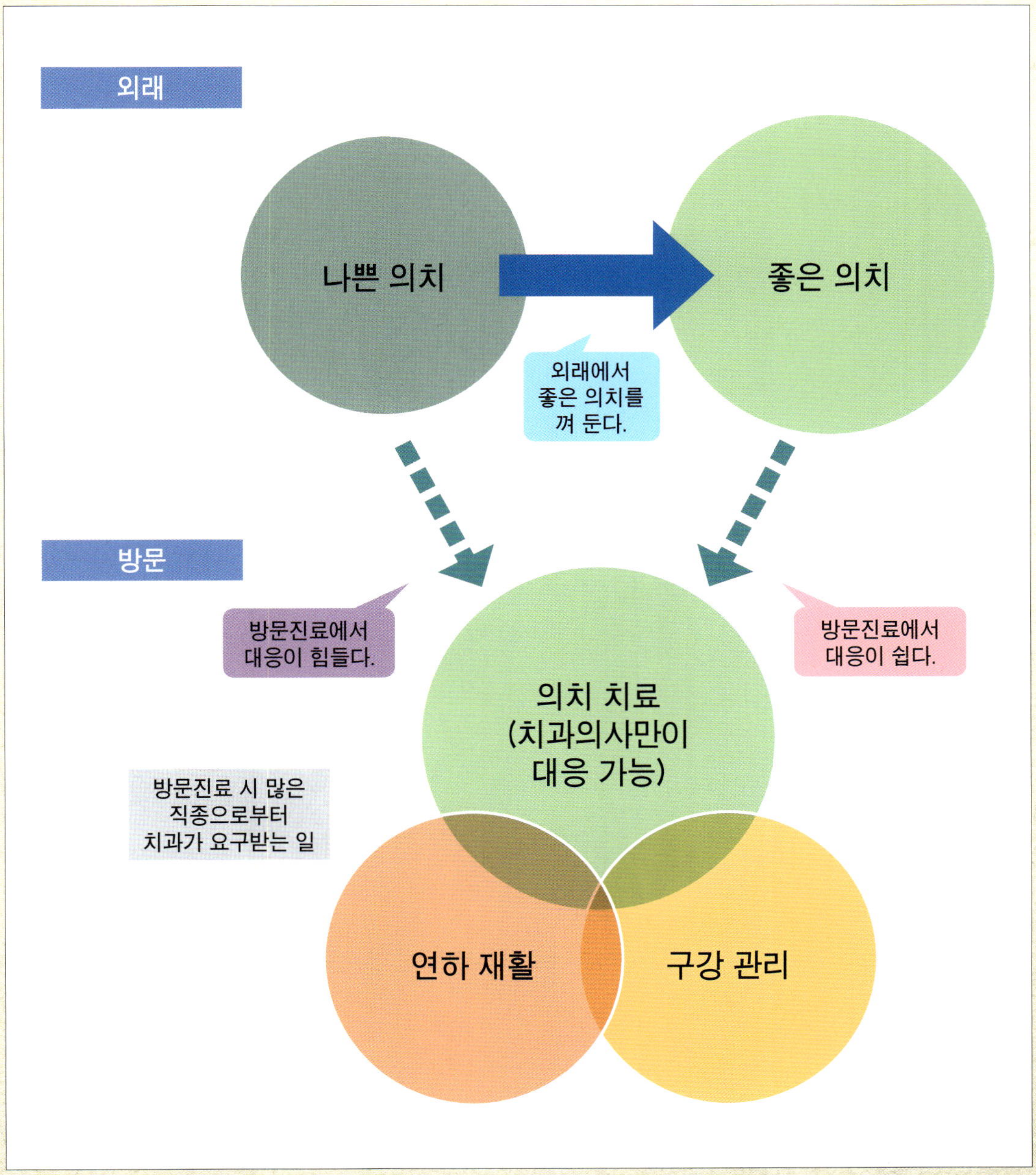

그림 3-2. 방문진료에서 좋은 의치를 장착하는 최고의 요령. 나쁜 의치를 방문진료로 수리, 조정할 때는 의치상을 키우거나 교합면 재형성이 필요한 경우가 많아 손이 매우 많이 간다. 좋은 의치라면 방문진료 시 relining이나 조정만으로 대응할 수 있는 경우가 적지 않다. 외래에서 좋은 의치를 장착해 두는 것이 장래의 방문 대응을 쉽게 만들어 준다.

1-4 방문진료에서 '씹을 수 있다=먹을 수 있다'가 아니다

방문진료에서 전신 상태를 확인했다면 구강의 운동장애와 영양(food style)도 확인한다. 혀나 볼, 입술 등 의치 주위의 구강 운동 기능이 유지되고 있으면 나쁜 의치도 사용할 수 있는 경우가 적지 않다. **'구강 내에서 기능하는 의치인지 아닌지'와 마찬가지로 '의치가 기능하는 구강인지 아닌지'도 반드시 확인해 둔다.**

특히 가장 중요한 것은 혀 운동이다. 1분이라도 대화를 해 보면 혀의 기능 저하를 대부분 파악할 수 있으므로 대화의 명료함, 발음, 속도에 주의한다. 더욱 상세하게 진단하고 싶은 경우는 혀 내밀기를 지시하거나 따라하게 하여, 아랫입술까지 닿는지, 좌·우 차가 있는지를 확인한다(그림 3-3). 구강 운동장애가 나타난 경우는 의치에서 교합이 회복되어도 먹을 수 없는 경우가 있다. 구강 재활의 필요성이나 의치상 형태에 따른 운동장애 발생도 검토한다. 또한 저작 문제뿐만 아니라 연하 문제가 배경인 경우도 적지 않다. 그 경우에는 능력적으로는 씹는 것이 가능해도, 먹기 위해 연식 등으로 음식 형태를 조정하는 것이 필요할 수 있다.

이렇게 방문진료에서는 저작·연하와 혀 운동, 의치와의 관련성을 충분히 이해해 둘 필요가 있다. **외래에서는 '씹을 수 있다=먹을 수 있다'라는 공식이 성립하지만, 방문진료에서는 반드시 성립하지는 않는다.**

구강 운동장애의 진단 검사 항목

혀

가동 영역, 마비	□ 혀를 내밀 때 아랫입술에 닿는가? □ 좌·우 중 한쪽으로의 편위가 없는가?
교치성(agility)	□ '타'나 '카'를 연속으로 말할 때의 발음은 어떤가? □ 대화의 속도 및 명료함은?
음식물 보내기, 근력	□ 혀로 손가락을 되밀 수 있는가? □ 연하 후 혀 위에 음식물 덩어리의 잔류는 없는가?

입술 · 볼

가동 영역, 마비	□ 입술 돌출 · 구각 당김(우-이-발음 시)에 운동 제한이나 좌·우 차는 없는가? □ 대화할 때 숨이 차는가? 볼 부풀리기를 할 수 있는가?
교치성(agility)	□ '파'를 연속으로 말할 때의 발음은 어떤가?
음식물 덩어리 유지, 근력	□ 음식을 먹을 때 입술에서 새 나가는 것은 없는가? □ 운동의 좌·우 차는?

그림 3-3. 요양보호가 필요한 고령자의 의치 형태를 결정할 때는 의치 주위 입술·볼·혀의 운동을 충분히 고려한다.

Rule 12 방문진료에서는 '씹을 수 있다 = 먹을 수 있다' 가 아니다

- 구강의 운동장애가 있으면 의치에서 교합이 회복되어도 먹을 수 없는 경우가 있다.
- 방문진료에서는 '기능하는 의치'인지 뿐만 아니라 환자의 입이 '의치가 기능하는 입'인지를 확인할 필요가 있다.

2 방문진료에서는 저작과 연하를 하나로 파악한다

2-1 저작과 연하는 일련의 운동이다

저작의 최종 목적은 원활한 연하다. 저작의 본질이란 구강에 들어간 음식물을 치아로 자르고 분쇄하여 혀로 침과 섞으면서 음식물 조각을 모아 연하 가능한 음식물 덩어리 상태로 만드는 것이며, 이것을 '식괴 형성'이라고 한다.

사실 이 식괴 형성에서 저작과 연하는 give and take 관계에 있다. **저작에 따른 음식물 덩어리 형성 정도에 따라 연하의 크기가 조정되며 연하 때문에 저작도 조정된다.** 따라서 연하 기능이 제대로 유지되고 있으면 어느 정도 저작 기능 저하를 커버할 수 있다(그림 3-4). 외래에서 씹을 수 없는 의치를 사용해서 음식물을 섭취하고 있는 환자를 자주 만날 수 있는데, 저작 기능 저하로 식괴가 충분히 형성되지 않았지만 무리해서 '꿀꺽' 삼키는 것으로 부족한 저작 기능을 보충하는 것이다.[1]

그러나 방문진료에서 만나게 되는, 요양보호가 필요한 고령자는 연하 기능이 저하되어 있는 경우가 많다. 그 경우, 나쁜 의치로 인한 저작 기능 저하를 연하로 보충할 수 없게 된다. 그 결과 의치가 맞지 않아 먹을 수 없다는 호소로 이어진다. 외래 통원 시에는 의치를 사

Check!! 생각해보자

2 저작과 연하는 give & take

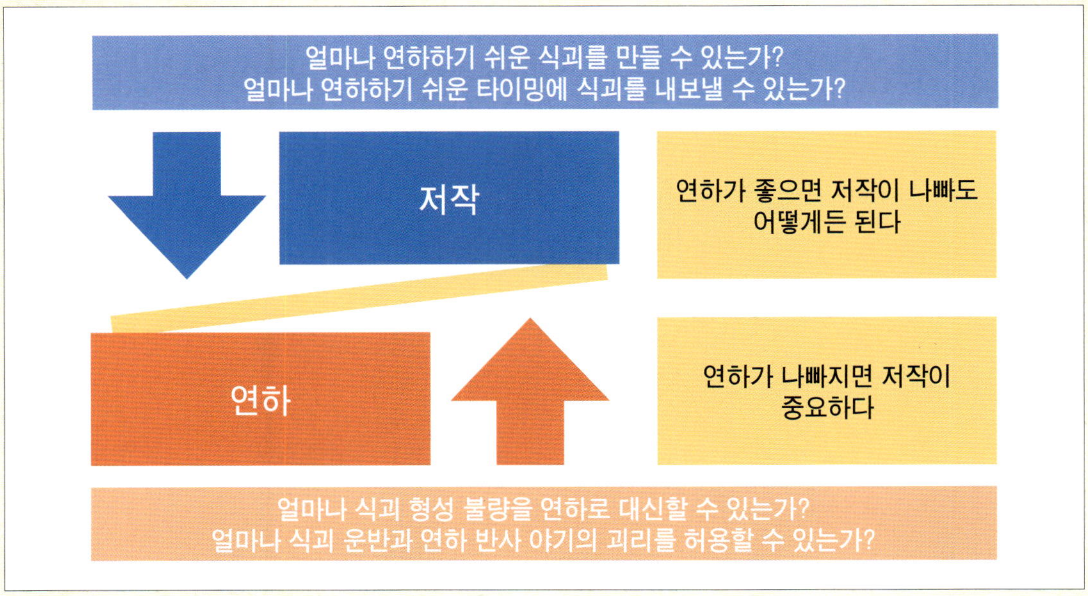

그림 3-4. 구강에서 이루어지는 저작과 인두에서 이루어지는 연하는 일련의 먹는 운동이다. 저작하여 연하하는 운동은 성장하면서 학습한 운동이라는 점도 주의하기 바란다.

용할 수 있었는데 방문진료를 해보니 의치가 맞지 않는다고 하는 것은 흔히 있는 이야기인데, 원래 나쁜 의치에 의한 저작 기능 저하가 존재했지만 그것이 혀 등 의치 주위의 구강의 운동 기능 저하나 연하 기능 저하로 인해 드러났다는 것이다.

방문진료에서 의치나 저작을 다룰 때는 연하 기능을 고려하는 것이 중요하며 그 때문에 저작과 연하는 일련의 먹는 운동으로서 파악해 두어야 한다.

2-2 음식물의 인지: 저작의 필요성은 전치부에서 판단한다

음식물은 구강으로 들어올 때 입술이나 전치로 자르거나 구개와 혀로 으깨는 것으로 식품이 인지되며, '안전하게 연하할 수 있는가?'라는 관점에서 저작의 필요성이 판단된다(그림 3-5). 저작이 불필요하다고 판단되면 혀와 구개로 으깨져 식괴 형성이 이루어지고, 식괴는 인두로 보내져 연하된다. 한편 저작이 필요하다고 판단된 경우에는 혀가 구치로 음식물을 보내면서 저작이 시작된다.

2-3 저작과 식괴 형성: 의치로 구강 내의 식괴 조절을 개선한다

으깸이나 저작으로 식괴 형성을 할 때는 혀나 볼로 음식물을 적절하게 조작할 필요가 있다. 그러나 의치가 없으면 이 조작이 어려워지며 음식물이 도망가 버려 구강 내에서 흩어지기 쉬워진다. 의치에 의해 해부학적 구조를 회복하는 것으로, **구강이라는 넓은 하나의 공간을 협·순측과 설측의 2개의 공간으로 나눌 수 있다.** 또한 구강 환경의 정비로 혀·볼·하악의 운동이 정리되어 구강 내에서의 음식물 조작이 개선된다(그림 3-6).

저작 중에 혀는 볼과 함께 음식물을 상·하악 구치 사이의 교합면에 두고, 하악 운동으로 분쇄하게 한다. 분쇄되어 협·설측 구강 전정으로 떨어진 음식물 조각들을 혀가 모아서 침과 혼합해 반죽하여 식괴로 만들어 교합면 위로 다시 올린다. 이것을 반복함에 따라 설측에서 식괴 형성이 증가하며[2] 연하 가능한 식괴를 혀가 인두로 옮긴다(그림 3-7).

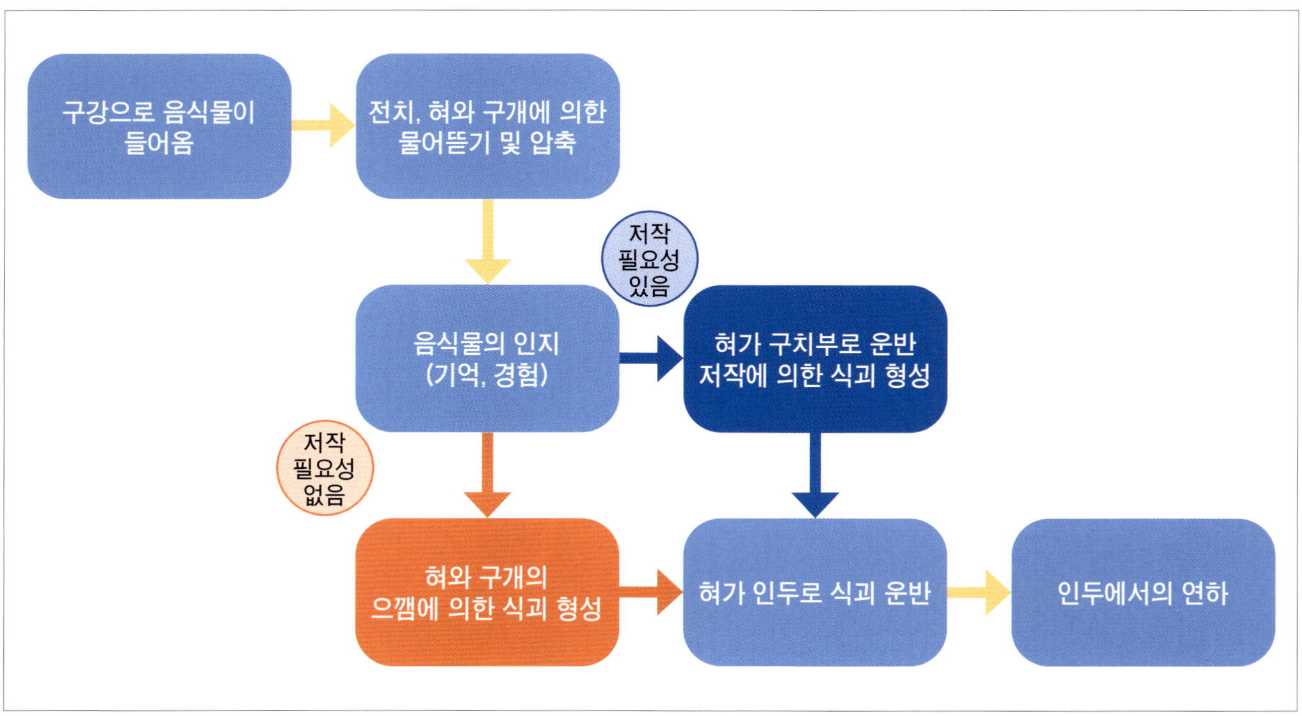

그림 3-5. 음식물 인지에 따른 저작 필요성의 판단. 전치나 입술에 의해 구강으로 들어오는 것이나 기억, 경험 등의 인지 기능이 관여하고 있다. 따라서 인지 기능 저하도 주의해야 한다.

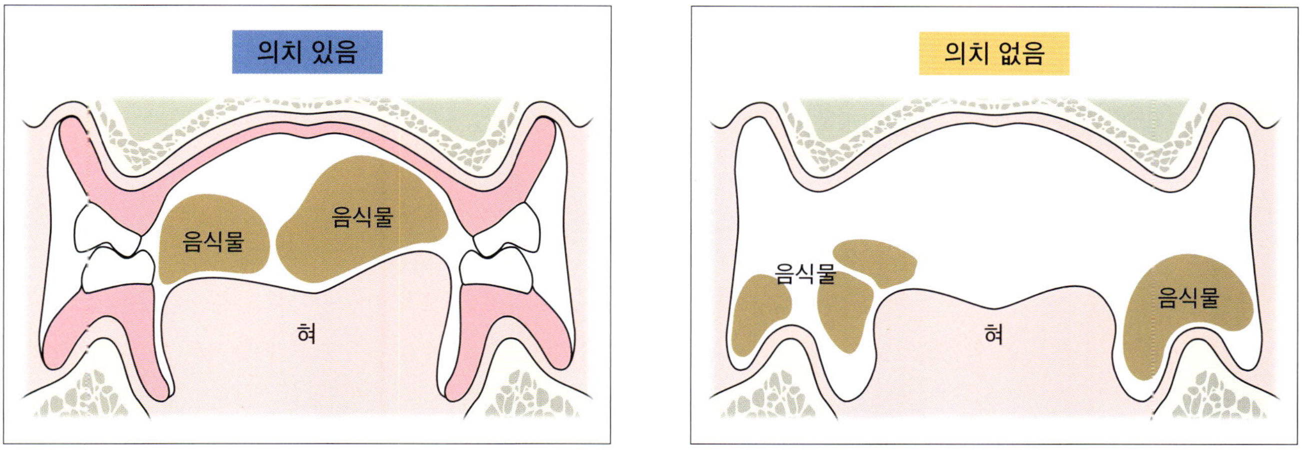

그림 3-6. 의치에 따른 구강 환경 회복과 음식물의 조작. 의치로 혀나 볼의 운동에 대한 '벽'이 생기므로 음식물을 조작하기 쉬워진다. 떡방아의 절구를 떠올려 보자. 절구(의치)가 있어야 손(혀)으로 떡을 반죽하기 쉽다.

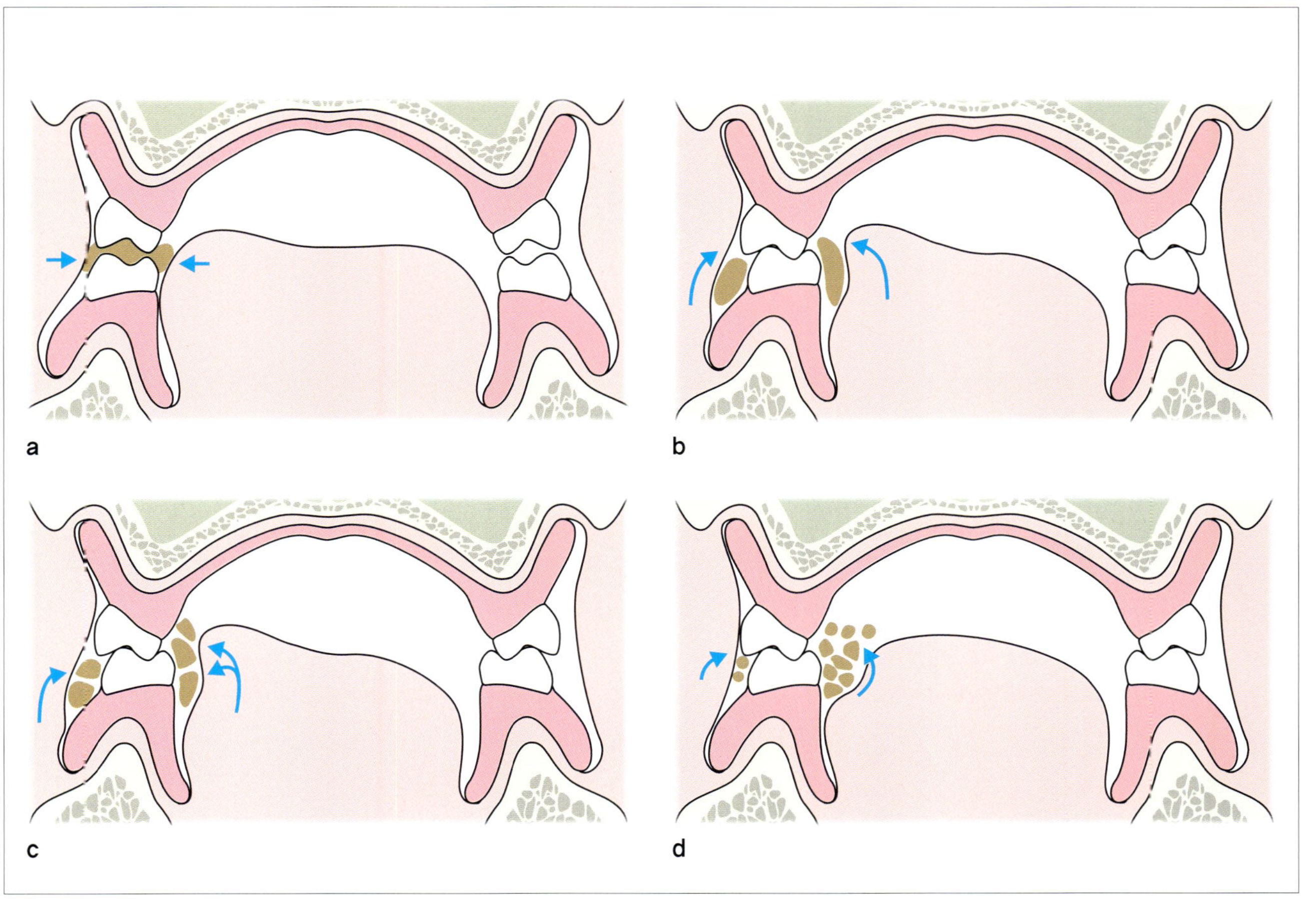

그림 3-7. 저작 시 혀 운동과 식괴 형성. **a:** 구치부로 옮겨진 음식물은 볼과 혀에 의해 교합면 위에 유지되며, 하악 운동에 따른 상·하 인공치 접촉으로 분쇄된다. **b:** 협측과 설측의 구강전정으로 떨어진 음식물 덩어리를 볼과 혀가 들어올려 교합면에 다시 올린다. **c:** 이것이 반복되면 음식물은 작은 조각이 되면서 침과 섞여 연하하기 쉬운 식괴가 되어 간다. **d:** 저작 후반이 되면 설측의 식괴량이 늘어나며, 연하 가능해진 식괴는 차례로 혀에 의해 인두로 옮겨진다. 혀는 저작 중에 매우 바쁘게 작용한다는 것을 알 수 있다.

이처럼 저작 동안 혀는 매우 바쁘다. 의치가 불안정하면 의치의 동요를 막기 위해 혀가 여분의 운동을 강요당해서 저작에 집중할 수 없다. 그렇다면 안전하게 연하하기 쉬운 음식물 덩어리란 어떤 것일까? 말을 바꾸면, 어느 정도 저작되어 있다면 좋은 것일까?

사실, 음식을 잘게 으깨는 작업인 분쇄는 식괴 형성을 위해서라면 어느 정도까지만 하면 된다. 쉽게 변형 가능한 정도로 작고 부드럽게 만들어져서 혀에 의해 침과 섞여 흩어지지 않고 모여 있게 하는 것이 잘게 분쇄하는 것보다 더 중요하다.[3] 잘게 썬 음식이 연하되기 어렵다는 것을 떠올려 보라. 분쇄는 적당히 해도 괜찮으며, 연하를 위한 필요조건이 아니라 충분조건이다(그림 3-8). 의치의 역할로는 음식 분쇄 도구라는 것보다 음식 덩어리 형성을 위한 장소를 정비하는 도구로서의 역할 쪽이 더 중요한 것이다.

그렇지만 분쇄 역시 맛있게 먹기 위해 중요한 요소이다. 사람은 저작을 통해 음식을 잘게 분쇄하여 음식 조각들을 침과 화학반응시킴으로써 냄새나 맛을 느낀다. 잘게 썬 음식이나 유동식에 향기도 맛도 없다는 것은 모두 잘 알고 있을 것이다. 식사는 인생의 최후까지 남는 즐거움이다. 맛있게 먹으려면 저작에 의한 분쇄가 중요하다.

Check!! 생각해보자

3 연하하기 쉬운 식괴의 조건이란

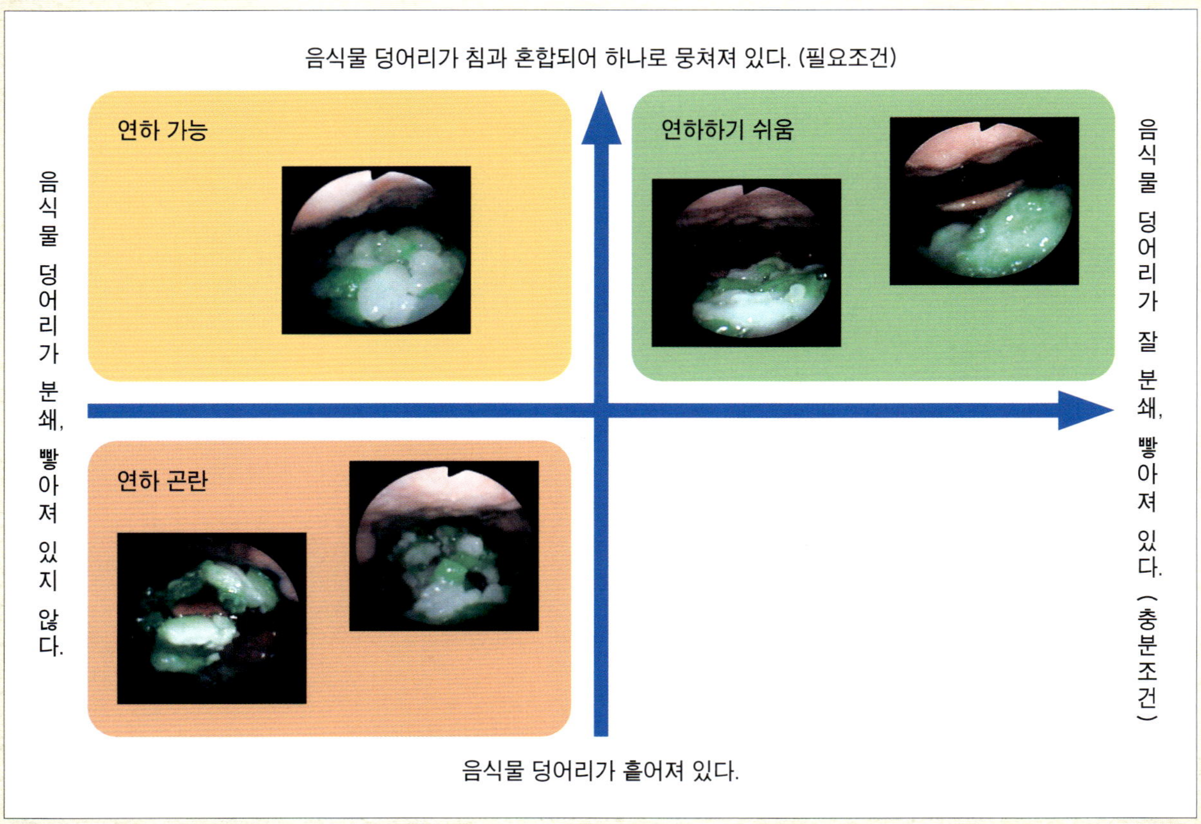

그림 3-8. 저작의 최종 목표는 연하하기 쉬운 식괴 형성이다. 연하를 위해서는 음식물 덩어리가 침과 섞여서 한 덩어리가 되어 있는 것이 중요하다. 음식물을 잘게 분쇄하는 것이 필수는 아니다.[3] '수프는 (모든 재료가 갈려 있으므로) 음료수'라는 표현이 있다는데 맞는 말이다.

2-4 연하: 연하 시에 혀는 의치를 anchor로 이용한다

으깸이나 저작으로 연하 가능한 상태까지 만들어진 음식물 덩어리는 구강으로부터 인두로 수의적으로 운반되어(구강기) 반사에 따라 인두에서 연하되는데(인두기) 이때 음식물 덩어리 운반의 중심도 혀다.

혀가 음식물 덩어리를 구강에서 인두로 옮길 때에는 혀끝이 전치부의 설측이나 구개 전방부에 접촉하여 설측연이 구치부의 설측이나 구개 측방부에 접촉함으로써 설측에 폐쇄된 공간을 만든다. 이때 의치와 혀의 접촉이 연하 시 혀 운동의 anchor가 되어 혀가 앞에서 뒤로 순차적으로 접촉한다. 이 혀의 운동으로 압력이 발생하여 음식물 덩어리가 구강에서 인두로 눌려 나온다. 이때 타이밍 맞게 설골을 올려서 후두를 앞 위쪽으로 당겨 올리면 음식물 덩어리가 통과하는 공간이 인두에 만들어지고, 설근과 인두 후벽에 의한 연하압으로 음식물 덩어리가 인두의 식도 입구부를 통과한다.

의치가 없으면 전치부나 구치부의 치열이 없으므로, 이 연하 시 anchor가 되는 혀 접촉을 얻을 수 없다.[4,5] 따라서 혀가 상·하 잔존 치조제 사이로 돌출하는 등 혀에(입술이나 하악에도) 보상성 운동을 요구하게 된다(그림 3-9). 그리고 설골상근군은 하악과 설골을 연결하고 있어 설골을 거상시키기 위해서는 하악을 고정할 필요가 있다. 의치가 없으면 연하 시 하악 고정을 얻기 어려우므로 혀를 상·하악 잔존 치조제에 끼워 고정하고, 더욱 하악을 앞 위쪽으로 운동시키는 등의 보상성 운동이 필요해진다.[6]

이처럼 의치 장착은 구강기에서의 설구개 접촉과 인두기에서의 교합 지지를 통해 연하 시의 혀 접촉과 설골 상승을 돕는다. 그리고 의치가 없으면 식사를 할 때 구강에서 음식물 덩어리를 지키고 있을 수 없어 뿔뿔이 흩어져 인두로 옮겨져, 기관이 있는 하인두까지 음식물 덩어리가 침입한다고 알려져 있다.[7] **의치에 의한 구강 환경의 정비가 연하에도 직접적으로 도움이 되고 있는 것이다.**

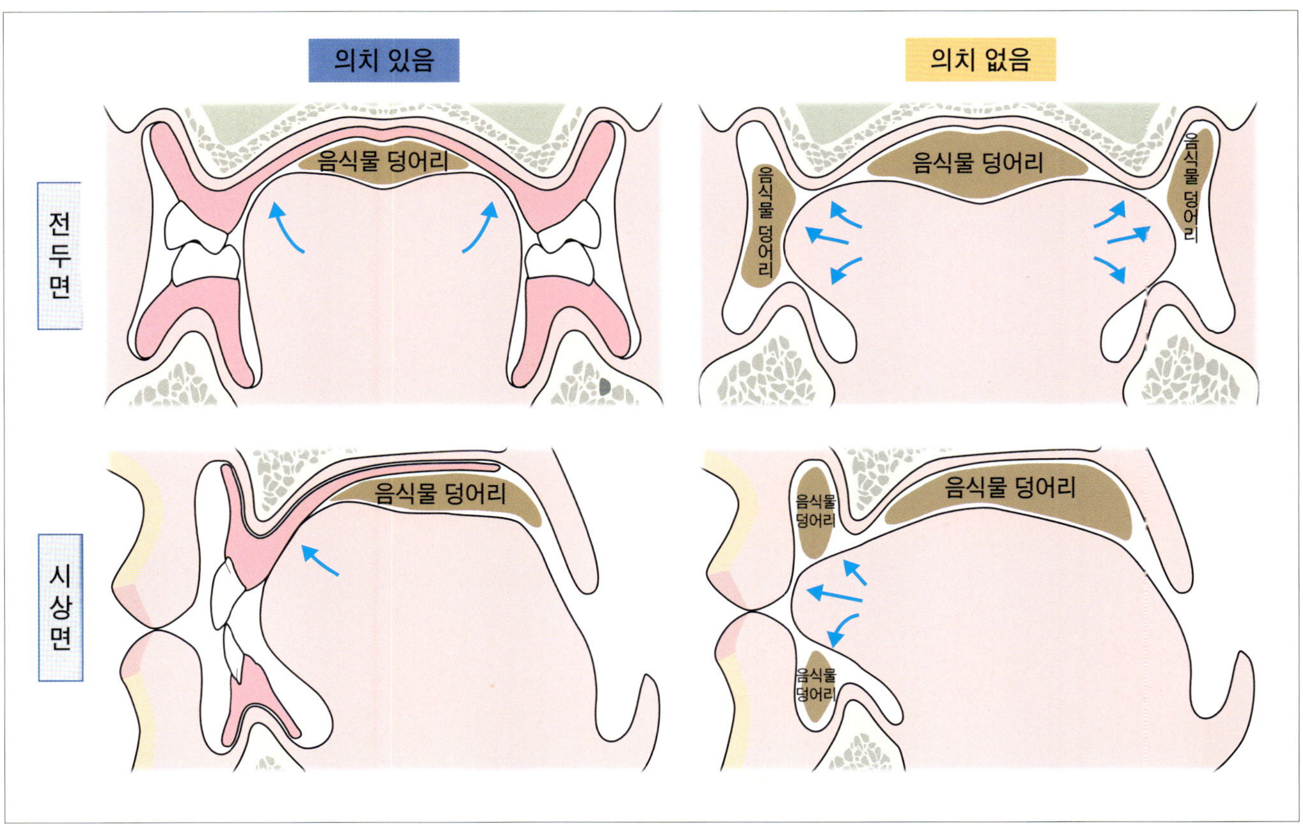

그림 3-9. 의치에 의한 구강 환경 회복과 연하 시의 혀 접촉. 연하 시에 혀는 구개의 앞과 옆에 접촉하여 폐쇄계를 만들어 음식물을 보낸다. 의치가 있으면 이 폐쇄계를 만들기 쉽지만, 의치가 없으면 혀가 나머지 작용을 해야 한다.

2-5 방문진료에서 너무 높은 교합고경은 절대 안 된다

구강 환경을 정비하는 관점에서 연하에서 가장 문제가 되는 의치는 '너무 높은 교합고경'이다. 외래에서 진찰하는 고령자에서의 혀 기능 저하는, 보통은 예비력 저하의 범위에 들어오거나 연하로 보상할 수 있는 경우가 많다. 그러나 방문진료에서 만나는 요양보호가 필요한 고령자는 혀 기능 저하나 연하장애를 가지고 있는 경우가 많다. 따라서 치열의 위치가 적정해도 교합고경이 높으면 혀와 구개의 접촉이 불량해지며 저작 연하 시에 혀를 구개로 적절하게 접촉시키는 것이 불가능하다. 따라서 음식물 덩어리를 잘 조작하지 못해 연하압이 발생하기 어려워졌다거나 인두로 원활하게 운반할 수 없어 구강에 음식물 덩어리가 남는다.

방문진료에서 교합고경을 결정할 때는 우선 환자가 적절하다고 느끼는 교합고경 영역의 가장 낮은 곳을 목표로 하는 것이 좋다. 단, 교합고경을 내리는 데에도 한계가 있다. 교합고경 영역을 넘겨 교합고경을 내리면 하악이 앞으로 기울어진다. 또한 그로 인해 교합평면이 너무 내려가면 구치부 교합면 위에서 갈거나 찧는 것이 원활하게 될 수 없다. 앞서 이야기한 것처럼(필수 편 제2장, 그림 2-27) 상·하악 의치 후연(후구치삼각융기 부위)에서의 접촉으로부터 교합고경이 너무 낮지 않은지 판단하기 바란다(그림 3-10).

2-6 내릴 수 없으면 더한다

따라서 '내릴 수 없으면 더한다'라는 것이다. 교합고경을 내려도 혀 기능이 저하하여 상대적으로 구개가 높아져 있는 경우, 의치상 구개부의 두께를 더해 구개를 아래로 유사하게 낮추는 것으로 연하 시 구개의 혀 접촉을 회복할 수 있다(그림 3-11~3-13). 이것을 혀 접촉 보조의치(PAP: palatal augmentation prosthesis)라고 한다. PAP의 제작에는 연하 기능에 관한 지식이 필요해지지만, 앞에서 이야기한 것처럼 의치 치료의 결과는 식사다. 따라서 연하를 지원하는 의치라는 관점에서 '혀 기능 저하가 있는지', '연하 시의 혀 접촉이 되고 있는지' 그 판단만이라도 실시하기 바란다. 그러기 위해서는 적합 시험재를 사용한 palatogram이 간단하다(그림 3-14).

구개에 적합 시험재를 도포하여 기능 운동 시의 혀 접촉을 진찰하는 palatogram은, 원래 발음 시 혀 접촉 진단검사에서 사용되어 온 방법이지만, 연하 시 혀 접촉 확인에도 유용하다. 방문진료에서 혀 기능 저하를 가지는 고령자에서 의치를 장착하는 경우에는 사용 의치의 진단검사를 할 때나 새 의치의 교합채득, 시적 시에 palatogram을 실시하여 연하 시 혀 접촉을 반드시 확인하기 바란다. 또한 필요에 따라 PAP 적용도 검토하기 바란다(그림 3-15).

좋은 의치라면 교합고경을 내리는 데 한계가 있다

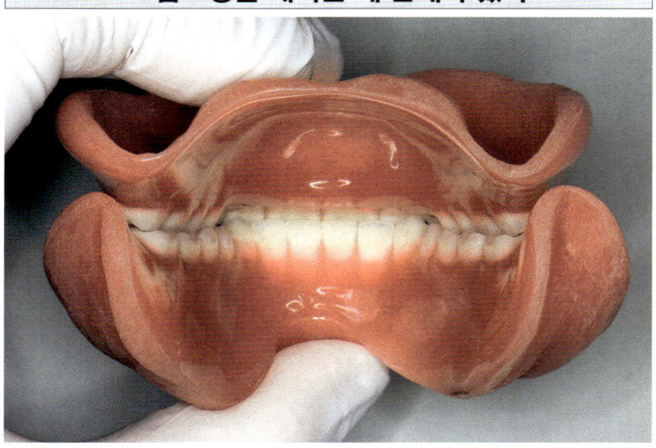

나쁜 의치라면 교합고경을 내릴 수 있지만 그것은 주객전도

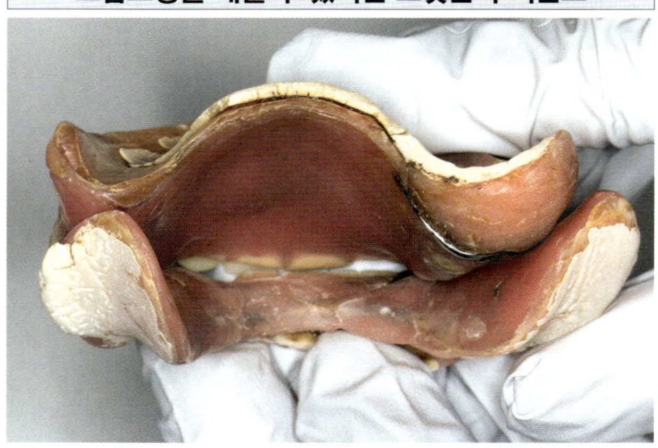

그림 3-10. 교합고경을 내리는 한계. 좋은 의치의 하악 의치 후연은 후구치삼각융기의 1/2~2/3로 설정되어 있으므로 교합고경을 내리면 해부학적으로 연속되는 상악 의치의 익돌하악 주름 부분과 접촉한다. 의치 후연이 짧은 나쁜 의치라면 더욱 교합고경을 낮출 수 있지만, 의치가 안정되지 않아 오히려 저작·연하 중에 혀가 나머지 운동을 강요당하게 된다.

단, '혀 접촉이 되지 않는다=PAP'라는 것은 어리석은 이분법적 사고다. **어디까지나 PAP는 연하 시 혀 기능 저하 확인을 위한 방법 중 하나**이며 다른 보상법도 포함하여 종합적인 대응이 필요하다. 대응하기 어려운 경우는 일본 노년치과의학회의 섭식기능요법 전문 치과의사 등 전문의의 지원을 의뢰한다.

연하 시의 혀 접촉

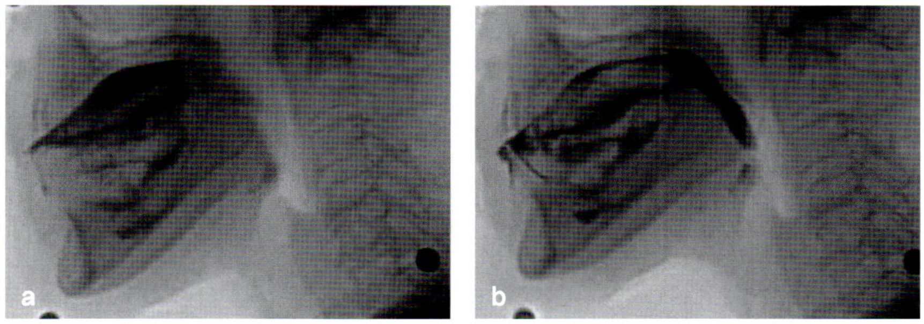

그림 3-11. 연하 시에 혀는 앞과 옆을 구개에 접촉시켜(a) 앞쪽에서 뒤쪽으로 설첨과 설근이 차례로 접촉해서(b) 구강에 가둬 두었던 음식물 덩어리를 인두로 보낸다.

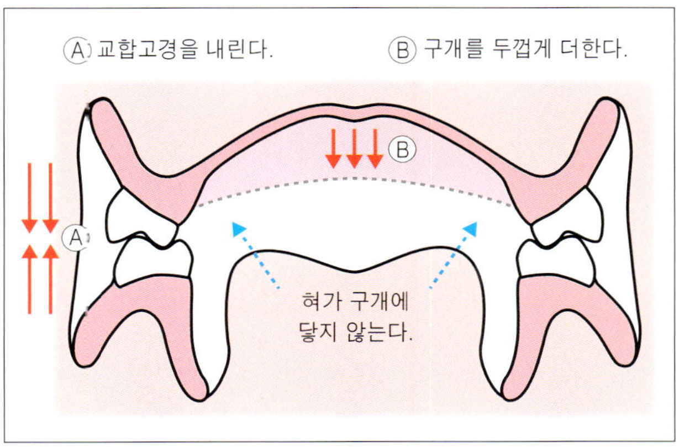

그림 3-12. 내릴 수 없으면 더한다. 연하에 필요한 혀의 구개접촉을 쉽게 얻기 위해서는 다음 두 가지 방법이 있다. Ⓐ: 교합고경을 내려 절대적인 설구개 간 거리를 짧게 한다. Ⓑ: 구개의 위치를 내려 상대적인 설구개 간 거리를 짧게 한다.

구개에 혀 접촉하기 쉬운 의치

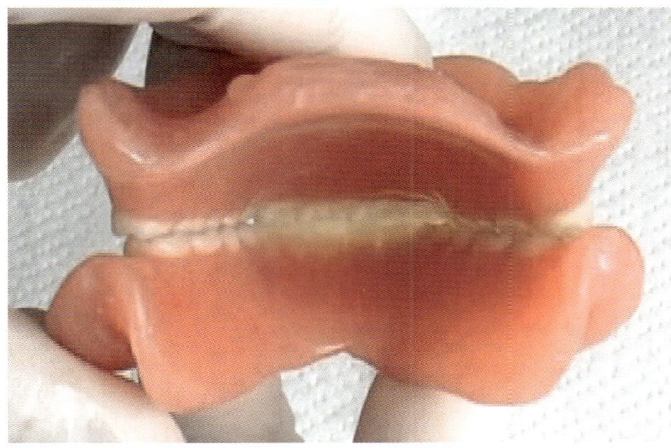

그림 3-13. 뇌졸중 후유증으로 혀 기능 저하를 나타낸 환자의 의치. 교합고경은 재활에 의한 미래의 저작 회복을 고려하여 교합고경 영역의 가장 낮은 부분으로 결정하여 구개를 두껍게 해서 연하 시 혀 접촉을 확보했다.

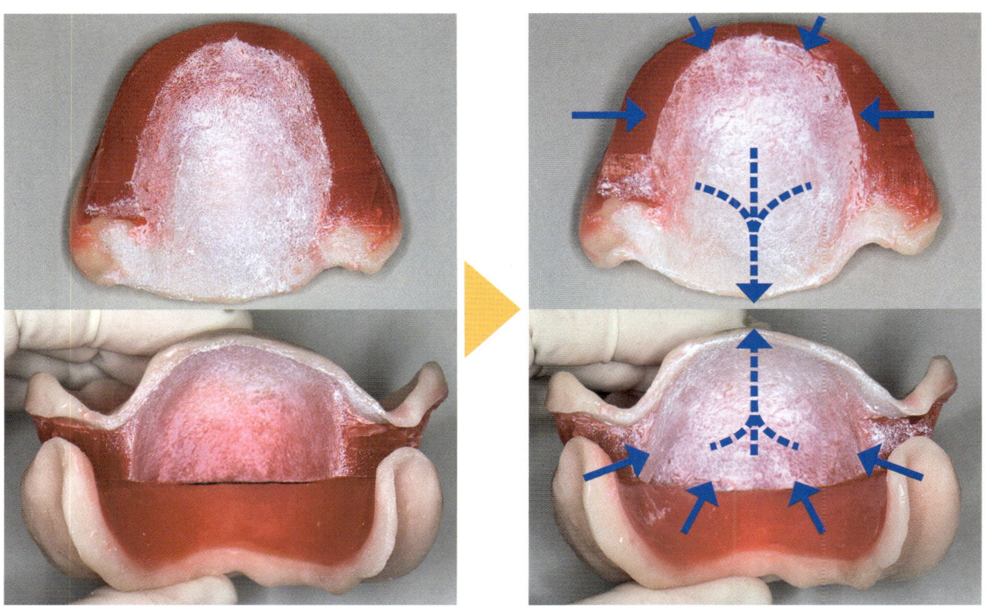

그림 3-14. Palatogram. 페이스트 타입의 적합 시험재를 구개부에 도포하여 타액 연하를 지시하여 앞과 옆에 설첨 및 설측연이 접촉하고 있는 양상(화살표)을 검사한다. 연하를 잘할 수 없는 환자에서는 연하 기능을 고려하여 매우 소량의 물이나 끈적한 액체, 음식물을 사용하는 일도 있다. 연하 대신에 '타'나 '카' 발음으로 혀 접촉을 진단검사하는 경우도 있다.

임상 테크닉 PAP의 제작 방법

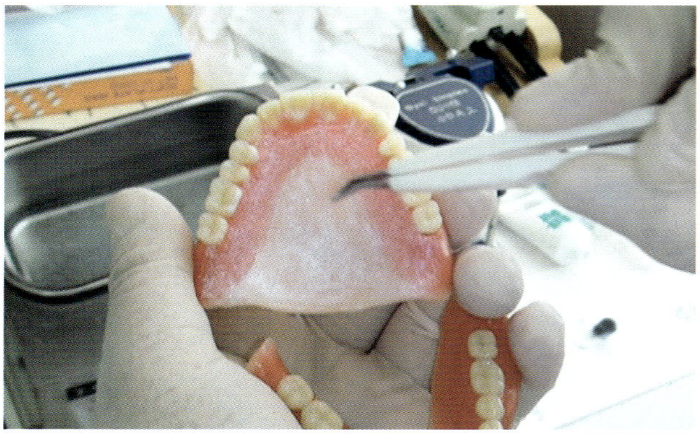

그림 3-15a. 교합고경이 교합고경 영역의 가장 낮은 부분인 것을 확인한 후 적합시험재를 구개 연마면에 도포하여 연하시킨다. 전방부와 측방부는 혀 접촉이 약간 헐거운 것을 알 수 있다. 연하가 쉽게 되는지 환자에게 물어 주관적으로 평가하는 것도 좋다.

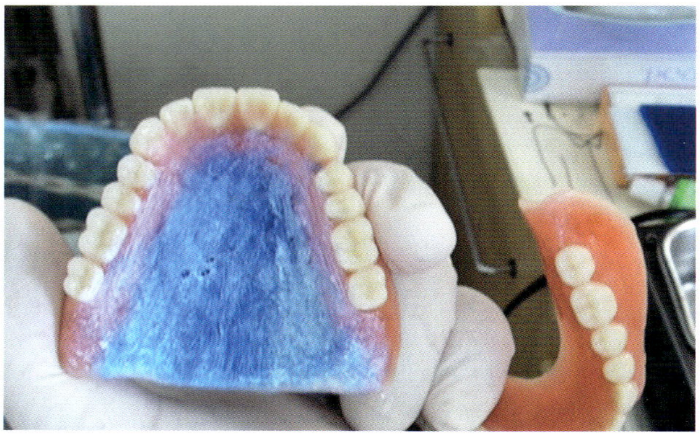

그림 3-15b. 연화한 소프트 왁스를 구개부에 축성하여 연하시켜, 연하 시 혀 운동에 적합한 형태를 구개부에 재현한다. 연하의 강도나 방법에 따라 얻게 되는 형태가 다르므로, 시행을 반복하여 운동을 고려하면서 형태를 형성해 나간다.

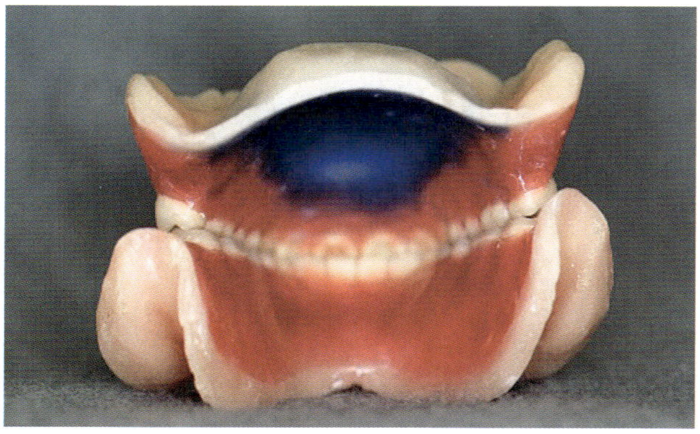

그림 3-15c. 상악 의치의 구개부에 PAP를 부여한 총의치. 연하 시에 혀가 구개 앞쪽과 옆쪽에 접촉하여 음식물 덩어리를 보내는 운동을 지원하는 형태와, 보철학적으로 뛰어난 형태(위화감의 원인이 되는 것 같은 단차가 없는 등)를 양립시킨다.

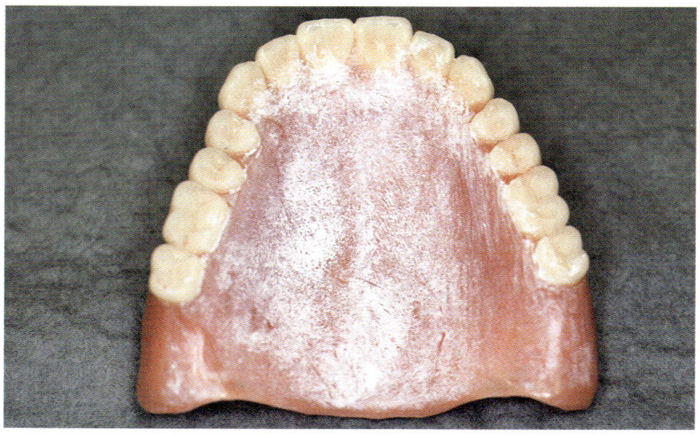

그림 3-15d. 완성된 상악 의치. 구개 전체에 혀가 접촉할 필요는 없다. 연하 시 혀가 음식물 덩어리를 보내기 위한 anchor가 되도록, 한가운데에 음식물 덩어리가 통과할 수 있는 통로 형태를 부여한다. 환자의 감각도 중요하다.

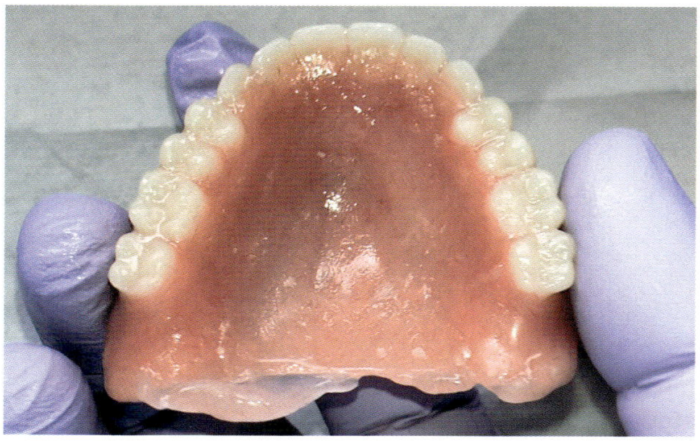

그림 3-15e. 소프트 왁스를 사용하지 않고 일반적인 방법으로 제작 후 티슈 컨디셔너를 축성하여 형태를 부여하는 방법도 있다. 재활에 의한 혀 기능의 변화가 기대되는 등의 이유로 경과를 관찰하고 싶은 경우에 편리하다.

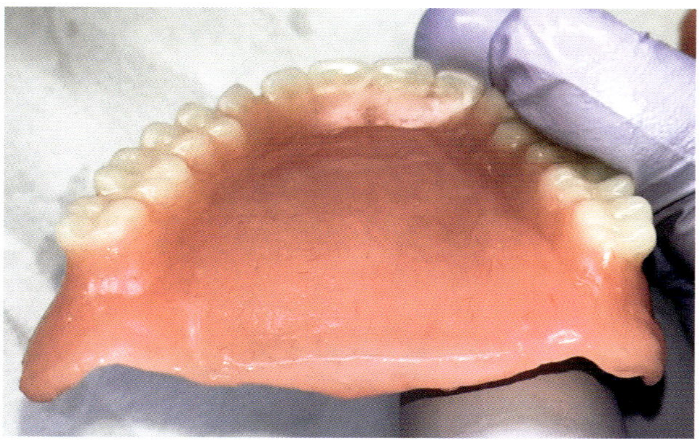

그림 3-15f. 티슈 컨디셔너에 의한 형태 형성 후 모습. 한 번의 축성으로 얻은 형태를 그대로 믿는 것이 아니라 축성과 삭제를 반복하면서 연하 시 혀 접촉에 적합한 형태를 술자와 환자가 결정해 나간다.

C H A P T E R 3

3 방문진료에서 의치 제작의 포인트

3-1 나쁜 의치는 조금씩 바꾼다 (그림 3-16)

방문진료로 진료하는 요양보호 상태의 고령자는 인지 기능이 저하되어 있는 경우가 많다. 의치가 구강에서 기능하기 위해서는 새 의치의 형태나 교합에 환자가 적응할 필요가 있다. 보통, 적응에는 1~4주가 필요한데, 고령이 될수록 적응 능력은 저하되며 인지 기능 저하는 그것을 악화시킨다. 적응 능력의 저하가 의심되는 경우에는 copy denture를 **제작하여 그것을 개조하면서 좋은 의치로 형태와 교합을 단계적으로 가깝게 하는 것도 좋다.**

구체적으로는 구개가 짧은 의치라면 수 mm씩 뒤쪽으로 늘여 가는 대응이 좋다. 이때 사용 의치가 나쁜 의치였다 해도 환자가 사용 중이라면 섣불리 바꾸지 않는 것이 좋다(특히 교합). 나쁜 의치는 나쁜 의치 나름대로의 식사법으로 사용되는 경우도 많으며, 좋아질 것이라고 생각하여 바꿨는데 반대로 먹을 수 없게 되는 경우도 있으므로 주의가 필요하다.

매끈한 교합면이나 덜컹거리는 적합에서도 하악 운동을 변화시키거나, 한 입 먹을 때마다 혀로 누르면서 시간을 들여 먹거나 한다. 따라서 조금이라도 의문이 드는 경우에는 평소의 식사 장면을 관찰하여 입술·볼·혀·하악의 움직임에 주목하면서 어떻게 나쁜 의치를 사용하고 있는지 평가하는 것으로 **'의치에 손댈 곳이 있는지', '새 의치에 대한 적응 능력이 있는지'를 검토한다.**

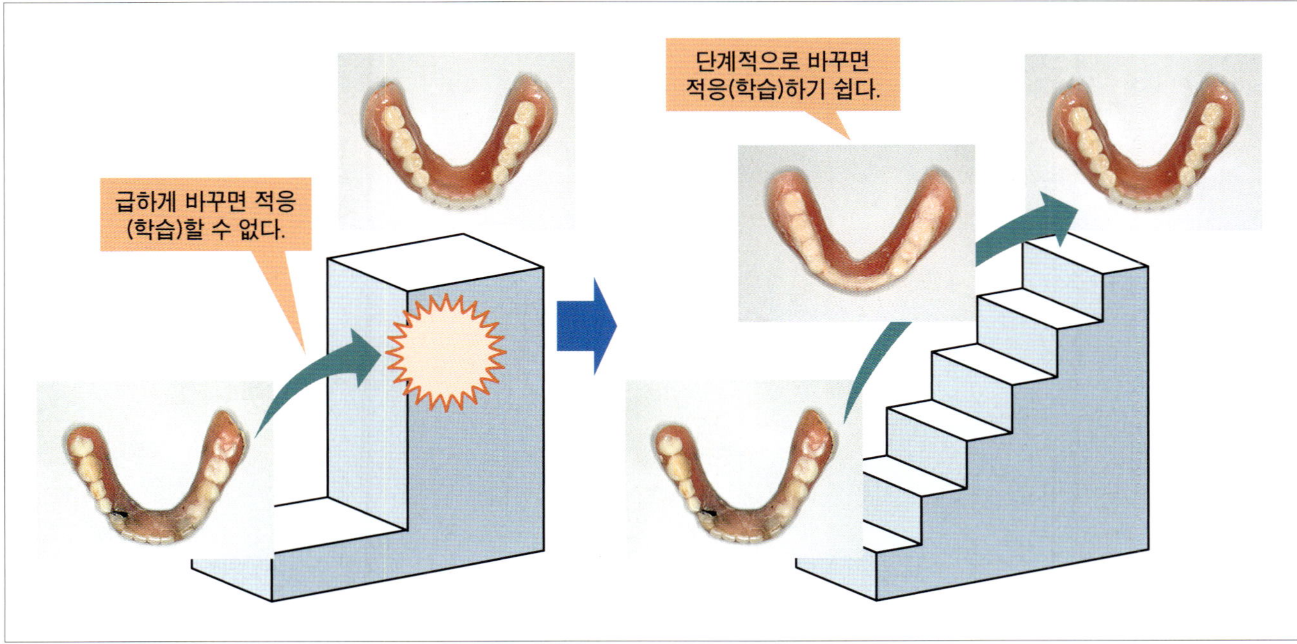

그림 3-16. 나쁜 의치를 조금씩 좋은 의치로 바꾼다. 예를 들어, 적합과 의치상 형태의 불량이 나타난 경우는 우선 티슈 컨디셔너로 적합을 개선한다. 다음은 연장한 의치상 변연의 티슈 컨디셔너를 연마면 측으로부터 상온 중합레진으로 보강한다. 이것을 반복하면서 조금씩 형태를 좋은 의치에 가깝게 해 나가는 것으로 환자는 재학습하기 쉬워지며, 또한 술자도 최종 목표가 되는 새 의치의 형태나 교합에 참고로 삼을 뿐만 아니라 학습 능력 판단에 이용할 수 있다.

3-2 인상법은 무엇이든 좋다 (그림 3-17)

요양보호가 필요한 고령자는 근압 형성 시 술자의 지시에 따를 수 없는 경우가 많으며, 겨우 따라 하는 정도인 경우도 적지 않다. 따라서 방문진료에서는 처음부터 의치 형태 결정은 술자가 결정할 수밖에 없다고 각오해 둔다. 근압 형성도 필요한 부분만 실시하는 것이 좋고 컴파운드의 종류도 무엇이나 좋다. 개인 트레이 형태가 좋다면 그것만 사용해서 인상하면 되고, 알지네이트 적층 2회법, 실리콘 적층 2회법도 좋다. **본질은 '어떤 인상법을 사용할 것인가?'가 아니라 '좋은 교합관계를 줄 수 있는 좋은 의치의 형태가 인상으로 재현되고 있다'는 것이다.**

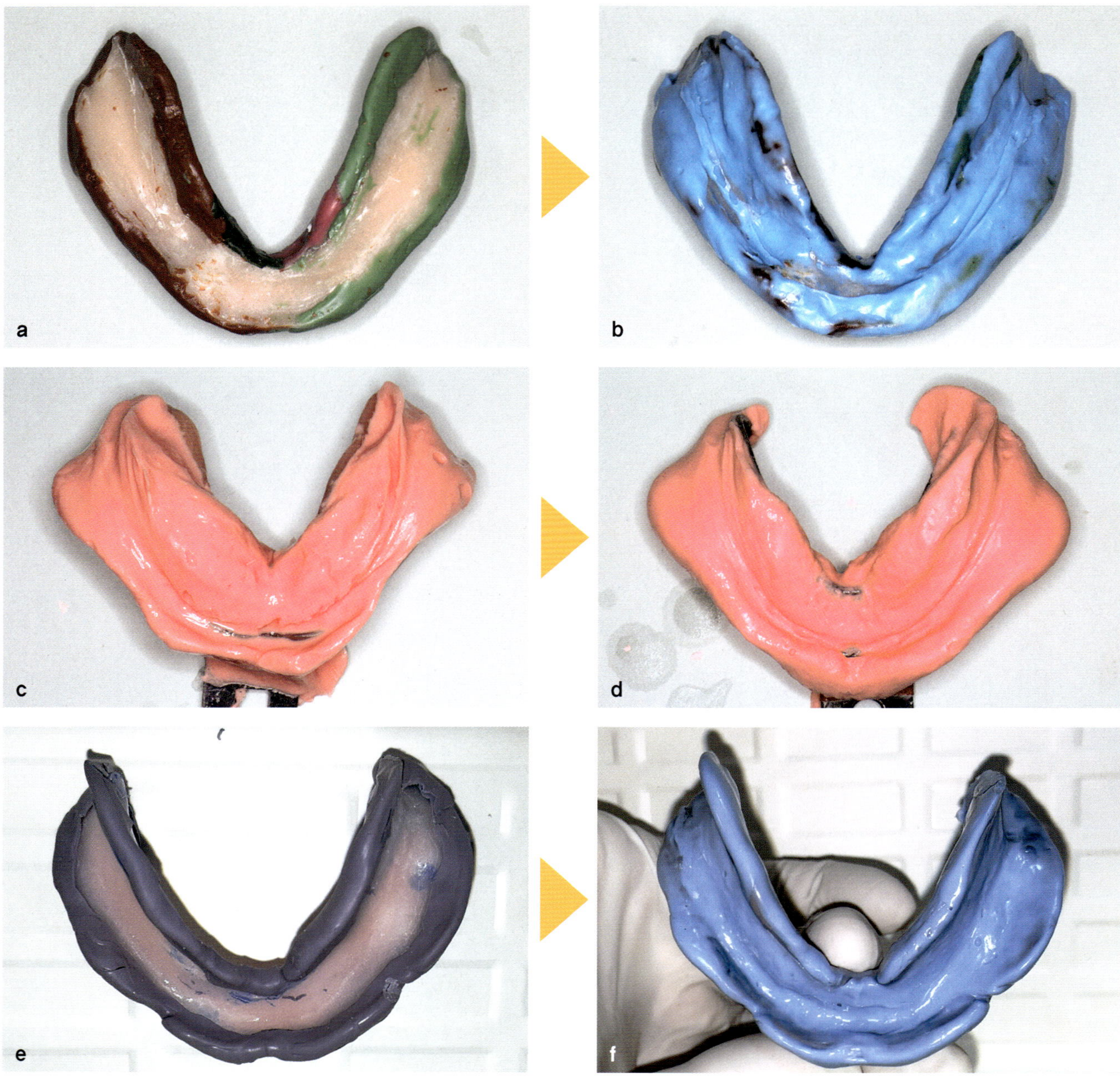

그림 3-17. 인상법은 무엇이든 좋다. 방문진료에서도 컴파운드는 필요한 부분만 부여하는 것이 좋으며, 사용하는 컴파운드도 좋아하는 것으로 하면 된다(**a**,**b**). 소독을 고려하면 실리콘이 편하다. 구강 내에서의 경화를 기다릴 수 없는 환자라면 알지네이트 적층 2회법도 좋다(**c**,**d**). 단, '형태가 좋은 인상=정밀도가 좋은 인상'은 아니라는 것에 주의하기 바란다. 의치 전문가라면 실리콘 적층 2회법이 방문진료에서 사용하기에 매우 좋다. 협측과 설측 각각에서 한쪽씩 보더 몰드 타입의 실리콘을 개인 트레이에 첨가한다. 부족한 부분은 다시 첨가하고 또 너무 긴 부분은 삭제하여 워시 인상한다(**e**,**f**). 중요한 것은 '어떠한 인상재를 사용하는지'가 아니라 술자와 환자로 '어떠한 형태를 결정하는지'이다.

3-3 하악위는 때로 감으로 결정한다 (그림 3-18)

방문 의치에서 가장 문제가 되기 쉬운 것이 하악위의 결정이다. 체간이나 두위 유지가 곤란한 환자도 많아 지시를 받아들이게 하는 것이 어려우므로, 하악위 유도를 잘못하는 일도 적지 않다. 앞서 이야기한 것처럼 교합상에서는 어느 정도 하악위를 술자가 감으로 결정해 두고 시적할 때 wax denture로 여러 번 확인하여 다시 교합채득 하는 것이 효율적이다.

교합상에서는 올바르게 교합채득되어(그림 3-18a) wax denture도 하악위는 구강 내에서 맞는 것처럼 보였지만(그림 3-18b), 실제로는 상악 우측 소구치부에서 조기 접촉한 후(그림 3-18c), 인공치 교합면에 유도되어 하악이 왼쪽으로 기울어져 있다. Wax denture에서 하악을 다시 유도해 보면 본래의 하악위는 조금 더 오른쪽에 있었음을 알 수 있다. 교합상에서의 교합채득은 임시로 하고 wax denture로 다시 교합채득 하는 것이 좋다(그림 3-18d).

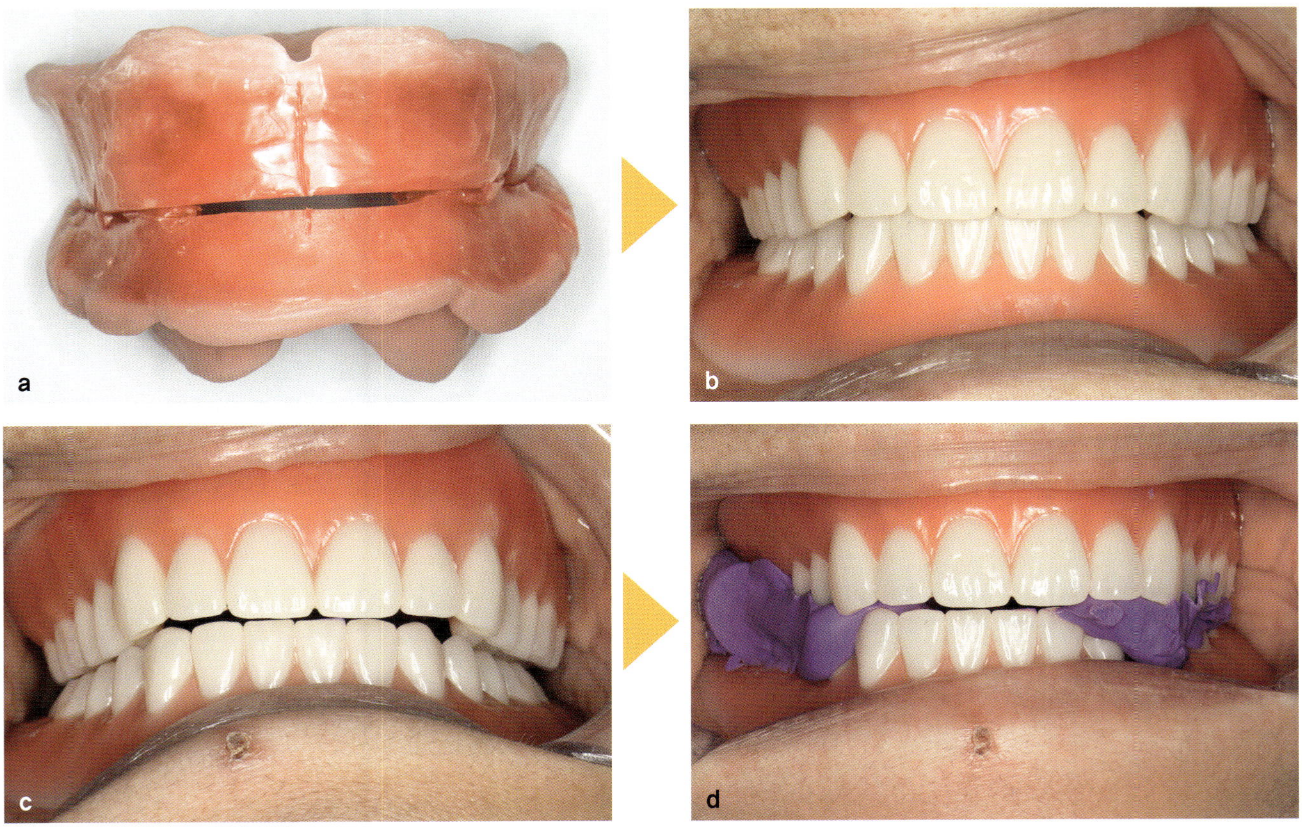

그림 3-18. 하악위는 감으로 결정하여 나중에 확인. 교합상에서의 교합채득에는 한계가 있다. 방문진료 대상의 요양보호가 필요한 고령자에게는 지시를 하는 것도 어려우므로, 술자가 결정할 작정으로 처음부터 교합채득을 실시한다. 일단 교합상에서는 임시결정이라 생각하여 교합기를 장착하고 인공치 배열 후에 다시 모형상과 구강 내에서 확인한다. Wax denture로 하는 편이 환자의 구강에 딱 맞게 되기 쉬우므로 더욱 자연스러운 상태에서 쉽게 교합채득 할 수 있게 한다. 사진에서는 실리콘 바이트로 다시 교합채득을 하고 있지만 왁스로도 충분하다.

'한 단계 상승을 목표로 하기' 위한 전문가 편 참고문헌

[Chapter 1]

1. 鈴木哲也，小林琢也．義歯試適時の咬合のずれ．In：村田比呂司，土屋賢司（編著）．クラウンブリッジ・インプラント・デンチャー 補綴臨床のトラブルシューティング．東京：医歯薬出版，2011；18-119.
2. Dawson PE. Functional Occlusion：From TMJ to Smile Design. St.Louis：CV Mosby co，2006；66-72.
3. 鈴木哲也．よい義歯だめな義歯 鈴木哲也のコンプリートデンチャー 17 のルール．東京：クインテッセンス出版，2011；139-143.
4. 市川哲雄，大川周治，平井敏博，細井紀雄（編集）．無歯顎補綴治療学（第３版）．東京：医歯薬出版，2015：171-180.
5. 松本直之（編集）．無歯顎補綴の臨床 Q&A—成功のための問題点と対策—．東京：医歯薬出版，2006；147-149.
6. 矢崎秀昭．複製義歯を応用した咬座印象法による総義歯の臨床．東京：医歯薬出版，2004；41-52.
7. 鈴木哲也，大木明子．全部床義歯補綴の床形態に関する統一見解．日補綴歯会誌 2016；8(1)：18-23.
8. Suzuki T，Kumagai H，Watanabe T，Uchida T，Nagao M. Evaluation of Complete Denture Occlusal Contacts using Pressure-Sensitive Sheets. Int J Prosthodont 1997；10（4）：386-391.
9. 松田謙一．全部床義歯臨床のビブリオグラフィー．時代を映した材料・手技・コンセプトに見る教育・臨床の変遷．東京：医歯薬出版，2019；95-96.
10. Frush JP，Fisher RD. How dentogenic interpretshe sex factor. J Prosthet Dent 1956；6(2)：160-172.
11. 市川哲雄，大川周治，平井敏博，細井紀雄（編集）．無歯顎補綴治療学（第３版）．東京：医歯薬出版，2015；192-194.
12. 松本直之．増令的にみた臨床的歯冠形態に関する研究．口腔病会誌 1965；32（1）：108-136.
13. 小出馨(編集)．デザイニング･コンプリートデンチャー．東京：医歯薬出版，2008：163-166.
14. Seki T，Suzuki T，Hayakawa I. Influence of Midline Position and Incisal Inclination on Esthetic Evaluation of Complete Denture Wearers. Prosthodont Res Pract 2006；5（3）：150-156.
15. 阿部二郎，小久保京子，佐藤幸司．4-STEP で完成 下顎吸着義歯と BPS パーフェクトマニュアル．東京：クインテッセンス出版，2011；280-288.
16. 中込敏夫，向井道夫．義歯に血が通うまで．アルプス歯科の総義歯製作技法．東京：サンバレー書房，2012；256-262.

[Chapter 2]

1. 日本補綴歯科学会（編集）．歯科補綴学専門用語集（第５版）．東京：医歯薬出版，2019；95.
2. Hickey JC，Zarb GA，Bolender CL. Boucher's Prostho-dontic Treatment for Edentulous Patients（9th ed）. St.Louis：CV Mosby，1985；121-125.
3. 長尾正憲，小林賢一，鈴木哲也．無歯顎の印象．東京：口腔保健協会，1993；47-48.
4. 鈴木哲也，古屋純一．コンプリートデンチャー 鈴木哲也のマスター１．東京：デンタルダイヤモンド，2017；189-217.
5. 吉富信幸．咀嚼時における全部床義歯前歯部咬合接触が下顎運動に及ぼす影響．口腔病会誌 1997；64（3）：436-453.
6. 市川哲雄，北村清一郎．総義歯を用いた無歯顎治療—口腔解剖学の視点から—．東京：クインテッセンス出版，2011；80-97.
7. 鈴木哲也，織田展輔．義歯のメンテナンス（１）リラインとリベースの重要性．In：別冊 the Quintessence YEAR BOOK 2009 現代の治療指針．東京：クインテッセンス出版，2009；86-87.
8. 鈴木哲也．総義歯装着後のメインテナンス．In：石上友彦，加藤均，吉田恵一（編著）．補綴後のメインテナンス—患者さんと歯科医師のために—．東京：口腔保健協会，2016；92-97.
9. 鈴木哲也，古屋純一．コンプリートデンチャー 鈴木哲也のマスター１．東京：デンタルダイヤモンド，2017；139-159.

[Chapter 3]

1. Sato T, Furuya J, Tamada Y, Kondo H. Impacts of palatal coverage on bolus formation during mastication and swallowing and subsequent adaptive changes. J Oral Rehabil 2013；40(10)：751-757.
2. 河野正司，木戸寿明．咀嚼機能と岐合１．咀嚼行動の意味．補綴臨床 1999；32(1)：70-79.
3. 阿部里紗子，古屋純一．ビデオ内視鏡を用いた咀嚼の食塊形成機能評価．岩手医大歯誌 2010；35(3)：135-145.
4. 古屋純一．全部床義歯装着が高齢無歯顎者の嚥下機能に及ぼす影響．口病誌 1999；66(4)：361-369.
5. Furuya J, Tamada Y, Sato T, Hara A, Nomura T, Kobayashi T, Sakai M, Kondo H. Wearing complete dentures is associated with changes in the three-dimensional shape of the oropharynx in edentulous older people that affect swallowing. Gerodontology 2016；33(4)：513-521.
6. Onodera S, Furuya J, Yamamoto H, Tamada Y, Kondo H. Effects of wearing and removing dentures on oropharyngeal motility during swallowing. J Oral Rehabil 2016；43(11)：847-854.
7. Yamamoto H, Furuya J, Tamada Y, Kondo H. Impacts of wearing complete dentures on bolus transport during feeding in elderly edentulous. J Oral Rehabil 2013；40(12)：923-931.

마 치 는 글

총의치가 무치악의 유일한 보철 방법이 아니게 된 지 오래되었습니다. 그러나 총의치 보철학은 선배님들의 많은 지견이 축적되어 구축된 학문이며 치과보철학의 기초를 이루는 중요한 학문임에는 변함이 없습니다. Digital dentistry라는 기술 혁신이 진행되는 가운데, 필자에게는 전통적 총의치 임상을 실천해 온 얼마 남지 않은 대학인의 한 명으로서 다음 세대로 계승해야 할 총의치 보철학의 지식과 기술을 이 책으로 매듭짓고 싶다는 생각이 있었습니다. 따라서 교합채득 교과서라는 기획으로 시작했지만, 내용이 교합 관련 전반으로 확대되어 예정보다 두꺼운 책이 되어버렸습니다. 난이도도 이전 책보다 좀더 높아진 것 같습니다.

애초에 무치악자의 교합채득에는 피할 수 없는 오차가 있으며, 장기간 습관성으로 기울어진 감합위로부터 환자 본래의 교합위를 어떻게든 드러나게 해서 채득, 조정할 수 있는지는 어려운 문제입니다. 그러나 한편으로는 구강 점막의 피압 변위량 등에 의존하는 애매함, 허용성도 있습니다. 유치악자와는 다른 무치악자의 특수성을 이해한 다음, 어디까지 적절하게 교합관계를 재건할 수 있는지는 각자의 기량이나 요구에 따라 달라집니다. 우선은 하나의 장부터 읽기 시작하여 서서히 다음 단계로 올라가는 것을 목표로, 읽고 또다시 읽어 주셨으면 좋겠습니다.

이 책의 정리에 이번에도 많은 분의 지원과 협조를 구했습니다. 내용의 대부분은 임상 전문가인 도야마현의 Tanaka Shinji(田中慎二) 선생님과의 논의를 통해 만들어졌습니다. 또한 촬영을 위해 다수의 기공물을 제작해 준 동경의과치과대학 치과기공부 Saeki Satoshi(佐伯聰), 모식도 제작에 협력해 주신 나가사키대학의 Tamada Yasushi(玉田泰嗣) 선생님, 전체 구성이나 제목에 많은 시사점을 주신 미나토구의 Isoya Kazuhiro(磯谷一宏) 선생님 그리고 저의 느린 원고 작업을 3년 가까이 기다려 주고 편집을 담당해 준 퀸테센스출판의 Saito Sayaka(齋藤明香) 님께 진심으로 감사의 말씀을 드립니다. 그리고 평소 저를 질타, 응원해 주고 계신 시부야구의 Oizumi Makoto(大泉誠) 선생님, 사이타마현의 Watanabe Tatsutomi(渡邊竜登美) 선생님, Imai Toshiyuki(今井俊行) 선생님, 고치현의 Oda Nobusuke(織田展輔) 선생님, 나가노현의 Takeuchi Satoshi(竹内智) 선생님, 그리고 Takahashi Hidekazu(高橋英和) 교수를 비롯한 동경의과치과대학 구강보건공학 전공 교원 선생님들께 감사드립니다.

전에 낸 책에 바로 이어서 내기로 했던 이 책에 10년이나 걸렸습니다. 많은 선생님과의 속편 출판 약속을 겨우 완수했습니다. 이 책이 치과 의료의 미래를 책임질 젊은 연수의나 치과기공사 그리고 치과보철학에 관심 있는 분들에게 참고가 되었으면 좋겠습니다.

2021년 6월

Suzuki Tetsuya (鈴木哲也)

찾아보기